孕前优生
准备 每日一页

郑国权⊙编著

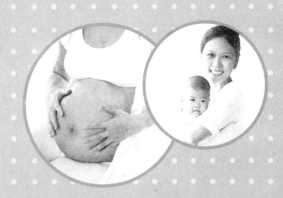

YUN QIAN YOU SHENG
ZHUN BEI MEI RI YI YE

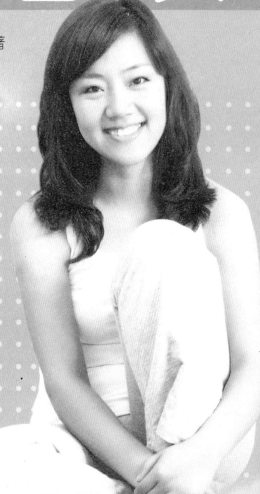

时代出版传媒股份有限公司
安徽科学技术出版社

图书在版编目(CIP)数据

孕前优生准备每日一页/郑国权编著. —合肥：
安徽科学技术出版社，2013.3
ISBN 978-7-5337-5863-9

Ⅰ. ①孕… Ⅱ. ①郑… Ⅲ. ①优生优育－基本知识
Ⅳ. ①R169.1

中国版本图书馆CIP数据核字(2012)第319428号

孕前优生准备每日一页　　　　　　　　　　　郑国权　编著

出 版 人：黄和平　　　　　选题策划：方 菲　　　　责任编辑：吴 玲
出版发行：时代出版传媒股份有限公司　http://www.press-mart.com
　　　　　安徽科学技术出版社　　　　http://www.ahstp.net
　　　　　(合肥市政务文化新区翡翠路1118号出版传媒广场，邮编：230071)
　　　　　电话：(0551) 63533330
印　　制：北京中创彩色印刷有限公司　　　电话：(010) 81509081
(如发现印装质量问题，影响阅读，请与印刷厂商联系调换)

开本：770×980　　1/16　　　　印张：24　　　　　字数：401千
版次：2013年3月第1版　　2013年3月第1次印刷

ISBN 978-7-5337-5863-9　　　　　　　　　　　定价：36.80元

幸福二重唱

生命

在幸福路上奔跑

爱情

是两颗心的相互吸引

是爱

让我们十指相扣，携手向前

人生

就是一部宏大的生命乐章

下一个生命乐章

注定

将由我们共同奏响

见证

我们爱情的结晶

快乐三人行

盼望着
你的到来
犹如
夏日对春的思念
守候季节的更替
只为
捕捉你生命的气息

在那相约见面的日子
到来之前
我们早已融入彼此生命里
从此
幸福就像花儿一样
绽放在
爸爸，妈妈
还有你的脸上

目录
Contents

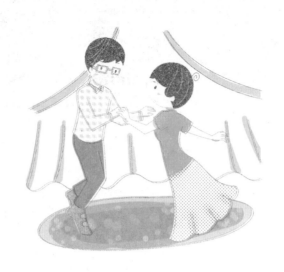

第二篇　孕前5个月，为怀孕做好全面准备

第三篇 孕前4个月，备孕从细节入手

第四篇　孕前3个月，进入备孕关键期

第五篇 孕前2个月，幸"孕"渐行渐近

第六篇 孕前1个月，幸"孕"就要降临了

附 录

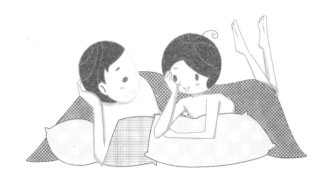

第一篇
提前6个月，正式进入备孕期

步入婚姻的殿堂之后，你们是否有着一种期待，期待着创造一个鲜活可爱的小生命？在你们的二人世界充满浪漫气息之时，你们是否有着一种憧憬，憧憬着建立更幸福美好的三口之家？

心动不如行动。为了你们共同描绘的宏伟蓝图，为了有一个幸福美满的三口之家，从现在开始就正式步入备孕期吧！因为，"好的开始是成功的一半"。

第*180*天　不要错过最佳怀孕年龄

夫妻私房话：老婆，你看咱们结婚也有1年多了，年龄也不小了，是不是该要个孩子了？

过早生育有损身体健康

女性生育过早不仅对身心健康不利，影响学习、工作和身体健康，而且可能会有更危险的事发生：早孕会提高产妇死亡率。年龄在20～29岁的产妇死亡率为0.45%，而年龄在20岁以下的产妇死亡率高达0.86%。早孕女性所生的婴儿死亡率也比较高。20岁以下女性所生的婴儿死亡率达1.09%。

宫颈癌的发病率早婚者比晚婚者要高出3～7倍，尤其是18岁以前生育者，可高出20倍；20岁以下生第一胎的，宫颈癌的发病率比25岁以上生第一胎的高7倍之多。

高龄女性生育风险大

医学上把35岁以上的孕妇定义为高龄孕妇。高龄女性妊娠，会有一系列的问题，要担一定风险，其中最突出的问题是先天痴呆儿和某些先天畸形儿的发生率较高。

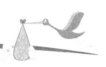

专家在线

女性35岁以后第一次怀孕，胎儿发生畸变的概率大大增加，高龄产妇并发症的风险也较高。因此，专家建议育龄女性尽量不要成为高龄孕妇。

女性的生殖细胞一般在35岁以后开始逐渐老化，并且容易受到病毒感染、环境污染等的影响。育龄女性年龄越大，卵巢中的卵子越容易衰老；卵子在卵巢中贮存的时间越久，接触感染、放射线等有害因素的机会就越多，这些都会增加染色体突变的机会，增加生育风险。

女性随着年龄增大，排卵会越来越不规律，受孕概率也会明显下降。即使受孕，流产的概率也会大大增加。

有些高龄女性会患妇科或内科疾病，如子宫肌瘤、卵巢囊肿、月经不调、原发性高血压等，这些对妊娠及胎儿的发育都有一定的影响。

女性最佳生育年龄

由上可知，过早怀孕或过晚生育对母体的健康和胎儿的发育都是不好的。而女性在24～29岁这一时期，全身发育完全成熟，卵子质量高，若怀胎生育，分娩危险小，胎儿生长发育好，早产、畸形儿和痴呆儿的发生率最低。

所以，建议女性最好选择在24～29岁受孕，且第一胎的生育年龄不要超过35岁。

男性最佳生育年龄

在考虑女性的孕育年龄时，男性的生育年龄也不可忽视。研究表明，男性在27～35岁这一时期，精子质量达到高峰，而且处于这个年龄的男性智力成熟，生活经验也较丰富，同时更懂得关心爱护妻子，有能力抚育好宝宝。

而男性35岁以后，体内的雄性激素分泌水平便开始减低，平均每过1年，其睾丸激素的分泌量就下降1%。男性年龄过大时，精子的基因突变率也相应增高，精子的数量和质量都得不到保证，这对胎儿的健康也会产生不利影响。

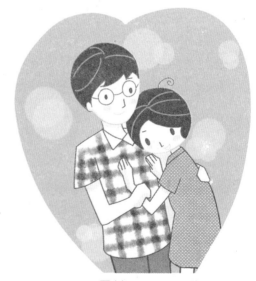

男性：27～35岁
女性：24～29岁

第179天 为怀孕做一个全面的规划

夫妻私房话：老公，我也好想要个孩子，但有些事情我们好像还没有全面考虑啊。

要孩子前需考虑的几个问题

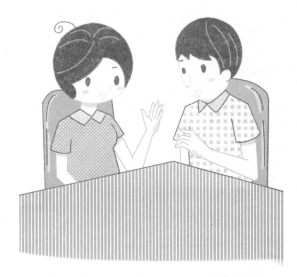

◎ 夫妻关系是否稳固。只有夫妻关系稳固，才能组建一个和谐美满的三口之家。不要幻想通过孩子来修复早已不和谐的关系，否则最终受伤的还是无辜的孩子。

◎ 有没有能力抚养一个孩子。这一点非常重要。在准备要一个孩子之前，就要将这个问题考虑清楚，从怀一个宝宝到养育一个宝宝所需要的费用自己是否能承担得起。如果忽略这个问题，即使好"孕"到来，也会因为经济上的不如意而给怀孕和育儿带来不利的影响。

◎ 在教育孩子的问题上，夫妻双方观念是否能达到一致。在怀宝宝之前，夫妻双方就要相互了解一下各自对教育孩子的想法，最好是找到一个双方都认可的方案。

◎ 是否能处理好工作和孩子之间的关系。夫妻双方在要宝宝之前，要考虑一下孩子的到来是否会给各自的工作带来过大的影响，并尽量将这种影响降至最低。

女性要具备积极的生育态度

在现实生活中，有些女性对待怀孕顺其自然；有些女性没有任何准备，在无可奈何的情况下接受怀孕的现实；还有一些女性早就计划要孩子，现在怀孕了，自然会感到特别高兴。这几种不同的态度，对妊娠的影响也将截然不同。

第一种情况的女性心态比较平和。怀孕本为自然的生理过程，既然结婚成家了，有孩子也是自然的，不惊慌，不恐惧，一切听之任之，倒也自在。

第二种有些不愿意，又不愿做流产。这种无奈的心理不好，既然选择要孩子了，就得有积极的生育态度。

第三种以乐观的心情迎接新生命的到来，这样宫内胎儿也会感觉到这种欢乐气氛而生长发育得更好。

还有一种态度是真正要不得的。有些夫妻，婚后关系不融洽，婚姻处于危险的边缘，却想以生孩子来改善双方的关系，把孩子作为婚姻的纽带。这种做法对孩子是极不公平与不负责任的。

所以，要孩子应建立在稳固的家庭婚姻关系基础上。只有夫妻双方都愿意有一个小宝宝，并愿意肩负起做父母的责任，才会以欢乐的态度迎接新生命的到来，并全力创造必要的条件和融洽的家庭气氛。

办理好计划生育服务证

按照现行的国家有关政策规定，想生孩子的夫妇，应先办好《计划生育服务证》。办《计划生育服务证》的基本要求是：

↘ 携带双方身份证、双方户口簿的原件及复印件（户口簿要复印住址一页及本人资料一页），结婚证原件及复印件，男女双方单位开具的初婚、无生养、无抱养孩子的证明。

↘ 在女方户口所在地办事处或公司的人事部门办理《计划生育服务证》，即准生证。如果该办事处没有生育指标（年度指标满）了，则未经许可出生的小孩将是非法的。

↘ 办理该证一般要经过计划生育部门的严格审核。

↘ 审核通过后，带上材料和围生保健卡及其复印件到街道办事处或有关部门指定的机构办理准生证。

第178天 受孕成胎全程揭秘

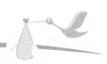

夫妻私房话：老公，快来看呀，这个太有趣了！生命的开始原来这么复杂啊！

女性排卵

在1个月经周期中，卵巢内常有几个甚至十几个卵泡同时发育，但受下丘脑和垂体分泌的激素的调节，一般只有1个发育成熟。卵子从卵巢排出后，被传送到输卵管壶腹部，在2～3天内等待着与精子的相遇。

男性射精

当夫妻双方性交后，男子射出的精液量有2~6毫升。男性射精时，大部分精液射到阴道上端和子宫颈口，数分钟后进入子宫颈管。如果正好在女性排卵期，女性体内雌激素水平增高，子宫颈黏液变得很稀薄，清澈透明如蛋清样，其中含有糖、维生素、盐等营养物质，能提供精子所需的能量，维持精子的活动，有利于精子继续前进上行。精子通过子宫颈后进入子宫腔，在子宫腔液体的帮助下，精子继续前行。精子经过子宫到达输卵管，输卵管内的黏膜含有纤毛，纤毛像扫帚一样摆动，会阻碍精子的前进，但是精子具有"逆行运动"的奇妙特性，会逆行而上，到达输卵管的壶腹部与卵子相遇。

快乐驿站——开心一笑

在公园的角落里，有个年轻人想吻他的女朋友。谁知女的却推开他，说："不行，在结婚之前，我不能这样做！"

"那么，我把电话号码留给你，请你在结婚之后通知我一声。"

精子在女性输卵管内一般只能生存1~3天，如果在这几天内没有与卵子相遇，便会自然死亡。

精卵结合成受精卵

当1个精子进入卵子后，卵子立即就会释放1种化学物质将自己包围起来，将其他精子阻挡在外，以免受打扰。然后形成1个新的细胞，这个细胞称为受精卵或孕卵，这个过程称为受精。

受精卵在宫内着床

精卵结合后，受精卵在输卵管内膜纤毛的运动和管壁的蠕动作用下，慢慢向宫腔迁移。受精卵到达子宫腔后，能分泌一种分解蛋白质的酶，侵蚀子宫内膜并埋在功能层中，子宫内膜缺口迅速被修复，这就是着床。这个过程需要7～8天。受精卵着床后，一个新的生命历程就开始了。

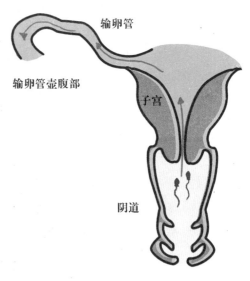

输卵管

输卵管壶腹部

子宫

阴道

胚胎的分化与发育

当受精卵在输卵管中段时，胚胎发育就开始了。受精卵一边分裂，一边沿输卵管向子宫方向下行，2～3天可到达子宫。那时的胚胎是由许多细胞构成的中空的小球体，称为胚泡。受精后约1周，胚泡植入增厚的子宫内膜中。胚泡不断通过细胞分裂和细胞的分化而长大，然后分成两部分：一部分是胚胎本身，将来发育成胎儿；另一部分演变为胚外膜，最重要的是羊膜、胎盘和脐带，胎儿通过胎盘和母体进行物质交换。

受精卵24小时后分裂成2个细胞合子

受精卵48小时后分裂成4个细胞合子

受精卵72小时后分裂成约100个细胞囊胚

第177天 正常怀孕必备的硬件条件

夫妻私房话：老婆，这样看来，怀孕并不是那么容易的事，还需要咱们的"硬件配置合理"才行啊。

女性必备的基本硬件

◎ 卵巢。卵巢呈椭圆形，大小如同葡萄，有2个，分别位于子宫两侧。它们在女性小的时候就已成形，就像女性体内的两座"小花园"，里面蕴藏着许许多多个"种子"。随着女性长大，"种子"也慢慢长大。待"种子"长大成熟后，便会离开这座"小花园"，到了另一个地方——输卵管里，等候着精子的到来。卵巢功能不全或月经不正常的女性，就不容易受孕。

◎ 输卵管。输卵管是一条长而弯曲的管道，位于子宫的两侧，内端连接子宫，是拾取卵子、运送精子及把受精卵运送到子宫腔的重要器官。若输卵管堵塞，精子与卵子就没法结合。

◎ 宫颈。子宫底端就是子宫颈。性交时，精子由子宫颈潜至子宫，而后进入输卵管与卵子相会。特别是在排卵前，雌激素促使子宫颈分泌出潮湿、滑润、富有弹性、白色清亮的黏液，为通过的精子提供营养，引导精子经过子宫颈、子宫，进入输卵管。

◎ 子宫内膜。受精卵发育成胚泡并植入子宫内膜，利用子宫内膜滋养层的养分作为胚胎早期发育的营养。此时，胚胎能否继续发育成长，将取决于胚胎自身的生存能力和子宫内膜是否正常。如受精卵提前或推迟进入宫腔，这时的子宫内膜就不适合受精卵着床和继续发育，也就不可能怀孕。

专家在线

女性依赖于特有的生殖器官，完成从生产卵子、受精、着床、孕育胚胎直至分娩等一系列生理功能，哪一个系统或器官发生障碍，都会引起女性某种功能的失调。

男性必备的基本硬件

◎ 睾丸。睾丸位于男性的阴囊内，左右各1个，是生成精子的地方。睾丸每天可产生上亿个精子，这些精子需要大约90天才能趋于成熟，然后储存在精囊内，等待射精的反射，通过输精管排出体外。正常成年男性一次射出的精液量为2~6毫升，每毫升精液中的精子数应在2 000万个以上，有活动能力的精子达60%以上，精子的畸形率不超过15%。如精子达不到上述标准，就不容易使女性受孕。

◎ 附睾。附睾是精子发育、成熟和贮藏的地方，睾丸生产的精子，通常要在附睾中停留5~25天，才逐渐成熟，获得运动和授精的能力。同时附睾还分泌少量的液体，精子借助这种液体和附睾本身的收缩力量，才能向外输送。贮藏在附睾里的精子定时向外排出（射精或遗精），倘若长期无机会排出，附睾可将其中一部分消化吸收。

◎ 副性腺。副性腺包括精囊、前列腺和尿道球腺，是产生精浆的主要腺体。精浆是运输精子必需的润滑剂，它会在精子排出体外的一刹那与之接触，然后帮助精子游向女性的子宫，与卵子会合。

◎ 输精管。顾名思义是输送精子的管道，左右各1条，每条全长约40厘米。精子经输精管由附睾输送到前列腺、尿道的通道。输精管还有喷射精液的功能，可帮助精子进入女性体内。

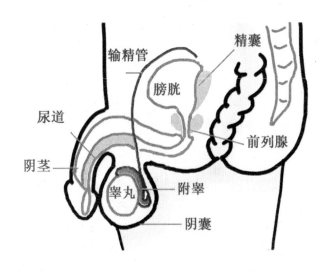

第176天 了解月经期与排卵期

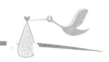

夫妻私房话：老婆，你对月经期和排卵期有概念吗？它们可是成功受孕的基本保证哦！

月经期

月经，是女性大半生中如影随形的"好朋友"，月经来的第一天，到下一次月经来临的前一天为止，称为一个月经周期。女性一个完整的月经周期包括滤泡期、排卵期和黄体期。

月经排泄持续时间为3～7天，同时伴有各种不适症状，如头痛、恶心等。这就是月经期，即女性体内激素变化和卵子生产周期的外在表现。

月经期到了第7天的时候，脑垂体会分泌促卵泡成熟激素刺激卵子的发育；当卵子发育成熟后，卵巢开始分泌雌激素，让子宫内膜逐渐增厚。一切准备就绪，大约到整个周期的第14天，就会开始排卵。

排卵期

排卵以后，雌激素浓度会稍微下降，孕激素上升，目的是使子宫内膜持续增厚，为受精卵着床创造有利条件。因为孕激素上升，所以排卵后这段期间又称为黄体期。在黄体期如果卵子不能和精子结合，卵子便在离开卵巢24～40小时内退化，最后无声无息地被吸收或随尿从阴道排出。接着再过两周以后，激素的进一步刺激使增厚的子宫内膜自然剥落，伴随少量血液从阴道流出，又开始了下一次的月经。如此周而复始，直到更年期。

排卵之后，宫颈会分泌出很稠的黏液，并形成黏液栓，仅有少许甚至没有黏液从阴道排出。若阴道口连续干燥3天后，就能确信排卵已经发生，卵子已经死亡，此时进入安全期。这段时间即使同房，也不会受孕。

正常的月经具有一定的规律

处在生育期的女性，如果没有怀孕，每个月都应该有一次月经来临。正常的月经应在适当的年龄出现，而且有正常的周期、经期、经量、经色和经质。

◎ 月经的周期。每个人的月经周期各不相同，一般为21～35天，大约有70%的女性月经周期都是28天。偶尔提前或延后，时间不超过7天者，仍可视为正常，故正常的月经周期不应少于21天，也不应超过35天。

◎ 行经时间。即经期。是指经血来潮的持续时间，正常者应为3～7天，多数人为4～6天。

◎ 经血量。是指经期排出的血量，一般总量为50～80毫升。由于个人的体质、年龄、气候、地区和生活条件的不同，经量有时略有增减，均属正常生理范畴。

◎ 经色。是指月经出血的颜色，正常经血一般为红色稍暗，开始颜色较浅，以后逐渐加深，最后又转为淡红色直至干净。如果一直是鲜红色、紫红色或淡黄色、咖啡色，均属不正常。

◎ 经质。是指经血的性状，正常情况下经质不稀不稠，不易凝固，无明显血块，无特殊气味。如果月经血又黏又稠，或清稀如水，或夹有较多血块，应注意是否有子宫肌瘤、贫血等病症。

专家在线

月经周期应该从来月经的第一天开始算起，到下一次出血的前一天为一个周期。如果只计算月经干净到下一次来月经的时间，就会把月经周期缩短了。

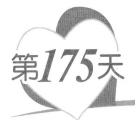

第175天 每一个月经期都要重视保健

夫妻私房话：老婆，月经期保健多重要呀，你可不要忽视啦。

 月经期要劳逸结合

女性月经期学习、工作不可过累，不可时间过长，要保证充足的睡眠，以减少经前症候群及行经期间的不适。如白天短时间的休息，对经期不适有缓解作用。

在学习和工作中尽量做到劳逸结合，增强身体的抵抗力。

 月经期应适度运动

身体健康、月经正常的女子，在月经期间从事科学而适量的体育锻炼，对于促进机体的新陈代谢、改善盆腔的血液循环、减轻经期盆腔充血带来的不适（如小腹下坠和腹痛）等都是颇有裨益的。同时这种锻炼也有助于调节经期的情绪，减少烦躁和不舒服的感觉。女性可根据自己的身体情况，继续平时习惯的运动项目，只是运动量要减小些。

 月经期注意调节情绪

月经的正常与否，和人的精神状态的关系极其密切。有些女性本来脾气就比较急躁，来月经时，若不注意克制，过于激动，很有可能使经量减少或月经突然停止。因此，月经期间一定要保持情绪稳定、心情舒畅，避免不良刺激，以防月经不调。

 月经期饮食宜清淡

月经期选择营养丰富、容易消化的食物，以利于营养物质的补充。多饮水、多吃蔬菜，可以保持大便通畅，这样也可减少盆腔充血。午餐及晚餐多吃肉类、蛋、豆腐、大豆等高蛋白食物，可补充经期损失的营养素。在两餐之间吃一些核桃、腰果、干豆等富含B族维生素的食物。经血量多者，可多食用铁质含量高的食物。

🚼 月经期要勤洗澡

经期洗澡有益于卫生和血液循环，可减轻经痛，有利于健康。但洗澡一定要淋浴或擦浴，千万不可洗盆浴或池浴，因盆浴或池浴卫生没保证，细菌会侵入阴道，易引起盆腔感染；不可用热水浸泡下身时间过长，以免引起经血过多；也不要用凉水洗澡，以免刺激子宫收缩，造成月经异常。

🚼 注意外阴清洁卫生

经血是细菌的培养基，故月经期间的卫生非常重要。经期要保持外阴清洁，每晚用温开水擦洗外阴，盆和毛巾皆须专用。不要穿紧身、化纤质地的内裤，应尽量选择棉质内裤，并勤换、勤洗，以减轻血垢对外阴及大腿内侧的刺激，洗后用开水烫过并在太阳下晒干后备用；选用卫生巾时宜选透气、吸收性能好的品牌。大便后要从前向后擦拭，以免脏物进入阴道，引起阴道炎。大小便后应用卫生纸往外或两侧擦拭，以免阴部或尿道受到污染。

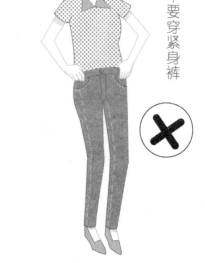

月经期不要穿紧身裤

🚼 要勤换卫生用品

◎ 卫生巾。月经期女性阴道要排出一定量的经血，血液易滋生细菌，所以不要等需要上厕所时才更换卫生巾，最好1～2小时就更换一次卫生巾。

◎ 卫生棉条或卫生栓。千万不可以懒惰，长时间不更换卫生棉条或卫生栓。至少应在每次上厕所的同时更换卫生棉条或卫生栓。卫生棉条在阴道内不可长时间存留。一般卫生棉条使用时间若超过5小时，就会有强烈的腐败臭味，并可使阴道出现炎症；或促进细菌繁殖，细菌沿着卫生棉条外面的线进入阴道内，引起其他疾病。

第174天 月经期要注意的生活细节

夫妻私房话：老公，我的"好朋友"来了，你可要多体贴一点哦。

月经期要适当饮用红糖水

女性月经期间，在卵巢分泌物的影响下，子宫内膜会发生增厚与脱落的变化，子宫内膜及盆腔、阴道血管扩张、充血，一般有轻度的腹部坠胀、腰酸不适等感觉，同时伴有食欲不振。这时可以喝点红糖水，由于红糖水性温，有利于月经顺畅，尽早干净。

避免身体着凉受寒

月经期间，由于全身抵抗力下降，容易患感冒，所以要注意身体保暖，避免受寒冷刺激，特别要防止下半身受凉。

骨盆器官的血管对低温较身体其他血管更为敏感，不要因受寒而使经期不适加剧。不要用凉水洗脚，不要坐凉地，要避免雨淋，更不可下水游泳。因为月经期盆腔充血，如遇寒冷刺激，子宫和盆腔里的血管极度收缩，可使经量过少或月经突然停止，造成月经异常。

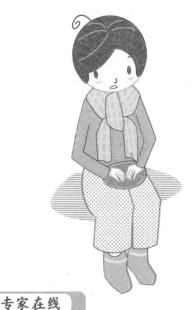

♡ 专家在线

月经来潮初期，女性常会感到腰痛，不思饮食，这时不妨吃一些开胃、易消化的食物，如红枣、面条、薏米粥等。

月经期忌食冰冷、刺激性食物

专家表示，女性在月经期间不宜吃冰冷食物，一旦血液受到温度改变的刺激，就会致使流通度变差，容易产生血块，造成痛经。

不要吃刺激性食物如辣椒之类，少吃肥肉、动物油和甜食。辛辣、生冷的食物有刺激性，容易引起盆腔血管收缩，从而引起经血量过少，甚至突然停止。

应少喝或者不喝含气饮料。另外，烟、酒及含咖啡因的饮料均会使乳房胀痛，导致焦虑、易怒与情绪不稳，故应予以戒除。

月经期避免重体力劳动

女性经期可照常工作、学习，从事一般的家务劳动，这样不仅可以促进盆腔的血液循环，还能减轻腰背酸痛及下腹不适。但应避免重体力劳动，否则可因过劳导致盆腔过度充血，引起月经量过多、经期延长及腹痛腰酸等。

月经期避免剧烈运动

避免参加剧烈的、震动大的运动，比如跳高、跳远、快速跑、踢足球等；不能进行增加腹压的力量性练习，比如举重、练哑铃。否则，容易引起经期流血过多或子宫位置改变。

一些经前运动，如膝胸伏卧、抬腿、抬头等运动，需在月经前每天做，月经期最好不要做。

月经期避免性生活

女性月经期内，阴道酸度降低，防御病菌的能力大大降低。如果此时行房，将细菌带入，容易导致生殖器官炎症。若输卵管炎症导致粘连，可造成不孕症；也可造成经期延长，甚至崩漏不止。因此，女性在行经期间应禁止房事，以防感染。

月经期用药有禁忌

由于月经期具有一定的特殊性，所以女性在月经期一定要谨慎用药，不可随意服用各种激素类药物、抗凝药、止痛药、减肥药及泻药等。

第173天 月经不调是优生的绊脚石

夫妻私房话：月经不调会影响正常受孕，老婆，如果你月经不调可一定要治哦。

 哪些属于月经不调

周期不准

↘ 经期提前：是指月经周期缩短，短于21天，而且连续出现2个周期以上，卵泡期短，仅7～8天；或黄体期短于10天，或体温上升不足0.5℃。

↘ 经期延迟：是指月经周期延长，多于35天，甚至40～50天1次，并连续出现2个月经周期以上。有排卵者，基础体温双相，但卵泡期长，高温相偏低；无排卵者，基础体温单相。

血量异常

↘ 月经量多：月经量较以往明显增多，一般周期基本正常。

↘ 月经量少：月经周期基本正常，经量明显减少，甚至点滴即净；或经期不足2天，经量亦

少者，均称为月经过少。多因血虚、气滞、血瘀、寒凝血脉、痰阻等原因所致。

↘ 经期延长：月经周期正常，经期延长，经期超过7天以上，甚至2周才能结束。常见于子宫肌瘤、子宫内膜息肉、子宫内膜增殖症、子宫内膜异位症等。

闭经

正常女性超过3个月以上不来月经，又没有怀孕，这种情况就属于闭经。患有器质性疾病、旅行、压力、剧烈运动、减肥过度以及气候变化等都会影响月经周期，甚至导致闭经。

♡ 专家在线

长期的精神压抑、生闷气或遭受重大精神刺激和心理创伤，都可导致月经失调或痛经、闭经。另外，过度节食也会影响月经的来潮。

导致月经不调的原因

◎ 神经内分泌功能失调。主要是下丘脑—垂体—卵巢轴的功能不稳定或有缺陷。

◎ 器质性病变或药物等。包括生殖器官局部的炎症、肿瘤和发育异常、营养不良、颅内疾患，以及其他内分泌功能失调，如甲状腺、肾上腺皮质功能异常，糖尿病，高血压以及肝脏疾患，血液疾患等。使用治疗精神病的药物、内分泌制剂或采取宫内节育器避孕者，均可能导致月经不调。从事某些职业者（如长跑运动员）容易出现闭经。此外，某些妊娠期异常出血也往往被误认为是月经不调。

月经不调者的面貌特征

月经不调往往由脏腑功能失常、气血失调或者气血不足所引起。月经失调的女性往往有唇色或面色的改变，如：

↘ 面色隐隐发青，双颊及鼻间有青筋隐现，唇色暗，眼圈色暗：多见于情绪郁闷、心烦易怒的女性。

↘ 面色灰暗，唇色发紫：多见于体内有瘀血的女性。

↘ 面色暗黄或者苍白水肿，唇色淡：多见于脾虚、气虚的女性。

↘ 颜面爱出油，喜欢长小痘痘：多见于体内有湿热的女性。

月经不调影响正常受孕

受孕是一个复杂而又精细的过程，有正常的精子和卵子，精、卵能够相遇，卵子能受精发育，受精卵能在适当的时候种植到子宫内膜中，最终才能受孕成功并发育成胎儿，这一过程完全依赖于性腺轴的功能正常。因此，当性腺轴异常引起月经不调时，受孕就会受到影响。

当然，如果女性的子宫发育异常或有子宫病变，即使下丘脑—垂体—卵巢轴功能正常，也可能会出现闭经或月经异常的问题，进而影响受孕。

另外，如果女性月经不调会使排卵期提前或延后，这样就会使精子和卵子的结合出现盲目性，也会给成功受孕带来阻碍。因此，女性孕前若月经不调，应及早调理。

第172天 月经不调要尽早纠正

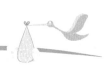

夫妻私房话：老婆，听说中医调理对月经不调效果很好，你要不要试一试？

月经提前的治疗与调养

如果月经提前，伴有月经血量多、色紫、便秘、舌苔发黄者，属于阳气过盛，治疗以凉血为主。

如果月经提前，但量少色淡，伴有脸色苍白、体弱等症状，属于气虚不能摄血，治疗以补气血为主。

饮食上宜在冬令双补气血。可于立冬后用乌骨鸡1只，当归、黄芪、茯苓各9克，将鸡洗净，把药放入鸡腹内用线缝合，放砂锅内煮烂熟，去药渣，调味后食肉喝汤，分2次服完。月经前每天1剂，每个月经周期服3~5剂。

专家在线

月经不调多因机体上的一些不平衡所致，在这方面，中医的调理还是很有效的，建议女性月经不调时找中医诊治调理一下。

月经延后的治疗与调养

如果月经推迟，伴有月经量少、面色萎黄、腰痛、心悸者，属于血虚，治疗以补血养气为主。

如果月经推迟，伴有经血呈紫黑色带血块、情绪烦躁不安、腹痛不止者，属于气滞血瘀，治疗以化瘀、理气为主。

饮食上宜在冬季补血调经，可用羊肉500克，黄芪、党参、当归各25克，生姜50克。将羊肉、生姜洗净切块，药物用布包好，同放砂锅内，加水适量，武火煮沸后改文火煮2小时，去药渣，调味服食。冬季每逢月经后，每天1次，连服3~5天。

月经过多的治疗与调养

当月经量多，特别是出现头晕、心慌、面色苍白等贫血现象时，应去医院检查，排除器质性病变。因为只有彻底治疗这些疾病，才能从根本上治愈月经过多。

未找到确切病因的患者，一般可用止血药物对症治疗，以减少出血量；放置宫内节育器引起的月经过多，若用止血药无明显改善者，则应取出；无器质性疾病者可服人参归脾丸、乌鸡白凤丸、云南白药等。

饮食上，月经过多者宜补气摄血，健脾宁心。可用老母鸡1只，黄芪10克，艾叶15克，将老母鸡洗净，切块，同黄芪、艾叶（布包）清蒸或煮汤，分2～3次食用。冬季每逢月经期，连服2～3剂。

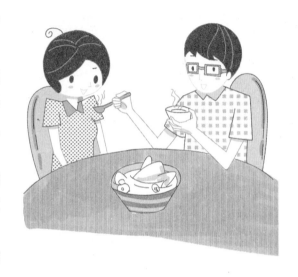

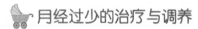 月经过少的治疗与调养

月经过少可能与下丘脑一垂体一卵巢功能低下，使卵泡成熟期延长，或排卵功能异常有关。对下丘脑一垂体一卵巢功能低下者分两种情况对待。处于青春期的少女不必治疗，随着神经、内分泌系统的稳定，可自愈。对已婚者，可采用内分泌治疗；对结核引起的，应以抗结核为主，但形成瘢痕者较难治愈；因刮宫手术造成的，经治疗，大部分可以恢复。

饮食上，月经过少者宜补气养血，以养冲任，可用鸡血藤9～15克（干品），大枣10枚，瘦猪肉200克，炖服。冬季在每次月经前连服5天，每天1剂。

闭经的治疗与调养

对精神紧张、厌食、减肥、运动过量引起的闭经，应解除患者的精神因素、环境因素等诱发因素，改善营养，适当休息，增强体质。同时可以配合中药、针灸调理。如不好转，可进行心理治疗。

对器质性疾病引起的闭经要及时治疗，如生殖道结核应予抗结核治疗；垂体肿瘤可行手术治疗；宫颈、宫腔粘连者行宫颈扩张、分离粘连术；人流造成的闭经久治不愈者，可放置宫内节育器。

第171天 卵巢功能健康自测

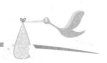

夫妻私房话：老婆，今天我帮你做一下卵巢功能测试，看看你的卵巢是否健康。

卵巢健康是生育孩子的关键

要想生育孩子，女性先要保护卵巢。而卵巢就是卵子的巢穴，它们位于下腹部盆腔内子宫的两侧，左右各一，以韧带与子宫相连，是女性最重要的生殖器官，也是主要的生殖内分泌腺。

从女性具有生殖能力起，其卵巢里就已密密麻麻排满了30万～40万个原始卵泡。通常情况下，子宫左右两侧的卵巢隔月交替排卵一次；极少数情况下会发生两侧卵巢同时排卵（双卵双胞胎）。

卵巢是女性重要的内分泌腺体之一，其功能表现在两个方面：一是提供成熟的卵子，即生殖功能；二是支持生殖的内分泌功能，即周期性分泌激素，促进卵泡发育成熟及排放，控制月经及生殖器官的周期性变化，促进并维持女性性征。

因此，处于生育期的女性，要想为以后的健康及优生打下基础，平时就应该养成保养卵巢的好习惯。

专家在线

每个卵巢，都有好几组叫作卵泡的细胞，这些卵泡本身含有未成熟卵。每个卵子成熟后，便和卵巢分离（排卵）。

一一对照，自我判断

你了解自己的身体状况及生殖功能吗？为了孕育一个健康的宝宝，赶快来对照一下，测一测你的卵巢功能吧。

◎ 女性第二性征不明显，缺乏坚挺的胸部、纤细的腰肢和饱满的臀部。

◎ 嗓音逐渐粗哑，缺乏女性温柔特质。

◎ 女性魅力减少，乳房开始下垂，出现产后松弛及哺乳后萎缩等状况，失去弹性及饱满度。

◎ 肤色晦暗无光泽，肤质粗糙、干燥，出现皱纹、色斑、中年暗疮，肌肤缺乏弹性。

◎ 体态变化，骤然发胖，脂肪大量堆积于腰、腹、臀部，失去玲珑曲线。

◎ 更年期提前，面色潮红，常常难以自控，焦虑抑郁，丧失自信，健忘多梦，易失眠。

◎ 内分泌失调，白带过多过稀，或呈现异味、异常色泽，阴道分泌物不足。

◎ "性"情变化，阴道分泌物少，较难享受性高潮，"性"福不再。

◎ 容易患上妇科疾患，常常发生因免疫力不足导致细菌感染的炎症。

◎ 经前综合征，月经失调、没有规律，痛经，经期过长或过短，经量过多。

请根据答案鉴定你的卵巢健康状况：

↘ 有1种以上情况的：表示你的卵巢功能稍差，应注意你的生活状态。

↘ 有2种以上情况的：表示卵巢功能出现紊乱，应适度进行保养。

↘ 有3种或超过3种的情况：表示卵巢功能衰退，趋向疾病状态，应立即去医院就医。

第170天 女性卵巢其实很脆弱

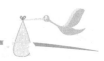

夫妻私房话：都说女人是脆弱的，老公，你知道我们最脆弱的是什么地方？

卵巢是存放卵子的"仓库"

子宫后面是两个卵巢，与输卵管处在邻近位置。卵巢是腺体，它们会分泌出激素，主要是雌激素和孕激素。雌激素和孕激素直接或间接地支持全身多系统的生理功能。

卵巢还存放女性的卵子，女性开始行经的时候，一般会有30万~40万个原始卵泡；到女性绝经的时候，卵子会全部消失。女性跟男性不一样，她们的卵子数是固定的，也就是说，不会在成熟后产生更多卵子；而男性的精液却是随时更新的。

卵子的质量与女性年龄有很大关系，女性的年龄增长，其卵子的年龄也在增长。因此，卵子受精，在子宫里得到滋养和生长的能力，都会随着女性年龄的增长而大幅下降。卵子质量下降，是许多高龄女性不育和流产的主要原因。

常穿紧身衣，卵巢很受伤

塑身内衣的压迫，导致卵巢发育受限。尤其是少女，长期穿紧身衣，不仅会影响发育，还会诱发乳腺增生或卵巢囊肿等疾病。

经常久坐，易致卵巢缺氧

很多女性由于工作忙碌，经常一坐就是一上午，完全没有时间起身来走一走。其实久坐有很多健康隐患，不仅容易引起下半身的水肿和肥胖，还会伤害到女性的卵巢。

专家指出，女性久坐不动容易导致卵巢"缺氧"，尤其对于那些本身就有子宫过度前倾或者后屈问题的人来说，久坐还会导致经血逆流入卵巢，引起下腹痛等问题。如果痛经严重，气滞血瘀导致淋巴或血行性的栓塞，会使输卵管不通。这些都会影响卵巢正常功能的发挥，对优生极为不利。

压力过大，导致卵巢早衰

卵巢早衰的主要原因之一，就是心理压力过大。因为女性若长期处在心理紧张状态，会使大脑皮质功能不稳定，引起脑垂体激素分泌量减少。而脑垂体激素的分泌量少了，就直接导致卵巢分泌的激素量减少，使卵巢功能退化。

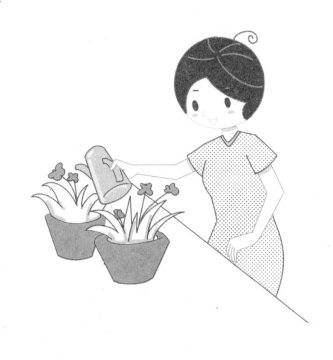

卵巢所分泌的雌、孕激素直接或间接地支持全身多系统的生理功能。如果卵巢功能减退，卵泡发育有问题，女性不仅无法正常排卵，而且会造成性功能低下的后果，影响生育。

专家提示，重压之下的白领女性要学会自我调节情绪，培养广泛的兴趣爱好，工作之余养花植树、欣赏音乐、练习书法、绘画、打球等，可以怡养性情，调和气血，利于健康。同时建立科学的生活方式，合理安排生活节奏，做到起居有常、睡眠充足、劳逸结合，对于保持身心健康，预防卵巢早衰十分有益。另外，掌握正确的避孕方法，减少人工流产，对预防卵巢早衰也十分重要。

♡ 专家在线

别以为无痛人流没什么大不了，它会让卵巢内壁变薄、卵子活性降低。医学研究显示，每做一次人工流产，卵子质量就下降6%。

第169天 日常保养卵巢的方法

夫妻私房话：老婆，我今天找到了一篇关于保养卵巢的文章，你可要好好看看哟。

孕前保养卵巢的方法

◎ 保养卵巢要根据自己的体质特征。中医认为，人的体质有阴、阳、寒、热、虚、实的偏盛或偏衰，我们所接受的食物亦有补、泻、寒、热之别。如一些女性朋友，体质偏热且并不虚弱，为了保养卵巢而长期或大量服食一些阿胶、核桃、芝麻等温补滋腻的食物，就会使体内的火热或湿热更盛，反而出现月经失调和身体"上火"的症状。

◎ 保养卵巢要顺应卵巢的周期性变化特点。卵巢在一个月经周期中有卵泡期、排卵期和黄体期。中医认为，月经周期不同的阶段，体内阴阳气血处于不同的状态，如月经期过后的时期以阴长为主，就不能过分温阳，而应静养阴血，饮食上宜吃清淡滋养的食物，如豆类食品、块茎类食品；月经来潮前的阶段是阳长的时期，可以适当吃一些温养的食物或药物，并增加运动，以使气血流畅，月经按时来潮。

◎ 穴位按摩激活卵巢功能。膝关节上的血海，踝关节上的三阴交，踝关节旁边的复溜、照海，足底的涌泉，下腹部的关元、气海、神阙等穴位，自己用示指在这些穴位上点按，每天2~3次，每次20分钟，可促进女性内分泌和生殖系统功能的改善，有益于卵巢的保养。

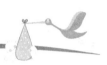

专家在线

女性在日常生活中，多摄入蔬菜、瓜果，吸收大量维生素E、维生素B_2，坚持进行体育锻炼，保持良好的心态，都有助于卵巢的保养。

◎ 营养均衡以滋养卵巢：挑食、节食都会造成营养不良，降低人体的免疫能力。应多食鱼虾，常饮牛奶，经常锻炼身体、增强体质，以预防卵巢早衰。

孕前保养卵巢注意事项

↘ 不宜经常熬夜。在肩负着巨大压力的同时，要学会劳逸结合，放松身心。

↘ 科学减肥。眼下减肥已成一种时尚，女性在节食过程中切不可减少富含蛋白质、维生素和各种微量元素的食物的摄入。少吃生冷、辛辣等食品，少吃油炸食品，避免过多饮用咖啡、浓茶及酒类制品，减少被动吸烟。

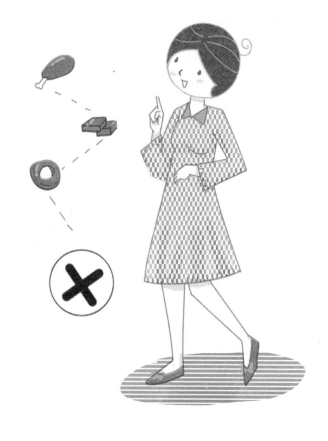

↘ 一旦发现有妇科炎症，应及早治疗，防止卵巢受到感染。就医时，应尽量选择大医院，避免因医生采用过度治疗方法而造成卵巢功能减退。

↘ 每周一到两次的和谐性生活，能够使女性体内拥有一个很好的内分泌环境，有利于卵巢健康。

↘ 治疗卵巢早衰的关键是早发现、早治疗，所以，女性要了解卵巢早衰的病症及危害，一旦发现自己月经量减少或突然停经，要及时去看医生，切不可拖延，以免错过治疗的最佳时机。

↘ 劣质染发剂、增白化妆品中所含有的苯、汞化合物，洗涤剂中所含有的烃类替代物、烷基磺酸盐等成分，都可以通过皮肤黏膜吸收，导致女性卵巢功能严重受损。

↘ 有生育需要的女性，要在医生指导下使用药物，不能长期私自使用促排卵药物，以免因卵巢过度消耗而引起早衰。

第168天 常练瑜伽对保养卵巢有好处

夫妻私房话：听说做瑜伽对保养卵巢有好处，老婆，我陪你一起练练？

常做瑜伽的好处

瑜伽练习者通过特殊的锻炼动作，配以特殊的呼吸方式，更重要的是与精神调整相配合，可以疏通女性器官的气血循环，调整激素的分泌，特别是对月经不调、输卵管不通、产后阴道松弛、盆腔炎等有很好的效果。同时，它还可以加强人体的肾脏功能，恢复女性因流产或生产后丧失的元气，使女性由内而外地散发一种青春的气息，延缓衰老。

有助保养卵巢的瑜伽动作

第1式：站立，吸气，双手向上伸展，保持5秒；吐气，双手合十，放于胸前。平衡呼吸。

此动作有利于增强心脏和肺部的氧气，给头部充氧，让大脑得到休息，对于月经不调引起的腰腹胀痛有缓解作用，同时也使卵巢处于上佳的休息状态。

第2式：向前弯腰，双手抱住小腿，前松后紧。

此动作有利于加强整个身体的气血循环，预防因肾气虚弱所致的各种妇科疾病，可以消除紧张情绪，也可以使卵巢的激素分泌在正常的节奏中进行。

第3式：回到第1式，右脚提起，屈膝踩在左大腿内侧。吐气，扭转腰部，保持5秒。左右各一次。

此动作可以纠正因平时姿态不正而引起的腹部胀痛，也能促使卵巢中偶尔出现的滤泡囊肿组织消失。

第4式：吐气，身体匀速向下坐在垫子上。左脚脚跟和臀部接触，右脚跨于左腿上直立，脚底平贴地面。

此动作可以加强全身的气血循环，消除经期水肿现象，按摩大小肠和子宫，消除便秘，也可对卵巢排卵后的创伤性劳损给予合理修复。

第5式：吐气，尽量把腿部两侧肌肉和腰肌放松，改为吉祥坐，保持10秒。吸气，保持正常的呼吸。

此动作能够加强整个盆腔的气血循环，可避免盆腔局部长时间充血给卵巢带来的压迫。

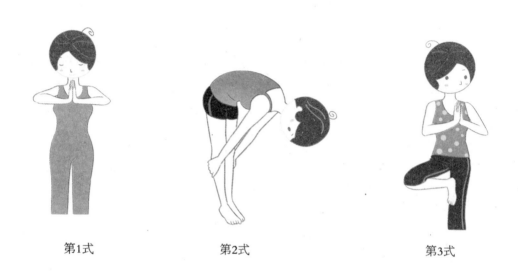

第1式   第2式   第3式

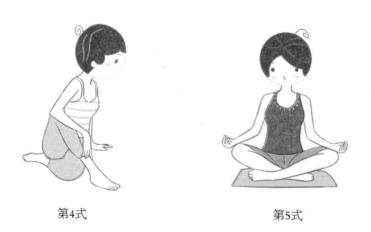

第4式   第5式

第167天 5种女人要查查卵子质量

夫妻私房话：老婆，你平时饮食没有规律，是不是该去医院检查一下卵子的质量？

吸烟、喝酒、失眠、饮食无规律者

香烟的毒性可以直接作用于卵子，使女性提早进入绝经期；长期吸烟更会伤害身体的整个激素系统，影响卵巢的功能。喝酒、失眠、饮食无规律会给女性生殖健康带来严重的负面影响，导致卵子质量和受孕能力双双下降。

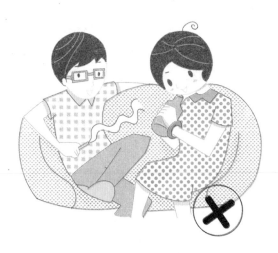

年龄超过35岁者

对于男性来说，精子每个月就会更新一次；而对于女性，从一出生开始，卵子就与女性随身相伴，生活方式、环境、年龄都会影响卵子的质量。从女性的生理规律来说，生育能力最强在25岁左右，30岁后缓慢下降，35岁以后迅速下降。

经期性生活者

经期性生活可刺激机体产生抗精子抗体，引发盆腔感染、子宫内膜异位等，降低卵子活力。

人工流产者

人工流产后，因妊娠突然终断，体内激素急剧下降，从而影响卵子生存的内环境，影响卵子的质量和活力。

有性传播疾病者

性传播疾病患者大多有盆腔炎，会破坏女性输卵管功能，使卵子活力大为降低。

第166天 子宫，孕育胎儿的摇篮

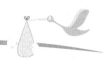

夫妻私房话：老婆，保证子宫健康很重要。子宫可是胎儿生长发育的地方哟。

孕育离不开健康的子宫

子宫是女性生殖系统的组成器官之一。在女性的一生中，子宫扮演着非常关键的角色。子宫既是孕育胎儿的器官，又是非常重要的内分泌器官，会分泌多种激素来维持女性内分泌系统的稳定。如果想拥有为人母的权利，绝对离不开健康的子宫。

子宫是产生月经和孕育胎儿的地方，也是精子与卵子相遇的必经通道。子宫疾病引发的宫寒必然影响女性生殖系统的正常内分泌，进而影响正常的月经，引发月经不调；同样影响精子和卵子的正常结合，使之无法形成受精卵。子宫还为受精卵准备适于着床的空间，如果子宫内膜"土壤"贫瘠，就会影响受精卵的顺利着床，从而影响正常的受孕和生育。

子宫前倾位有利于受孕

在正常情况下，子宫位于骨盆中央，处于前倾位，整个子宫颈与子宫好像一杆秤，支点在子宫颈。正常子宫稍向前弯曲，前壁俯卧于膀胱上，与阴道几乎成直角，位置可随膀胱、直肠充盈程度的不同而改变。子宫的固定装置主要是盆膈与阴道的承托和韧带的牵引固定。四对韧带分别是子宫阔韧带、子宫圆韧带、子宫主韧带、骶子宫韧带。这些结构受损或松弛时，可以引起子宫脱垂。

正常成年未孕女性的子宫呈前倾前屈位，如子宫在前倾位，子宫颈向下，这样有利于婚配后孕卵早早发育成胎儿。因为夫妻同房后，由于精液积聚在阴道后穹隆，故向下的子宫颈浸泡在精液内，有利于精子向子宫腔内移动，从而有利于怀孕。

第165天 子宫后位要予以矫正

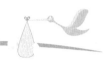

夫妻私房话：老公，听说子宫后位会影响受孕，我是不是要去医院检查一下？

子宫后位易导致不孕

当子宫后倾时，子宫颈呈上翘状态，性生活时女方采取仰卧位，因此子宫颈距离精液比较远，不容易浸泡在精液中，从而影响受孕。

此外，后位子宫还有以下潜在问题：

◎ 月经量过多。子宫向后倾倒，常可引起卵巢输卵管向后下方下垂，使卵巢、输卵管位置变异，引起盆腔静脉扭曲，血流不畅，产生盆腔静脉瘀血，导致月经量过多。这也容易导致性交痛，使女性对性生活充满恐惧。

◎ 痛经。后位子宫犹如一把茶壶，宫颈管犹如茶壶嘴，子宫体犹如茶壶体。作为茶壶嘴的宫颈，其位置高于作为壶体的子宫腔，因而月经血难以从"壶底"排出，导致痛经。

◎ 不孕。后位子宫可牵引宫颈上翘，指向阴道前壁，使宫颈外口明显高出精液池，犹如江边的悬崖，导致精子无法顺利进入宫颈管，受孕自然难以实现。

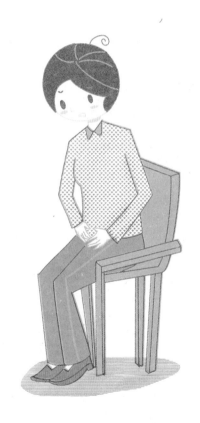

🍼 长期仰卧易致子宫后位

错误睡姿伤害最深的是女性的子宫。你是不是只是单纯地以为不正确的坐姿会引起颈椎病、腰肌劳损等疾病，却不知道睡姿不对也易导致疾病的发生。尤其是女性，不正确的睡姿会让你的子宫深受伤害。

仰卧睡觉看似不影响身体各器官，其实在女性生殖系统的正常解剖中，子宫的位置应该是前倾前屈位。但有研究发现，大多数后位子宫与仰卧位睡姿有关。流产后及长期仰卧睡眠的女性，容易造成子宫后位。

轻度子宫后位（Ⅰ~Ⅱ度）一般不出现症状，无须治疗。重度子宫后位常出现症状，主要表现为腰酸。轻者仅为腰部酸胀不适；重者整个腰部、骶尾部及两侧髂部均感酸胀难忍，个别患者酸胀延伸到下背部和两侧腹股沟。小腹部酸胀和肛门坠胀感往往同时并存，劳累和月经期症状往往加重。

🍼 如何让子宫处于最佳受孕位

如果长期坚持俯卧位或胸膝侧卧位睡眠姿势，是可以纠正子宫位置的。采取这种方法，不需要特殊的治疗即可以治愈，而且子宫后位引起的直肠刺激症状也能够完全消失。

子宫后位的女性不妨试一试下面的方法：

↘ 用短把扫帚扫地，腿要直，只弯腰，每天扫地1~2次，每次15~20分钟。子宫正位后，仍要坚持扫地半个月，以巩固疗效。

↘ 睡觉时，取侧卧位或俯卧位，少取仰卧位。

↘ 若兼服中药，则效果更好。可用杜仲、续断、菟丝子、党参、黄芪、巴戟肉各9克，水煎服。

第164天 孕前呵护子宫的几个要点

夫妻私房话：子宫是孕育宝宝的摇篮，老婆你平时可要注意保养子宫呀。

避免婚外性行为

大多数婚外性行为都是在非正常情况下进行，换句话说，婚外性行为普遍属不洁性行为，女性容易被感染而患上阴道炎、子宫内膜炎、附件炎、宫颈糜烂，甚至传染上性病、艾滋病等。

避免早婚、早育

女性真正性成熟要到18岁以后。如果子宫尚未成熟，过早受到刺激，必有不良影响。

积极避孕

据调查，堕胎3次以上，子宫患病及发生危害的可能性显著增加。

不要反复流产

不要误以为人工流产是小事一桩，如反复手术，特别是在短时期内重复进行，对子宫损害很大，很容易造成宫腔感染及宫颈或宫腔粘连，导致继发性不孕。另外，手术还可造成子宫损伤，甚至穿孔。

不宜多次妊娠

每增加一次妊娠，子宫就增加一分风险。

不私自堕胎

私自堕胎或找江湖医生进行人流手术，这样做的严重后果是子宫破损或继发感染增多。

注意性生活卫生

性生活应避开月经期、妊娠初期和临产前期。同房前要认真清洗会阴。男性有包皮过长者应及时做包皮环切术，平时经常清洗包皮垢，以免病原体经阴道进入子宫，造成女性子宫内膜炎、附件炎，或因包皮垢刺激宫颈而导致宫颈炎。平时要勤晒被褥，并经常换洗内衣裤。

减少高脂肪食物

高脂肪食物促进了某些激素的生成和释放，而子宫肌瘤的形成与大量雌激素刺激有关。因此，应坚持低脂肪饮食，要多喝水，并按照最新推出的4+1金字塔膳食结构来摄取必要的营养。忌食辛辣食物、酒类和冷冻食物。

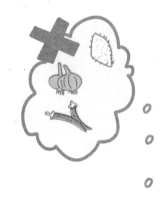

注意观察月经、白带是否正常

发现白带增多、经期出血异常要及时就医，并做相关的检查，以早发现、早治疗。月经和白带是子宫是否出问题的"晴雨表"，女性要及时注意其变化。

婚后定期检查，及早发现妇科疾病

宫颈息肉是妇科的一种常见病，极小的宫颈息肉常无自觉症状，大多在妇科检查时才被发现。由于宫颈息肉偏爱已婚女性，因此婚后一定要定期做健康检查，这样有利于及时发现疾病。

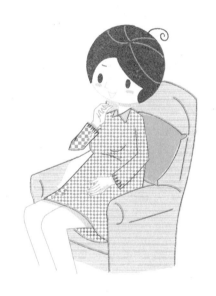

促进新陈代谢，排出毒素

新陈代谢中产生的代谢废物和毒素，长时间积累，形成堵塞，会影响子宫的生理功能。可以通过饮食来改善新陈代谢，排出毒素，治疗子宫疾病。

第163天 宫寒女性要注意暖宫

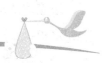

夫妻私房话：老婆，看你平时总是怕冷，你可一定要注意小腹的保暖哦。

造成女性宫寒的原因

造成宫寒的原因很多。一方面与体质有关，如平日就怕冷、手脚容易发凉的女性，由于体内阳气不足，就易出现宫寒。另一方面也与不良的生活习惯关系密切，如有些女性特别爱吃冷饮，冬天也着装单薄等。

◎ 体质偏寒。也许你的父母体质偏寒，或者是你出生时，他们年龄比较大，身体阳气逐渐减少，这会直接导致在你的基因上写入寒性体质密码。即使和别人处在相同的条件下，你也更容易出现宫寒的症状，所以除了注意防寒之外，还要保持身体温煦。

◎ 夏季久待空调房。进入盛夏之后，女性着装较少，如果长时间待在空调房里，不知不觉间，寒气侵入身体，女性特有的脏器——子宫首当其冲，深受其害。

◎ 快速减肥。快速瘦身无非是采用峻烈猛药，以非正常手段排出体内多余的水分和脂肪。这在中医看来，等于身体在短时间内丢失了大量的能量性物质，寒邪很可能乘虚而入，攻击子宫。

◎ 冷食太多。在中医养生传统中，女性体质属阴，不可以贪凉。即使在炎热的夏季，冷饮、冰茶、瓜果等寒凉之物也不可以多吃，更何况那些一年四季偏爱冰激凌的人。吃了过多寒凉、生冷的食物后会消耗阳气，导致寒邪内生，侵害子宫。

◎ 多次流产。流产会损耗人体大量的阳气，如果多次流产或流产后休养不到位，阳气久耗，子宫失去温煦，宫寒也随之产生。

🚼 宫寒女性的暖宫方法

当发现自己得了宫寒后，最明智的方法就是到正规医院接受治疗。在治疗期间，还应该注意改变自己的不良生活习惯，避免吃生冷食物，少吃白菜、白萝卜等寒性食物。

◎ 女性要注意小腹的保暖。为了防止宫寒，女性应该特别注意保持小腹的温暖。经常待在空调房中的女性，可加件开衫，以防止腹部受凉。妇科专家还特别提醒女性不要坐"寒"，尤其是夏天，也不要坐在有寒气的地方，例如地面、石面或铁面椅子上，因为这些材质导热快、寒气重。最好不要趴在办公桌上午休，因为趴在桌上睡觉容易露出后腰，而且睡眠时人体毛孔松懈，容易被寒邪所伤。

◎ 快步走可防宫寒。宫寒的女性大多偏于安静沉稳，运动过多时容易感觉疲劳。其实"动则生阳"，寒性体质者特别需要通过运动来改善体质。快步走是最简便的办法，步行，尤其是在卵石路上行走，能刺激足底的经络和穴位，可以疏通经脉、调畅气血、改善血液循环，使全身温暖。

◎ 艾叶暖宫可助孕。艾叶是妇科常用中草药，它有暖宫的功效。如果女性是因为宫寒导致的不孕，常服艾叶可以暖宫，间接地也就治好了不孕症。

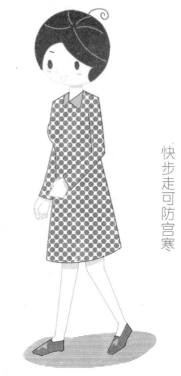

快步走可防宫寒

💗 **专家在线**

艾条温灸可暖宫。一般选取两个穴位：肚脐正中直下5厘米处的气海穴、肚脐正中直下10厘米处的关元穴。每天用艾条熏灸30分钟，可以起到很好的暖宫效果。

第162天 平时注意外阴清洁

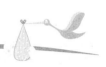

夫妻私房话：老婆，外阴清洁很重要，但也不至于要每天冲洗阴道啊。

外阴清洁要适度

女性的外阴有许多褶皱，汗腺、皮脂腺以及阴道分泌物常常积存于褶皱中，而阴道口又位于尿道口和肛门之间，稍不注意就会受到污染，所以，女性的外阴应当经常清洗，平时每天早晚各一次，最好大便完后也清洗一次。月经期不能进行盆浴，性生活前后都应及时清洗外阴。

不过，切忌过于频繁地清洗外阴，因为过度的清洗会破坏皮肤的自然保护膜。也不要用水冲洗阴道，只要清洗外阴即可。否则会破坏阴道内环境，给病菌以可乘之机。

外阴清洗要专盆专用

最好用不锈钢的盆或是陶瓷的盆，不要用塑料盆，一年换一次盆就可以了。但要专盆专用，避免交叉感染。盆可以用84消毒液消毒，然后放在太阳下暴晒，阳光中的紫外线可杀菌。盆每天都要晒，像晒衣服一样；不要把盆放在阴暗潮湿的地方，也不要放在有污染源的地方。

外阴清洁慎用清洗剂

女性阴道本身具有自净作用，如果每天用洗液清洗，反而会破坏阴道的酸碱环境，造成感染。因此，专家建议，清洗外阴尽量只用温水清洗，但要避免清水灌入阴道内。无论什么时候都不能用热水清洗，因为热水会造成局部的刺激和损伤；也不宜使用冷水，因为用冷水清洗既会使局部感到不适，也不易将局部的分泌物清洗干净。外阴清洗可选用有调理作用的洗液，这种洗液能抑制细菌的生长，每隔1～2天用1次。也可自制清洗剂，即在一升水中加入一勺食醋和食盐，烧开后备用，其效果不亚于商店、药店出售的清洗剂。

平时最好只用清水清洗，如果有炎症，再遵照医嘱选用合适的清洗液，但不可长时间使用，否则也会破坏阴道自身相对平衡的内环境。

如果感觉生殖器官瘙痒，可用1：3000的高锰酸钾水溶液、洁尔阴、盐水等进行清洗。

如怀疑患有阴道滴虫病、念珠菌性阴道炎、宫颈糜烂等疾病，应及时到医院治疗，千万不要自己买药进行阴道冲洗，以免加重病情。

清洗顺序不可错

清洗外阴时，要注意水流的方向和手的运动方向，即水流和手的运动方向都应该从前向后，而不能从后向前，以免将肛门部位的细菌带入阴道。在局部清洗时，要从大阴唇内侧开始，再向内清洗小阴唇、阴蒂周围及阴道前庭，然后清洗大阴唇外侧、阴阜和大腿根部内侧，最后清洗肛门。阴蒂包皮常有包皮垢，尿道旁腺开口于前庭，前庭大腺开口于小阴唇内，这些部位常为细菌潜伏之处，一定要认真清洗。

在清洗外阴后，要用毛巾或卫生纸轻轻擦干，不要自然风干。并及时更换内裤，而内裤也最好是纯棉制品。

小便之后一定要擦干，正确的方式是从前往后擦。在日常生活中要避免用公共坐便器，以预防感染。

专家在线

公共浴室里不乱放衣物；清洗外阴、洗涤内裤后再洗脚；不与其他人换穿内衣；清洗阴部的盆和毛巾一定要专用，不可用以洗脚，毛巾要定期煮沸消毒；患有手足癣的女性一定要早治疗，否则易引起真菌性阴道炎；夏季衣着过单时，应尽量避免在公共汽车上久坐。

第*161*天 和谐性生活是优生的关键

夫妻私房话：老公，最近同房我都难以达到高潮，咱们是不是要一起努力呀？

和谐美满的性生活有利于优生

和谐的性生活是每对已婚夫妇的共同愿望，更是优生的前提条件。当双方心理上的需要达到平衡，而不是服从、勉强和被动时，才能充分地享受性生活的愉快欢欣，使心理上的满足超过生理上的需要。这种良好的心理状态下产生的性生活，可使夫妻感情逐渐升华，互敬互爱，成为如胶似漆的亲密伴侣。

验证夫妻性生活是否美满，应以双方心理上的满足感为主要标尺。只为满足生理上的需要，简单、粗暴的性交，没有情感的交流，只是性欲的发泄，当然无法获得和谐美满的性生活。

共享性高潮更有利于受孕

美国一项性科学研究表明：女性在达到性高潮时，血液中氨基酸和糖分能够渗入阴道，使阴道中精子的运动能力增强；同时，小阴唇充血膨胀，阴道口变紧，阴道深部褶皱伸展变宽，便于储存精液；平时坚硬闭锁的子宫颈口也松弛张开，使精子容易进入。数千万个精子经过激烈竞争，强壮而优秀的精子与卵子结合，孕育出高素质的后代。

在性和谐中射精，精子的活力旺盛，精液中营养物质及激素充足，有利于精子及早抵达卵子所在地，减少在运行过程中所受到的外界因素的伤害；而女性在性高潮中，卵子生命力强，体内激素分泌旺盛，宫颈碱性分泌物充足，使精子在女性内生殖器中获能更充分。而且，这时宫腔内形成一种负压，对精液有类似抽吸的作用，可缩短精子的游动路程。

还有一个原因是，妻子性高潮时，子宫内出现正压，性高潮之后急剧下降呈负压，精子易向内游入宫腔；妻子由于性兴奋，子宫位置升起，使宫颈口与精液池的距离更近，有利于精子向内游入；女性阴道正常呈酸性，pH为4～5，不利于精子生存活动，性兴奋时，阴道液增多，pH升高，更适合精子活动。数千万个精子中，通常只有一个强壮、带有优秀遗传基因的精子能够成功与卵子结合。而参与竞争的精子数越多，孕育出智商较高的下一代的机会就越大。因此，年轻夫妇应注意性生活质量，丈夫最好抓住妻子进入性高潮的机会让其受孕。

🚼 夫妻共享性高潮的方法

夫妻性生活获得满足，不但能加深夫妻间的情感，使生活更加和谐，而且对优生也十分有利。要想获得性满足，共享性高潮，夫妻双方必须付出相当的努力。

丈夫必须要借助前戏，使妻子的性器官达到充分湿润的状态；到进入真正的性行为时，妻子也要深情地配合丈夫，进行必要的操作。

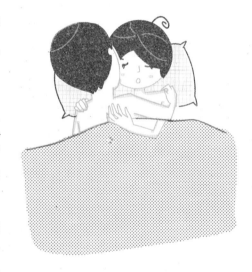

刚开始时，性行为要缓和，然后渐渐地注入力量，要尽可能使妻子达到高潮，绝对不要自己独享其乐。倘若让妻子产生不快感或感到疼痛时，即表示技巧还不够成熟。

做丈夫的绝不可以用身体的重量压迫妻子，使妻子觉得别扭。如果阻碍妻子的行动，就会延迟妻子达到高潮的时间。

一边性交一边接吻，是很好的做法。这种做法与只将注意力集中于性器官相比，可以延长性行为的时间，同时也能延迟丈夫到达高潮的时间，不至于独自享乐。

第160天 孕前合理安排性生活

夫妻私房话：老公，为了顺利怀孕，咱们以后同房的次数是不是要适当减少一些？

性生活过频影响精子质量

性生活过频可使精子数量减少或精子发育不全而影响生育。现代医学研究表明，从生理功能讲，男性精液并非像有些人所说的是分泌物，射精只不过是损失一点蛋白质而已。其实，精液的产生是一个复杂的生理过程。从精子生成到成熟，总共需要90天左右的时间，这中间包括精子从睾丸到附睾的整个演变过程。

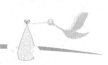

纵欲过度必然增加睾丸负担，并可因反馈作用而抑制脑垂体前叶的分泌，导致睾丸提前退缩。性交频繁，往往导致精液量减少和精子密度降低，精子活动能力和生存率下降，精子冲破重重关卡与卵子相会的能力减弱，优孕的机会当然相应减少。房事无节，过频射精，还会损失大量的前列腺素和微量元素锌。

过度禁欲会影响受孕

为了更快要孩子，有些夫妇会选择禁欲的方式。实际上，这样的做法是不可取的。长时间禁欲不但不会增加精子数目，反而会增加畸形精子的比例，且精子活力明显下降，对受孕和优生都不利。

女性在排卵期，往往阴道分泌物突增，性感增强，这是排卵的征兆。卵子离开卵巢后，寿命一般是1~2天。精子在阴道酸性环境中至多能生存8小时，而进入子宫之后，则可生存2～3天。所以每个月经周期内要在排卵前后2天内性交，才有可能受孕。如果性交次数过少，则易失去受孕机会。另外，性交次数过少时，还因精子在男性生殖道内积存过久，衰老精子的比例不断扩大，使其活力衰退而影响受孕。一般认为，精子成熟后能存活28天左右，故性交次数过少者死精子数目增多，影响受孕。

合理安排性生活时间

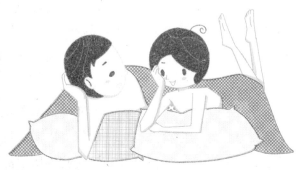

多数夫妇是将夫妻生活安排在晚上进行，事后美美地进入梦乡，第二天精力充沛、心情舒畅。而有些夫妻喜欢将夫妻生活安排在清晨进行。夫妻生活并不仅仅是男女性器官的交媾活动，而是要动员全身好几个重要脏器与组织进行的工作，尤其是大脑、神经、肌肉及诸多分泌腺格外活跃，心脏与肺等也必须加倍努力。所以，夫妻生活必定会消耗一定的精力，引起不同程度的疲劳。有人估计，一次夫妻生活相当于百米赛跑。

既然夫妻生活有体力消耗，原则上应该是在不疲劳的情况下进行，所以即使在晚上睡前进行，也应该休息一会儿，不能匆匆行事。粗略估计，一般夫妻生活后的体力恢复，要休息1小时左右。

性生活应持续的时间

有些年轻夫妇在夫妻生活中常常为性交持续的时间太短而感到不满足，尤其是女方对此更为关心。她们想延长夫妻生活的时间，也想知道夫妻生活有没有最佳的时间范围。人类的性行为是一个极为复杂的生理和心理过程，一次性交的持续时间，不同夫妇间的差异极为悬殊，并且受多种因素的影响。

根据性医学专家对健康夫妇的抽样调查，有75%的男子在5分钟内即射精，20%的人可持续10分钟左右，只有极少数人才能在一次性交中维持半小时以上。其实，一次性交持续时间的长短并不重要，重要的在于性生活的质量，只要双方都能得到性的满足，就是完美的性生活。

第159天 提前换一种避孕方式

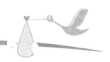

夫妻私房话：老公，自从决定怀孕以后，我就停了避孕药，是不是你使用避孕套更好呢？

🚼 停服避孕药后不要马上怀孕

刚停用避孕药就怀孕不好，因为避孕药是激素类药物，在服用期间对卵巢的分泌功能有一定的抑制作用。在停药不久的几次行经中，由于卵巢分泌性激素的水平尚未恢复到正常，会使子宫内膜变薄。子宫内膜是怀孕后胚胎发育的温床，子宫内膜条件不好，容易导致受精卵着床不牢而流产。所以刚停服避孕药时，不能马上怀孕，应改用其他方法再避孕一段时间，一般以半年左右为佳。

经过6个月的适应和调整，卵巢的功能和子宫内膜的周期性变化都恢复正常，这时再怀孕就可以顺利着床，并生育出健康的小宝宝了。

🚼 准备怀孕首选避孕套

决定受孕后，就要调整避孕方式。因为很多避孕方法，都需要在停药或取器后半年再受孕。口服避孕药时间较久的女性，应于停药后暂时用避孕套避孕。采用宫内节育环避孕的女性，应取出节育器，以彻底消除药物的影响和调整子宫内环境。在这半年内，推荐采用避孕套避孕。

避孕套包括男用阴茎套和女用阴道套，它们能阻断精子进入阴道，不影响

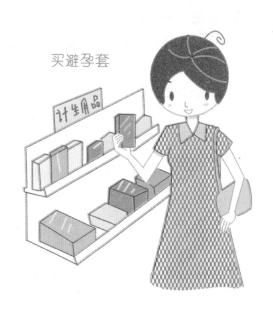

买避孕套

女性排卵及月经，也不影响男性的生精、输精与射精，停止避孕即可受孕，对胎儿没有影响，是一种安全、有效、可逆的避孕工具。

阴茎套的使用方法

◎ 选择合适的型号。若避孕套过大，性交时容易脱落；过小则有不适感，还容易被胀破，影响避孕效果。初次使用避孕套，一般先用中号，如不合适，再改用大号或小号、特小号。

◎ 检查有无破损或小孔。检查方法是向套内吹气，使其膨胀，然后捏紧套口，轻轻挤压，看是否有漏气现象。如漏气，则不能使用。

◎ 正确套上。经检查避孕套完整无损后，将它按原来的样子卷好，用手指捏瘪避孕套的贮精囊，排出空气，然后将避孕套的前端紧贴在已经勃起的阴茎头上，把卷折部分逐渐向阴茎根部松开，将整个阴茎套好后即可性交。

◎ 小心拔出。当把避孕套摘下时，或将射精后软缩的阴茎拔出时，应用手按住开口端的橡胶环，否则避孕套有可能滑脱，使精子进入阴道。

阴道套的使用方法

阴道套由柔软的、松紧适当的聚氨基甲酸乙酯套组成，其一端是封闭的（这部分用于遮盖宫颈口）。套的两端各有一弹性聚氨基甲酸乙酯环，一个位于封闭端，一个在套的外边缘的开口处（套插入阴道后，这个环刚好可留在阴道的外边）。内环（位于封闭端的环）的用处是便于套的插入，并起内固定作用。阴道外的环覆盖阴唇，并在性交过程中维持套的位置。

阴道套预先都经过润滑处理，使用中需要准确地放置在宫颈上。具体放置方法如下：

↘ 将内环挤扁，并将套插入阴道，深度刚好超过耻骨，以便使内环盖住宫颈。

↘ 用手指检查一下，以确保套未扭转，使阴茎较易进入阴道。

第158天 远离环境中不利优生的因素

夫妻私房话：老公，听说外界环境的污染对怀孕影响较大，咱们可都得要小心哟。

室内空气污染

家庭装修带来的污染对优生是一个很大的威胁。家庭装修有害物来源主要是装修材料和家具，致害物质主要有两大类：一类是由涂料、家具释放出来的甲醛、苯、氨气、氡气所致的化学污染；一类是由装修材料中的石材、陶瓷与其他土壤制品的放射、电磁辐射等造成的物理因素的污染。

家庭装修带来的污染对女性可引起月经紊乱、不孕症。要预防家庭装修带来的污染，就要注意装修材料的选择，尽量选择绿色环保的产品；新买的家具一定要注意甲醛和苯的释放量，最好通风一段时间再用，人造板制作的衣柜使用时要注意避免将内衣、睡衣放在里面。

噪声污染

理想的声强环境是10～35分贝。如果孕前女性每天接触50～80分贝的噪声2～4小时，便会出现不良反应：精神烦闷紧张，呼吸和心率增快，心肺负担加重；神经系统功能紊乱，头痛、失眠随之产生；内分泌系统功能降低，尤其是雌激素和甲状腺素分泌不足；消化功能受损，难以获得足够的营养；免疫功能下降，易患病毒或细菌感染性疾病。而这些都是导致胎儿发育不良，新生儿体重不足，智力低下，或躯体、器官畸形的重要原因。

为了防止噪声对生育的影响，孕前女性在生活和工作中，应尽可能减少接触噪声的机会。有条件的可临时调换居住地点；暂时调换工种，脱离噪声环境；减少去闹市区的次数；不去歌舞厅等喧闹嘈杂的娱乐场所；把家中的电视机、录音机音量调小；让床远离电冰箱等。

电磁辐射

只要电器处于工作状态，它的周围就有电磁场或电磁辐射。长期小剂量电磁辐射可引起基因突变，大剂量可引起染色体畸变。小剂量放射线照射，女性会出现月经周期延长；若3 000伦以上剂量照射，可造成不能恢复的损伤，导致不孕。放射线可影响妊娠，引起胚胎死亡或出生缺陷。

电磁辐射有害健康，但电磁场无处不在，家家又离不开电器的使用，因此，专家给出了个人防护原则：尽量远离电磁辐射源，一般距离1.5米以上就基本安全了；家电不要集中摆放；用完电脑或看完电视一定要洗洗脸，不要嫌麻烦；每次接触和使用家电，要尽量缩短时间；不用但仍然通电的电器照样能产生大量的电磁辐射，因此用完电器后一定要记得随手关上电源；注意家电的通风。

化肥农药污染

有机磷农药，如敌百虫、敌敌畏等，其毒性作用主要为抑制胆碱活性而引起神经功能紊乱。动物实验证实，有机磷制剂可影响精子生成，并引起妊娠功能障碍。而含汞农药中的汞可在体内蓄积，妊娠后通过胎盘进入血液循环，造成对胎儿的损害。

鉴于多种农药均有致畸和突变倾向，夫妻俩在孕前就应避免接触农药。买回家的蔬菜要用泡、洗、煮等方法去除农药；对能削皮的蔬菜和水果最好先用清水冲洗干净，然后削皮。

第157天 早期发现不孕不育的信号

夫妻私房话：老婆，咱们都来对照检查一下，看看有没有不孕不育的信号。

🛒 男性不育的信号

◎ 外形女性化。如乳房胀大、肩窄、髋部宽大、无胡须、喉结小，阴毛和腋毛稀疏等。这些外形上的女性化多是体内激素水平失衡或患有染色体疾病的表现。

◎ 长期萎靡不振。若房事过频，则男性总感觉精神不振、注意力不集中、工作易疲劳，甚至出现头昏、心慌等症，这样必然导致性生活质量不高，每次射出的成熟精子数量过少，从而导致不育。

◎ 精索静脉曲张。如果沿精索自上而下轻轻触摸，发现阴囊内有大团的蚯蚓状柔软迂曲的团块，那就要注意了，这可能是精索静脉曲张。它会使睾丸温度上升，静脉血的淤滞影响了睾丸代谢，从而干扰生精，造成精液质量下降。

◎ 睾丸扭转或睾丸炎症。若有睾丸肿胀、疼痛，缓解后睾丸逐渐缩小，则可能是睾丸扭转或睾丸炎症后损伤性萎缩。这往往伴随生精细胞的不可逆损伤。如果睾丸未能降入阴囊而滞留于腹腔内，称为隐睾症。腹腔内过高的温度不利于精子的产生，睾丸恶变风险也大大增加。

◎ 观察精液。正常精液为灰白色或略带黄色。如果出现粉色、红色，则为血性精液。正常精液量为2~6毫升，多于7毫升则为过多，不但精子密度会变低，还容易从女性阴道中流出，致使精子总数降低。如果精液总量少于2毫升，则为精液量少；1毫升以下属于过少，极易导致不育。一般精液射出后，15~30分钟会变为液体；如果超过30分钟仍不能改变形态，在临床上叫作精液不液化，这也是不育的诱因。

女性不孕的信号

◎ 按压指甲会变白。所有人按压指甲后都会变白，但如果持续近10分钟都没有恢复，那可能是贫血或缺铁的预兆。许多女性，尤其是月经期出血较多者，都会贫血。严重贫血者会出现性欲减退，即使怀孕，也可能影响胎儿发育。贫血女性应该多吃富含铁的食物，在医生指导下服用一些铁剂。

◎ 手指莫名肿胀。排除了高盐摄入、服用避孕药等原因后，就要考虑是不是甲状腺功能减退惹的祸。它会影响甲状腺激素水平，导致代谢紊乱，怀孕后则会影响胎儿大脑发育。出现这一症状的女性必须及时就医。

◎ 私处毛发"疯长"。如果发现大腿内侧的毛发愈发浓密，有向腹部转移的倾向，而且从三角形越长越像正方形，那可能预示着有多囊卵巢综合征。这也许是体内激素水平失衡，雄性激素占了上风所致。专家指出："多囊卵巢综合征会刺激毛发生长，扰乱排卵，很多女性会因此无法正常受孕。"

◎ 嘴唇容易干裂。这要么是缺水，要么是缺少维生素A。如果是后者，那可能导致胎儿出生缺陷。芝加哥皮肤病学教授卡洛琳·雅各布指出，年轻女性每天至少需要摄入2万国际单位的维生素A，除了多吃鸡蛋、牛奶，女性还应该咨询专家，选择最适合自己的营养补充剂。

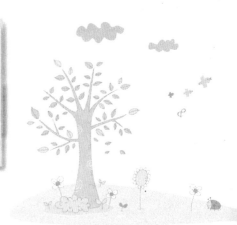

快乐驿站——脑筋急转弯

①胖妞生病了，最怕别人来探病时说什么？

②一个人什么"地方"能大能小？

③哪种人希望孩子越多越好？

第*156*天 导致男性不育的因素

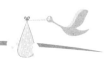

夫妻私房话：老公，快来对照一下，看看你是否有以下一些影响生育的因素。

生理性因素

◎ 生殖器官发育异常。阴茎先天性发育异常，包括有先天性阴茎发育不全、隐匿阴茎、无阴茎、小阴茎、异位阴茎等；尿道的先天性异常，包括尿道上裂和尿道下裂，先天性尿道憩室和狭窄；睾丸先天性异常，包括睾丸缺如、睾丸发育不全、隐睾、异位睾丸等，先天性附睾、输精管发育不全而形成的精道梗阻，精囊发育不全、缺如，尿道憩室等附属性腺功能异常，均可导致不育。

◎ 睾丸功能障碍。睾丸病变或因全身性疾病，如神经内分泌疾病，营养障碍，过度吸烟、喝酒等，都能引起睾丸功能障碍，使之失去生精功能。

◎ 输精管结扎后，可使附睾管扩张和精液淤积，使精子在附睾被分解破坏、吞噬吸收，从而引起血液内抗精子抗体的增多。在有些情况下，结扎的输精管即使接通，也难使生育能力恢复。

◎ 性功能障碍。阳痿、不射精、逆行射精都没有精液进入阴道，受精无从谈起，是导致不孕最明显和最常见的原因。另外，频繁的性交可使精液质量降低，精子总数不够；太少的性交，一旦错过配偶的排卵期，就容易失去受孕机会。

◎ 输精管道障碍。输精管道障碍表现为性交后无精液流出，即常说的无精症。无精要注意弄清是睾丸本身无生精功能，还是睾丸生精功能正常，但由于某种原因使精子不能排出，然后才能对症下药。

◎ 精子生成异常。如无精子症、少精子症、死精子症、精子活力低下症及精液量少于1毫升时精液变得稀薄，精子密度降低，均可导致生育能力低下。

🛒 生活因素

◎ 情绪心理因素。研究表明，男性的沮丧与不悦情绪以及长时间的悲恸，可诱发大脑皮质功能失调，神经及内分泌功能紊乱，致使睾丸生精、性功能不良而影响生育能力。

◎ 饮食营养因素。产生精子需要原料，营养水平直接影响生精功能，必要的蛋白质、维生素和微量元素是不可缺少的，其中锌元素尤为重要。

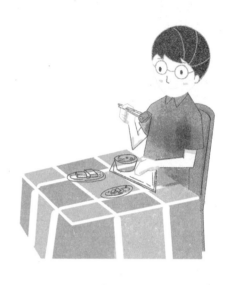

◎ 房事过频。睾丸每日可生成几亿个精子，但精子必须在附睾内才能发育成熟。一次射精过后，需要5～7天方能再产生有足够生育能力的成熟精子。若房事过频，每次射出的成熟精子数量过少，可导致不育。

◎ 长期手淫。经久或过频的手淫，会引发前列腺慢性充血，导致无菌性前列腺炎，使前列腺液分泌异常，影响精液的成分、数量、黏稠度、酸碱度而诱发不育。过频的手淫，引起频繁排精，导致精子数量和精液量的减少，造成不育。

◎ 阴囊温度过高。35.5～36℃为睾丸生精的最佳温度。若经久的高温盆浴、桑拿浴，常以沙发为座，常穿紧身裤等，均会导致阴囊的温度偏高而有碍睾丸生精。

◎ 久坐和憋尿。长期久坐不仅易导致慢性前列腺炎，还会使阴囊处在潮湿、密不透风的环境中，容易产生湿疹。另外，久坐加上憋尿还可能造成细菌上行，诱发尿道炎或膀胱炎等泌尿感染，降低生育能力。

♡ 专家在线

男性不要久骑摩托车、自行车。这些交通工具可使睾丸局部受震荡，有损生精能力。从事汽车驾驶的男性要避免长时间开车，以免影响精子的生成。

第155天 导致女性不孕的因素

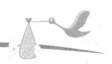

夫妻私房话：老婆，你也对照一下，看看是否有影响受孕的不利因素。

🚼 生理性因素

◎ 神经因素。下丘脑—垂体—卵巢轴功能失调，引起月经紊乱或出现闭经、黄体功能失调等。常见的垂体肿瘤可致卵巢功能失调而导致不孕。

◎ 内分泌因素。甲状腺与肾上腺皮质功能亢进或低下、严重的糖尿病都能引起卵巢功能低下而影响排卵，从而导致不育。

◎ 卵巢局部的因素。卵巢本身的疾病如先天性卵巢发育不全、多囊卵巢综合征、卵巢功能早衰、颗粒—卵泡膜细胞瘤、卵巢子宫内膜异位症等，都能影响卵巢排卵而导致不孕。

◎ 输卵管功能障碍。输卵管炎症引起的输卵管梗阻；或输卵管炎虽未引起管腔狭窄，但炎症却破坏了输卵管内膜，使管壁变得僵硬，使内膜的纤毛运动及管壁的蠕动功能丧失，使精子和卵子在其内不能向前运动，精子和卵子无法结合。其他病变如子宫内膜异位症引起的输卵管粘连扭曲或瘢痕收缩，也影响其运动而致不孕。

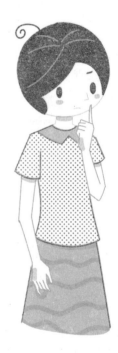

◎ 子宫颈的病变。子宫颈炎症、子宫颈糜烂等，使得颈管腺分泌物变得黏稠，往往呈脓性，因此能影响精子进入宫腔而导致不孕。子宫颈息肉、子宫黏膜下肌瘤脱出、宫颈下垂、子宫颈过度前倾、子宫颈狭窄、子宫颈过小、子宫颈过长，都能影响精子进入而导致不孕。

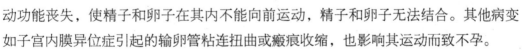

◎ 子宫的疾病。子宫发育不良、子宫发育异常，如无子宫或幼稚子宫、子宫内膜炎、子宫内膜结核、子宫内膜息肉、子宫黏膜下肌瘤，都能影响精子上行，特别是影响受精卵着床而导致不孕。

◎ 阴道的疾病。无孔处女膜、阴道横隔能阻止精子上行；重度阴道炎时，因大量的白细胞在阴道内，当精子进入阴道时，白细胞消耗精液中的能量，使精子活力降低或生存时间缩短，从而影响怀孕。

◎ 染色体疾病。先天性卵巢发育不全综合征，其患者无卵巢或卵巢发育不全，就会因不排卵而导致不孕。

生活因素

◎ 长期素食。专家指出，女性常吃素食，会影响内分泌，久而久之出现停止排卵的生理现象，造成婚后不孕。

◎ 婚前自慰。婚前自慰往往容易导致阴道炎、宫颈炎、子宫内膜炎以及输卵管炎的发生，严重者还可以导致腹膜炎、败血症等反复的炎性破坏，最终会导致输卵管梗阻及蠕动功能障碍，婚后可严重影响卵子、精子的运行及受精卵着床，导致不孕或宫外孕。

◎ 经期性生活。研究发现，经期性生活不仅会影响女性的身体健康，而且会影响女性的生育能力。经期性生活可引起子宫内膜炎和形成子宫内膜异位症，或使精子和子宫内膜破损处溢出的血细胞相遇，使其中的免疫细胞致敏，产生抗精子抗体。这些常可引起顽固性不孕。

◎ 反复人流。人工流产可能导致盆腔炎、盆腔粘连或者输卵管堵塞，这些都会影响女性的生育能力。反复做人流对子宫的伤害更大，可能导致终身不孕，造成无法弥补的痛苦。

快乐驿站——开心一笑

医生："你能不能看到墙上的字？"病人："什么字？哪儿呢？"
医生啪地盖了个章，说："你通过了听力测试。"

第154天 不孕不育的检查方法

夫妻私房话：老公，你快在网上搜索一下，看看不孕不育要做哪些检查。

男性不育的医学检查

◎ 追问病史及性生活史。是否有长时间发热、腮腺炎、睾丸炎、精索静脉曲张、睾丸外伤、隐睾、睾丸鞘膜积液等可能影响生育的疾病以及性交频数；性交时是否有不射精及阴道干涩等影响生育的现象。

◎ 体格检查。体态和外形要看有无女性化、乳房胀大、向心性肥胖、腹部紫纹、多毛症等皮质醇增多症表现；有没有肩窄、髋部宽大、无胡须、喉结小、阴毛稀疏和腋毛稀疏等染色体异常疾病。

◎ 生殖器检查。是否有阴茎发育不良、阴茎异位、双阴茎、小阴茎、包皮过多、包茎、尿道狭窄、尿道上下裂、膀胱外翻、尿道口开口异常等现象。

◎ 睾丸检查。睾丸大小、弹性、硬度；有无睾丸鞘膜积液，有无隐睾。双侧隐睾时可应用B超、CT做腹腔检查，以发现腹腔内睾丸。正常睾丸的体积为15～26立方毫米，如小于11立方毫米时，则预示睾丸功能不良。

◎ 附睾检查。附睾紧贴在睾丸的后外侧，质软，表面光滑，边界清楚。如果附睾肿大、压疼或表面有结节，多为炎症或结核所致；如果附睾体积小，则发育不良。

◎ 精液化验。精液常规是每个不育男性必须做的检查。若精子数为每毫升2 000万～6 000万，则生育能力差；若每毫升少于2 000万，则说明生育能力极差。对于

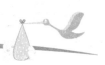

精液常规化验中发现的问题，有的需要进一步追查其原因，如精液中没有精子，就需做血液激素的测定或睾丸活组织检查。对于怀疑有输精管阻塞的，需做输精管造影，以了解有无阻塞及阻塞的程度和部位。

◎ 精子功能的检测。常用的方法为宫颈黏液穿透试验，即在性交后2～6小时，取出宫颈黏液放于高倍显微镜下，每个视野下可见到5～20个精子，为精子穿透能力正常；5个以下为异常。

除此以外，还可测定精子在女性生殖道内运行的能力，以及去透明带仓鼠卵的精子穿透试验。

女性不孕的医学检查

◎ 询问病史。男女双方的结婚年龄、现年龄、健康状况，是否分居；性生活情况，采用过何种避孕方法及使用时限，性交次数，有无性交高潮；有无结核病（特别是腹腔结核），有无内分泌疾病，有无有害气体接触史及防卫情况。

◎ 月经及生育史。初潮年龄、周期，经期、月经量、经血颜色，有无痛经；是原发性不孕还是继发性不孕，过去流产及分娩情况，有无产后感染情况。

◎ 体格检查。发育、营养情况，尤其是第二性征发育情况。常规胸透排除结核病。过度肥胖的人可能有内分泌紊乱的情况，过于消瘦的人可能患有慢性消耗性疾病。还应特别注意甲状腺、肾上腺、垂体的情况，并做必要的检查，如基础代谢率和蛋白结合碘测定，蝶鞍X线拍片，17酮、17羟测定。

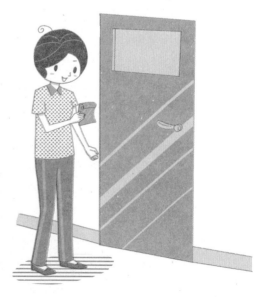

◎ 妇科检查。注意发育及异常发育情况，有无炎症和肿瘤，子宫大小、位置，有无附件炎及附件肿块等。

◎ 特殊检查。主要进行卵巢功能检查（包括子宫颈黏液结晶检查和阴道脱落细胞检查及基础体温测定）、输卵管通畅性检查、性交后试验，宫颈黏液及精液相合试验，腹腔镜及宫腔镜的应用。

第153天 不孕不育的治疗方法

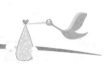

夫妻私房话：老婆，咱们一起去看心理医生吧，听说心理咨询对治疗不孕不育效果很好哟！

心理疗法是第一选择

美国哈佛医学院的医生将184名不孕女性分为3组：第1组侧重于缓解精神压力的心理疗法；第2组侧重于集体感情及经验交流的心理疗法；第3组则接受常规的医学治疗。这3组女性的年龄、受教育程度及不孕时间都基本相同。结果发现，1年后，第1组、第2组怀孕率达42％以上，而第3组怀孕率远远低于前两组。因此，专家们认为，心理咨询对那些在过去一两年内试图怀孕而未能成功的女性，可明显地增加她们的怀孕机会。

于是，专家们告诫未孕女性，在排除器质性病变之后，心理疗法可能是一种既省钱又有效地治疗不孕的方法。在治疗不孕的过程中，不妨把这种疗法作为第一措施，在难以奏效的情况下，再考虑别的治疗方法。

治疗器质性疾病

若发现肿瘤应及时切除；生殖器畸形可施行手术给予矫正；有炎症要积极治疗，如滴虫、支原体、衣原体性阴道炎和盆腔炎等；宫颈炎采用药物治疗，尽量不用冷冻与激光等物理手段，以防瘢痕影响生育；若为宫颈口狭窄，可施行子宫颈管扩张术；有宫腔粘连者，可在宫腔镜直视下做粘连分解术，术后置宫内节育器隔开粘连面，并用雌激素、孕激素周期治疗2个月，促进内膜增长，然后再取节育环；盆腔粘连分解后，腹腔内置右旋糖苷及皮质激素，以防再度粘连；宫内有异物或遗留环要及时取出；对子宫后位或偏位的，可用腹腔镜或剖宫术同时行子宫圆韧带悬吊术，纠正子宫位置，以利于精子上游，恢复生殖功能；患有子宫内膜异位症的，要积极治疗，以利于怀孕。

🛒 使用药物促进卵巢排卵

使用促排卵药物克罗米芬或促性腺激素可诱发排卵。对有卵巢病变者，可通过宫腔镜或剖宫手术对卵巢周围粘连进行分解及卵巢穿刺、活检、楔形切除，卵巢肿瘤剥出等。

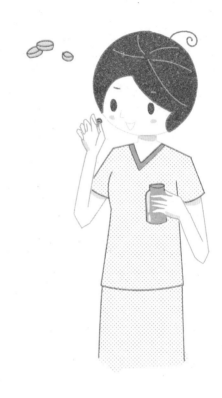

🛒 补充孕激素，促进黄体功能

于月经周期第15天开始每天肌肉注射人绒毛膜促性腺激素1 000单位或使用黄体酮。

🛒 改善宫颈黏液

于月经周期第5～15天，口服己烯雌酚0.25毫克，可使宫颈黏液变稀，以利于精子通过。

🛒 抑制免疫反应

对于抗精子抗体阳性的治疗，目前采用的方法是用泼尼松等肾上腺皮质激素抑制免疫反应。女性可以坚持使用避孕套3～6个月，避免女性生殖道与精子接触，待体内抗精子抗体的浓度下降后，再停用避孕套性交，才有可能怀孕。

第152天 不孕不育夫妇的生活指导

夫妻私房话：老公，为了能怀上，咱们一定要注意一些生活细节哦。

心情放松

1999年，丹麦科学家指出："对于月经周期较长的女性，心理紧张可能是降低生育能力的一个危险因素。"因此，对于不孕女性来说，保持心理上的放松很重要。不孕女性平时心理上要坦然，不能过分焦虑。

避免不良环境因素

在进行一些可能影响生育的工作时应当注意防护，如避免高温作业，避免接触放射线和对身体有害的物质，如某些化学品和重金属等。不孕不育患者应尽量避免吸烟饮酒，大量吸烟者会增加精液中硫氰酚的含量，从而抑制精子活动力，吸烟的人精液中畸形精子的数目也明显高于不吸烟者；酒精对睾丸也是有害的，易导致睾丸不能正常地产生男性激素和精子。

增加营养，加强锻炼

多食一些肝、脑等动物内脏，有利于性激素的合成；而维生素类也是必需的营养，因此经常服用一些维生素A、B族维生素、维生素C、维生素E，有利于增加受孕机会。

对于男性来说，补锌对前列腺炎的防治有重要作用，可提高人体的免疫能力，有助于男性生殖疾病的治疗和预防，防止少精而引起男性不育，所以，补锌（尤其是蛋白锌和蛋白硒，易于机体吸收）对少精症和死精症引起的男性不育有效。

第151天 不孕不育的饮食调养

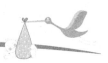

夫妻私房话：不孕不育需要平时慢慢调养，是急不得的事。老婆，咱们还是从饮食调养开始吧。

男性不育的中医调理

中医膏药名方补肾延嗣膏针对男性不育之肾气虚弱、脏腑失调病理病机，以疏肝益肾、健脾祛湿为主要治疗原则，全面补益脏腑功能，内调外治，使精血充足、精室补养。同时，针对久病所致湿热蕴结、气滞血瘀之病机，补肾延嗣膏通过配伍一系列活血化瘀中药材，可改善血液循环及神经营养，促进损伤组织的修复，改善血液理化性质，有助于睾丸及附睾功能恢复。如此之全方位治法，方得以保障彻底治愈男性不育顽疾的神奇功效。

男性肾阴亏虚的饮食调养

以精子总数少为主，兼见腰膝酸软，舌质红、苔少，脉细数，故宜以育阴生精为主来调理。

🍲 黑豆骨髓炖牛鞭

【原料】枸杞子15克，鹿角胶30克，鱼鳔胶30克，黑豆200克，猪骨髓200克，牛鞭100克，盐、味精各适量。

【做法】

①用水将牛鞭发好，去净表皮，切断；猪骨髓剁成段，黑豆用温水泡开。

②将以上诸物入锅加清水，以武火炖煮沸，文火煨软烂，即将枸杞、鹿角胶、鱼鳔胶、盐放入。

③ 煮10分钟后，起锅放味精。饮汤吃肉及黑豆。

【功效】育阴生精。

男性肾阳不足的饮食调养

以精子成活率低为主，兼见畏寒肢冷，阳痿不举，滑精早泄，阴囊湿冷，舌质淡，苔白，脉沉细无力，故宜采用益肾兴阳药膳调理。

♥ 专家在线

在不孕不育的治疗方面，食疗方法有很多种。在各类食物中，可以根据病情和治疗上的需要，选择具有某些功用的食物来调养身体，达到治疗疾病和提高生育能力的目的。

炖羊肉狗鞭

【原料】巴戟15克，菟丝子15克，肉苁蓉10克，狗鞭20克，羊肉100克，肉桂10克，花椒、生姜、料酒、味精、猪油、盐各适量。

【做法】

① 将狗鞭用清水发胀、洗净，用油炒酥，再用温水浸泡30分钟，与洗净的羊肉同放入沸水锅内共煮，再放入花椒、生姜、料酒、肉桂。

② 待锅中水开后，改用小火煨至七成熟，再将巴戟、菟丝子、肉苁蓉装入纱布袋内，扎好口放入锅内继续炖。

③ 待狗鞭、羊肉酥烂后捞出，切片装碗，加味精、盐、猪油调好口味，吃肉喝汤。

【功效】益肾兴阳，提高精子成活率。

男性湿热蕴结的饮食调养

以精液不化为主，兼见腰酸肢冷，神疲嗜卧，阴囊湿热，会阴坠胀，尿中白浊以及尿后余沥不净，舌红，苔黄腻或白腻，脉弦滑，故宜采用清利湿热方，佐以益肾生精药膳调理。

银耳煨甲鱼

【原料】甲鱼1只，知母10克，黄柏10克，天冬10克，女贞子10克，银耳15克，生姜、葱、精盐、味精各适量。

【做法】

① 用开水把甲鱼烫死，剖腹，去内脏、头，放入锅内，加水、姜、精盐、葱段，用大火烧开后改用文火煨。

② 至肉将熟时放入发好的银耳及药袋（内装知母、黄柏、天冬、女贞子），待甲鱼肉软烂时出锅，调好口味，吃肉饮汤。

【功效】提神，治精液不化。

快乐驿站——猜猜小谜语

①不怕脏，不怕累，服服贴贴，陪你走天涯。（打一物品）

②小小耗子长长尾，不偷油来不偷米。（打一电子产品）

③身穿硬甲袍，横行又霸道。随身带剪刀，不会裁衣袍。（打一动物）

男性气血两虚的饮食调养

以精子活动力差为主，兼见少气懒言，乏力自汗，纳食不香，面色无华，唇甲色淡，腹胀便溏，舌质淡嫩，苔白，脉沉细无力，故宜采用益气养血药膳调理。

核桃杜仲炖龟

【原料】龟肉250克，核桃100克，杜仲20克，料酒、精盐、味精、姜片、葱段、猪油、鸡汤各适量。

【做法】

① 将龟宰杀，去内脏、头、尾、爪，将龟肉斩成块，放入沸水中汆透，捞出洗净。将杜仲洗净，刮去皮。

② 将核桃肉用温水泡去膜皮，切成丁，下锅炸至金黄色，捞出待用。将葱、姜放入油锅煸炒，加入龟肉煸至水干，加入盐、料酒、核桃肉、杜仲，放入味精即可。

【功效】补肝肾，益精血，强筋骨，祛瘀止痛。

🛒 男性频繁遗精的饮食调养

对遗精者，蜜汁芡实及巴戟炖鸡肠等药膳有显著功效。

🍲 蜜汁芡实

【原料】芡实1碗，蜂蜜半碗，冰糖半碗，红枣6颗。

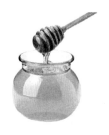

【做法】

① 芡实挑好洗净；红枣洗净，去核，切碎。

② 芡实用温水浸泡2小时，然后放到锅里多加些水煮开，再用小火煮1小时后，放入冰糖和切碎的红枣，继续煮20分钟。

③ 食时加入蜂蜜（注意蜂蜜不要放锅中煮，以免破坏营养）。

【功效】有效防止遗精。

🛒 女性肾阳虚不孕的饮食调养

由于先天肾气不充，阳虚不能温煦子宫，子宫虚冷，以致不能摄精成孕。

症见：婚后久不孕，月经后期，量少色淡，或月经稀发、闭经，面色晦暗，腰酸腿软，性欲淡漠，小便清长，大便不实，舌淡苔白，脉沉细或沉迟。宜用温肾补气养血、调补冲任之药膳治疗。

🍲 青虾炒韭菜

【原料】青虾250克，韭菜100克，黄酒、酱油、醋、盐、姜各适量。

【做法】

① 将青虾洗净；韭菜洗净，切段。

② 先以素油煸炒虾，烹入黄酒、酱油、醋、姜丝、盐等调料，再加入韭菜煸炒，嫩熟即可。

【功效】补虚壮阳，对于肾虚不孕有效。

🛒 女性肾阴虚不孕的饮食调养

由于精血不足，冲任脉虚，胞脉失养，不能成孕；或阴虚火旺，血海蕴热，亦不能成孕。

症见：婚后久不孕，月经先期，量少，色红无血块；或月经虽正常，但形体消瘦，腰腿酸软，头昏眼花，心悸失眠，性情急躁，口干，五心烦热，午后低热，舌质偏红，苔少，脉细数。宜用滋阴养血、调冲益精之药膳治疗。

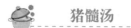

猪髓汤

【原料】猪脊髓200克，团鱼250克，精盐、姜、葱、胡椒面、味精各适量。

【做法】

① 猪脊髓洗净；团鱼用开水烫死，揭去鳖甲，去内脏。

② 放入铝锅内，加水、盐、姜、葱、胡椒面，用旺火烧沸后，改用小火煮至团鱼肉熟，再放入猪脊髓，煮熟后可加点味精。吃肉喝汤。

【功效】滋阴补肾，填精补髓。适用于女性由于肾阴虚所致的不孕症。

女性肝郁不孕的饮食调养

情志不畅，肝气郁结，疏泄失常，气血不和，冲任不能相资，以致不孕。

症见：多年不孕，经期先后不定，经来腹痛，行而不畅，量少色黯，有小血块，经前乳房胀痛，精神抑郁，烦躁易怒，舌质正常或暗红，苔薄白，脉弦。宜用疏肝解郁、养血理脾之药膳治疗。

荔枝橘核茴香粥

【原料】荔枝核15克，小茴香10克，橘核15克，粳米50克。

【做法】

① 先将荔枝核、橘核、小茴香一起水煎，滤取药液备用；用药液同粳米煮粥。

② 于月经结束一天后开始，早晚各服1剂，连服1周；再于下个月经周期服，连用3个月。

【功效】行气通经。适用于女性肝郁不孕。

第二篇
孕前5个月，
为怀孕做好全面准备

孕育生命是一个全面而又细致的系统工程，在好"孕"到来之前，需要做好充足的准备，才能保证幸"孕"能如期而至。

　　在这个月里，夫妻俩首先要做的就是抽时间做一个孕前检查和遗传咨询，并根据检查的结果及自身存在的健康隐患进行治疗与调养，让自己的身体在怀孕之前能处于健康状态，从而为幸"孕"的到来扫清障碍。

第150天 做好要孩子的心理准备

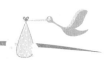

夫妻私房话：听说怀孕后女人的脾气会变得怪怪的，老公，你可要做好心理准备哟。

要有充分的心理准备

孕前良好的心理准备是欲孕夫妇必须注意的关键问题。想当母亲是女性的正常需求，但光有愿望不行，在心理上也应做好相应的准备，这种准备有时比其他准备更重要。

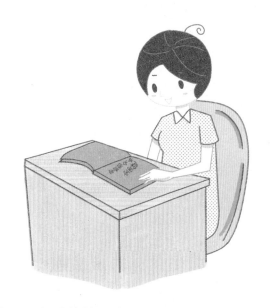

专家指出，有心理准备的孕妇与没有心理准备的孕妇相比，前者的妊娠生活较后者更为愉快、顺利与平和。同时，她们的妊娠反应轻，孕期并发症较少，胎儿在优良的环境中健康成长，分娩时也较顺利。

因此，如果夫妻双方都希望尽快要孩子，在孕前就应该从心理上做好各种准备。包括从心理上接受妊娠期特殊的变化，如形体、饮食、情绪、生活习惯变化；接受小生命诞生后，夫妻生活空间和自由度比以前小的变化；接受孩子出生后，夫妻双方自觉或不自觉地将自己的情感转移的变化；接受妻子怀孕后，丈夫需要比任何时候都尽更多责任的变化，如体贴、理解、照顾等。要以平和、自然的心情和愉快、积极的态度，迎接怀孕和分娩。

理性看待孕期的各种变化

虽然大多数女性为要一个宝宝做好了心理准备，但是没有想到的是，孕后的种种不适只是孕育宝宝经历的第一步。怀孕会使女人在体形、情绪、饮食、生活习惯、对丈夫的依赖性等诸多方面发生变化，要清楚所有这一切都是正常的，而且是必须经历的自然过程。想做妈妈的女性都应以平和自然的心态来迎接怀孕和分娩的到来。

◎ 接受怀孕期间的特殊变化。女性怀孕以后，外貌、体形、情绪、脾气、饮食习惯等都会发生一些微妙的变化，对丈夫的依赖性也有所增加，因此，夫妻俩都要正确面对这些变化。

◎ 接受未来生活空间的变化。小生命的诞生会使夫妻双方的两人空间变为三人世界，二人生活格局变为三人生活格局，夫妻双方感觉生活空间和自由度较以往变小，往往会因此而感到一时难以适应。

◎ 接受情感空间的变化。怀孕或孩子出生以后，夫妻双方都会自觉或不自觉地将自己的情感转移到孩子身上，从而使对方感到情感的缺乏或不被重视。这种情感空间的变化往往为年轻的夫妇所忽视。其实只要做好了充分的思想准备，就能正确面对，坦然接受这种情感空间的变化。

专家在线

怀孕前应培养爱孩子的心理，在思想上做好准备，这样才能在孕期保持良好的心情，克服因妊娠产生的种种不适。

第149天 不良情绪对优生有影响

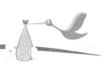

夫妻私房话：老婆，别紧张，每个女人都会经历怀孕。你看阿娇身体那么弱，不也生了一个健康宝宝吗？

心理过度紧张会抑制排卵

精神心理因素在女性怀孕过程中具有双重作用，即良好的精神心理因素能促进健康妊娠；紧张的精神心理因素会影响受孕，也会影响妊娠过程。

由于未育女性大多是生产、科研及其他工作上的骨干，工作节奏快，生活压力大，在工作和生活中的强烈追求和较高的期望值，都会导致精神心理持续紧张。科学家已经证实，孕前心理过度紧张会影响正常受孕。因为情绪过于紧张，会使女性内分泌失调，代谢紊乱，从而影响卵泡的生长发育和排卵时间，甚至抑制排卵。

医学专家也指出，人的精神心理活动受神经与内分泌系统的调节，女性更为明显，如月经的周期、经期、经量等很容易受情绪的影响。其实，女性的排卵功能也受精神心理因素的影响；卵子的受精，受精卵的发育与着床，早期胚胎的发育等，都受女方精神心理因素的调节与影响。

因此，计划受孕的女性，应该妥善安排好工作，适当调节紧张的情绪，尽可能营造轻松、和谐的气氛。

专家在线

不要在情绪压抑时怀孕。人一旦处于焦虑、抑郁及有沉重思想负担的精神状态下，其生理功能必然有所改变，不仅会影响精子或卵子的质量，也会影响胎儿的生长发育。

孕前过度焦虑影响受孕

你是否对怀孕抱有担心心理呢？担心怀孕会影响自己优美的体形；担心难以忍受分娩时产生的疼痛；担心自己没有经验，带不好孩子。

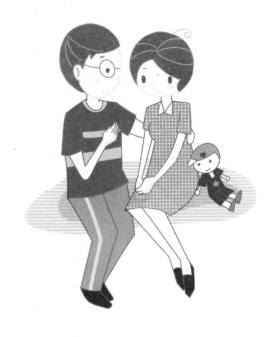

医学研究显示，心理因素是不孕的一个重要原因。总担心生孩子时身体疼痛的女性，卵子受精成功率比正常人低19%；担心怀孕会令自己失业的女性，受孕成功率比正常人低30%；担心接受试管受精手术费用太高的女性，则非常容易流产。此外，还有不少人担心生产后自己的身材、容貌不如从前，这也会影响卵子受精的成功率。

另外，在相当多的重男轻女的家庭中，由于无法预知自己怀的是男孩还是女孩，往往会使女性心情紧张、焦虑、不安。而过度焦虑会影响生殖系统、内分泌系统功能，导致月经不调，排卵不规律，难以受孕。

如果女性因缺乏基本的医疗保健知识，对妊娠及分娩感到不安或恐惧，这些生理与心理的变化，最终可能会使你患上焦虑症，出现烦躁、易激动、失眠、食欲差等症状，这些都不利于怀孕后母体和胎儿的身心健康。

因此，女性要加强自我保健，注意孕前调整好身心状态，做好充足的怀孕心理准备，避免过度焦虑或多愁善感。

孕前男性情绪不佳影响精子质量

情绪对男性精子的生成、成熟和活动能力有一定影响。如果男性整天情绪不佳，会直接影响神经系统和内分泌的功能，使睾丸生精功能发生紊乱，精液中的分泌液成分受到影响，极不利于精子存活，大大降低了受孕成功率。更严重一些的，可能导致早泄、阳痿，甚至不射精。

第148天 千万别把孕育当压力

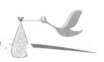

夫妻私房话：老公，爸爸妈妈都要我生一个男孩，我感觉压力好大哦。怎么办呀？

莫给自己徒增压力

有些人通过查资料或看书得知有很多不良习惯或自身健康问题都会影响受孕，而自己和老公刚好又一直处于这种情况中，所以总担心自己会受到那些因素的影响而怀不上孩子。

其实，只要夫妻身体健康，备孕阶段改掉一些不良习惯，注意补充营养，将体重尽量调节到正常范围，并保持轻松愉快的心情，是完全不用担心自己怀不上孩子的。女性要绝对相信自己，不要一看到不孕的症状就往自己身上套，这样只会增加心理负担，反而对受孕不利。而且现在医学发达了，即使真的不孕，也能够通过医院找出原因并对症治疗，所以不用太担心。

记住，心态好对受孕很有帮助。如果女性实在担心，可以去医院做个检查，以排除不孕的可能。

长期压力过大影响健康

一般人在承受压力时，身体会释放出肾上腺素和肾上腺皮质醇，以提供更多的能量来面对压力。假如长期面对压力，人体免疫系统就会受到抑制，导致抵抗力降低，容易遭受感染。

压力过大影响月经规律

调查显示，职业女性的一些妇科疾病的发生与生活及工作压力有很大关系。许多女性都有过这样的经历，由于工作上的不顺利或者因家庭矛盾而生气，如果正赶上是月经来潮的第1天或第2天，月经往往会突然停止，这明显地显示出精神因素对生殖器官功能的不利影响——打乱了月经规律，当然也会影响生育能力。

压力过大影响体内激素分泌

来自心理上的压力会造成内分泌系统功能的紊乱和失调，直接影响到正常的生理功能。有些女性因盼子心切而变得整天神经兮兮；或是生活节奏太紧张，人体生物钟严重紊乱；或是工作遭受严重打击，心情抑郁、失眠多梦等。这些因素均会使大脑皮质功能受到抑制，下丘脑、垂体与生殖腺的"指挥"与"衔接"功能受到影响，致使内分泌系统功能失调，最终不能正常排卵，进而引发更加严重的心理疾患的发生。

孕前缓解压力的技巧

◎ 每天快走半小时。运动可以促进血液循环、平衡血压、增进心肺功能，使人身心健康、充满活力。应该着重指出的是，运动是人体天然的镇静剂，可以帮助人平衡心绪，给人一个良好的心情。因此，女性朋友不要忘了适度运动，最简便的办法就是每天快走半小时。

◎ 用沐浴消除压力。工作一天之后回到家里，不要忘了用冷热水交替的方法进行沐浴。实践证明，这样做能有效地释放一天的压力，使头脑更加清醒。

◎ 学会放松身体。找一个舒适的地方坐下来或者躺下来，以你认为舒服的姿势就行。从你的脚趾头开始，想象你的紧张和压力正在慢慢远离你的身体，从你的身体中消失。放松你的脚趾头，然后是你的脚，接着放松小腿、大腿、臀部、腹部等，直到放松每一个部分，包括你的脸和头部。缓慢地深呼吸。欣赏你现在的放松状态。想象你正处在一个优美的自然环境中，想象自己是快乐和放松的。

快乐驿站——开心一笑

化学课上，老师讲解溶剂与溶质的关系："一定的溶剂只能溶解一定的溶质。比如说，你吃了一碗饭，又吃了一碗，第三碗吃下去已经饱了，你还能吃下去吗？"有个学生马上问："还有菜吗？"

第147天 为怀孕做一个财务预算

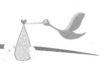

夫妻私房话：老公，我昨天做了一个财务预算，发现怀孕需要花费一大笔钱，今后咱们可要节约了。

 怀孕费用支出预算

体检费用	一般支出在1 000元左右
补充叶酸	提前3个月补充叶酸直至产后，按1年时间计，合100～700元，具体费用视服用叶酸的类型而定
营养补充	基本营养补充方案：各种新鲜水果、蔬菜、海产品、坚果、动物蛋白、粗粮、乳制品、钙片，约2 000元 中级营养补充方案：基本营养加上孕期多种维生素营养片、孕妇奶粉，约3 000元 高级营养补充方案：在中级方案中多补充蛋白粉、孕妇营养补充剂，约4 000元
服装费	怀孕10个月要经历3个季节，从内衣到外衣都要买孕妇专用的，而且每个季节至少要准备2套，还要买防辐射服，这些加起来按照最低标准，要600～800元
分娩费用	无痛分娩所需费用约2 000元，剖宫产约4 000元 住院1周，每天150～200元，约合1 500元

健身俱乐部	参加一些专为产妇组织的俱乐部活动，相关费用每月200元左右
宝宝出生后第1年的花费	奶粉：质量一般的每袋50～60元，高档奶粉上百至数百元 纸尿片：每天消耗5～6片，好点的每片1.2～1.5元，每个月合300元左右

合理消费，积极储蓄

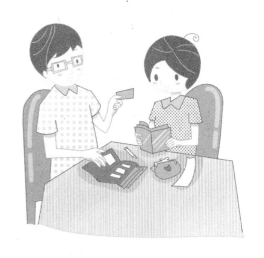

生养一个孩子要有足够的费用。从怀孕开始，就要给孕妇增加营养，还要经常去医院做各种检查；分娩时住院会有很多花费，还要为孩子准备各种衣服、用具等；以后孩子一天天长大，需要的各种费用也会越来越多。如果没有基本的经济保障，就会影响孩子的健康成长发育。因此在准备要孩子的那一刻，就要学会有计划地消费，为怀孕、宝宝的出生做一定的积蓄。

◎ 坚持记账，避免过度消费。若是夫妻双方都想要宝宝的话，那么在这之前定下节约的目标就显得尤为重要了。可以先将每月基本的开销清楚地记录下来，如住房贷款、食品、日常用品、交通费用、医疗和其他一些消费等。记账可以让自己清楚所有开支状况，从中了解哪些消费是可以省下来的。把钱花在刀刃上，不作无谓的消费。

◎ 坚持1/3储蓄制。如果想储备一笔怀孕基金，孕前就要依制订的节约目标定期储蓄。这里提供一个"1/3储蓄制"，就是无论在任何情况下，每个月的收入中，都要拿出1/3存银行，作为怀孕基金。这在刚开始存钱的初期，会让人十分痛苦，但慢慢地形成精打细算过日子的习惯之后，你会发现，1/3储蓄制没有你想象得那么困难。

第146天 孕前女性"孕力"自测

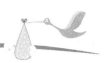

夫妻私房话：老婆，我来帮你做一个"孕力"测试，看你有几成把握抓住好"孕"。

🍼 自我测试题

◎ 直系亲属中，是否有人曾患原发性不孕症？（　　）　A.是；　B.否

◎ 在排卵期同房且没有采取避孕措施，是否怀孕过？（　　）　A.是；　B.否

◎ 与丈夫结婚1年以上，且未采取任何避孕措施，是否一直不孕？（　　）
A.是；　B.否

◎ 曾经出现过意外怀孕，且做过人工流产手术。（　　）　A.是；　B.否

◎ 是否发现自己的白带经常呈黄色、浅绿色、褐色或豆腐渣状？（　　）
A.是；　B.否

◎ 阴部曾出现过强烈的瘙痒、异味，或偶尔有瘙痒、异味。（　　）
A.是；　B.否

◎ 是否由于经常出差而被迫使用过公共用品？（　　）　A.是；　B.否

◎ 是否曾得过阴道炎、盆腔炎、宫颈炎或宫颈糜烂？（　　）　A.是；　B.否

◎ 平时是否有爱穿紧身衣，且有熬夜习惯？（　　）　　A.是；　B.否

◎ 是否每天接触手机、电脑等有辐射的物品8小时以上？（　　）　　A.是；　B.否

◎ 是否存在体形偏胖、体毛浓密、月经不调、痛经和青春痘中的一项或几项？（　　）
A.是；　B.否

◎ 是否有喜食辣、咸、甜或油腻等不良饮食习惯？（　　）　　A.是；　B.否

得分评测

选A得1分；选B得2分。

得24分：恭喜你，你的"孕力"完全正常，但要做好孕前检查工作。请继续保持。

得22～23分：你的"孕力"指数勉强及格。如果你正处在备孕阶段，请到正规医院进行孕前检查，检查时需增加输卵管碘油造影和激素等检测，这些都有助于更为准确地判断你的生育能力。如果你尚未有要宝宝的打算，建议你每年至少做一次生殖系统的体检，以保证自己未来的生育能力。

得19～21分：你的"孕力"处在危险边缘。如果你有要宝宝的打算，建议你每年做4次妇科疾病检查，尤其是妇科炎症、宫颈糜烂这些病症，应力争及早发现、及早治疗，避免其上行感染，危害到你的输卵管、子宫内膜等，从根本上阻断你的"孕程"。

得12～18分：你的"孕力"已经严重受损。此时，你怀孕的概率非常小，建议你到正规的医院进行全面的检查。如果是因心理问题引起的不孕，则适当放松心情，多与家人沟通，积极参加一些娱乐活动，都可以改变你的"孕力"指数。假如是因为生理疾病造成的不易受孕，建议一定坚持做好孕前检查，发现疾病及时治疗。

第145天 孕前男性"孕力"自测

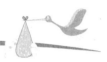

夫妻私房话：怀孕需要两个人的努力，老公，你也做一个"孕力"自测吧。

自我测试题

○ 没有理由地出现害怕的感觉。 （ ）

A.一天24小时都这样； B.相当多时间会出现这种感觉；

C.少部分时间会有这样的感觉； D.没有或很少会出现这种感觉

○ 感觉比平常容易紧张与着急。 （ ）

A.一天24小时都这样； B.相当多时间这样；

C.少部分时间这样； D.没有或很少会出现这种感觉

○ 常因头痛、颈痛、背痛而感到苦恼。 （ ）

A.一天24小时都这样； B.相当多时间这样；

C.少部分时间这样； D.没有或很少出现这种情况

○ 常因心里烦乱而觉得惊恐。 （ ）

A.一天24小时都这样； B.相当多时间这样；

C.少部分时间这样； D.没有或很少出现这样的情况

○ 手脚发抖。 （ ）

A.一天24小时都这样； B.相当多时间这样；

C.少部分时间这样； D.没有或很少出现这样的情况

○ 感到身体极度衰弱和疲乏。 （ ）

A.一天24小时都这样； B.相当多时间这样；

C.少部分时间这样； D.没有或很少出现这样的情况

○ 手脚麻木、剧痛。 （ ）

A.一天24小时都这样；　　　　B.相当多时间这样；

C.少部分时间这样；　　　　　D.没有或很少出现这样的情况

◎ 心跳得很快。　　　　　　　　　　　　　　　（　　）

A.一天24小时都这样；　　　　B.相当多时间这样；

C.少部分时间这样；　　　　　D.没有或很少出现这样的情况

◎ 因一阵阵头晕而苦恼。　　　　　　　　　　　（　　）

A.一天24小时都这样；　　　　B.相当多时间这样；

C.少部分时间这样；　　　　　D.没有或很少出现这样的情况

◎ 有晕倒或要晕倒的感觉。　　　　　　　　　　（　　）

A.一天24小时都这样；　　　　B.相当多时间这样；

C.少部分时间这样；　　　　　D.没有或很少出现这样的情况

◎ 做噩梦。　　　　　　　　　　　　　　　　　（　　）

A.一天24小时都这样；　　　　B.相当多时间这样；

C.少部分时间这样；　　　　　D.没有或很少出现这样的情况

◎ 因胃痛和消化不良而苦恼。　　　　　　　　　（　　）

A.一天24小时都这样；　　　　B.相当多时间这样；

C.少部分时间这样；　　　　　D.没有或很少出现这样的情况

◎ 尿频。　　　　　　　　　　　　　　　　　　（　　）

A.一天24小时都这样；　　　　B.相当多时间这样；

C.少部分时间这样；　　　　　D.没有或很少出现这样的情况

◎ 脸红发热。　　　　　　　　　　　　　　　　（　　）

A.一天24小时都这样；　　　　B.相当多时间这样；

C.少部分时间这样；　　　　　D.没有或很少出现这样的情况

得分测评

选A得1分，选B得2分，选C得3分，选D得4分。

得分等于高于50分者为正常，准爸爸可安心等待胎儿的到来。

得分低于50分者为异常，此时，就要考虑自己是否存在生育问题了。

第144天 抽时间做一个孕前检查

夫妻私房话：听说孕前检查很重要，老公，咱们今天就去医院做一个检查吧。

孕前检查很重要

孕前夫妻双方进行健康检查是保证宝宝聪明健康的必要条件之一。通过孕前医学检查和专家的优生指导，可以使年轻的夫妇了解自身的健康状况，排除妊娠高危因素，并对影响优生优育的因素进行干预，为优孕提供完备的条件，减少流产、畸胎及妊娠并发症的发生，从而实现优生。

一般来说，孕前检查的最佳时间是在准备怀孕前的3~5个月进行。

孕前3个月左右，可以考虑检查风疹病毒、巨细胞病毒、微小病毒、弓形虫、乙肝病毒等妊娠后会严重影响胎儿的感染。不仅检查病毒的IgM抗体，还要检查IgG抗体。两者的意义不同，前者表明正在感染，后者表明已经感染。

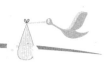

专家在线

准备怀孕的夫妻双方应先到医院进行一次体格检查，尤其是婚后数年才准备要孩子的夫妻，孕前做一次检查是很有必要的，这样可以避免遗传病及其他医学问题，确保身体处于最佳状态时妊娠。

女性孕前检查项目

检查项目	检查方法	检查目的	参考价格
脱畸全套	静脉抽血	检查风疹、弓形虫、巨细胞病毒。因为怀孕后有60%~70%的概率感染上风疹病毒，一旦感染，特别是妊娠头3个月，会引起流产和胎儿畸形	全套240元左右，医院一般每星期安排1次检测

检查项目	检查方法	检查目的	参考价格
肝功能	静脉抽血	如果孕妇是肝炎患者，怀孕后会造成胎儿早产等后果，肝炎病毒还可直接传播给宝宝，所以要提前确诊	价格一般在70元左右，比较划算
尿常规检查	收集尿液，检查肾脏功能	有助于肾脏疾病的早期诊断	10元左右
生殖系统	普通的阴道分泌物检查	通过白带常规筛查滴虫、真菌、支原体、衣原体感染和阴道炎症，以及淋病、梅毒等性传播疾病。如患有性传播疾病，最好先彻底治疗，然后再怀孕	60元左右，衣原体和支原体检查150元左右
内分泌检查	静脉抽血	诊断月经不调等卵巢疾病，为受孕和孕期做好健康准备	300元全套，第3天拿结果，不同医院的价格有所不同
子宫颈刮片检查	子宫颈黏膜细胞	了解有无宫颈癌的病变。孕前一个简单的子宫颈刮片检查就可以让女性在怀孕时更安心	120元左右
ABO溶血	静脉抽血	女性血型为O型，丈夫为A型、B型，或者有不明原因的流产史的夫妇，应该做血型和ABO溶血滴度检查，以避免宝宝发生溶血症	25元左右，医院一般每星期安排1次检测
染色体	静脉抽血	检查遗传性疾病，特别是有遗传病家族史的夫妇必须做这项检查，避免将遗传性疾病遗传给下一代	110元左右，医院一般每星期安排1次检测，两个星期拿结果

第143天 内分泌检查很重要

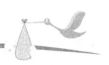

夫妻私房话：老婆，听说激素分泌正常才能顺利怀孕，你可要去医院认真检查一下哦。

🍼 妇科内分泌检查

妇科内分泌检查主要是检查女性的性激素和对性激素有影响的其他激素（如促黄体生成素等）的含量和水平。妇科内分泌是否正常，会直接影响到女性能否正常受孕和受精卵是否可在母体内正常发育。妇科内分泌检查主要包括黄体生成素、垂体促卵泡激素、垂体泌乳素、雌二醇、黄体酮、睾酮6项指标。

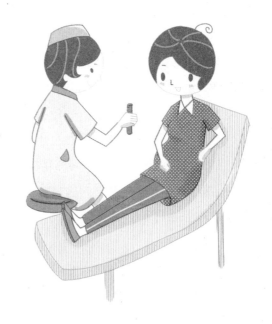

🍼 孕激素检查

孕激素是卵巢分泌的具有生物活性的主要激素，特别是在怀孕过程中，它扮演着非常重要的角色。可以说，如果孕激素出现问题，会比较难受孕；即使怀孕，也会发生流产、早产。所以，女性孕前完全有必要检测一下孕激素水平。

检测孕激素最直接的方法就是去医院抽血，医生会通过检查血清来判断孕激素是不是正常。当然，也可通过测量基础体温来判断孕激素水平，主要是测量排卵后的基础体温。排卵后体温上升应维持在14天左右，上升幅度应大于0.5℃，否则应视为孕激素水平低下。

🛒 了解分泌物的功能

分泌物包括阴道上皮的分泌物，是使阴道保持湿润的主要物质；宫颈腺体和子宫内膜的分泌物，量较少，其性质随月经周期的不同阶段而改变；阴道上皮的脱落细胞及白细胞；来自小阴唇皮脂腺的分泌物；前庭大腺的分泌物等。它们的功能主要有以下几点：

◎ 分泌物可以滋润阴道的黏膜，把老旧细胞或废物排出体外，以保护阴道内的清洁。此外，阴道的出口夹在肛门和尿道之间，外面细菌容易进入。防治这种细菌侵入的"自净作用"，也是分泌物的重要功能。

◎ 阴道内存在革兰染色阳性的乳酸杆菌，其作用是使阴道内保持酸性状态。分泌物有酸甜气味就是由这种酸性所致，借由酸的杀菌力来防治杂菌繁殖。分泌物能清除阴道内的老旧废物，阻断从外面进入的杂菌，可谓阴道内的"卫生人员"。

◎ 分泌物是由女性激素的分泌来控制的，随着月经周期的转变，质与量都会变化。尤其在排卵时，当卵泡激素的分泌达到高峰，就会从子宫颈管分泌出透明的黏液。这种黏液的作用是在排卵后的受精过程中，让精子更容易进入子宫。

另外，这个时期分泌物的酸性度变弱，避免杀死精子——以这种方式来支持受精，也是分泌物的重要功能呢。

🛒 月经异常要早检查

月经异常是妇科常见病，它带给女性的不仅是自身的烦恼和痛苦，更关系到能否正常受孕。有月经异常症状的女性一定要及时检查。

月经周期一般为25～35天，如果超过40天或者不足20天，都属于不正常情况，要警惕子宫病变。月经持续3～7天属于正常，如果超出7天，就要怀疑功能性子宫出血、排卵不正常、子宫收缩不好，或者其他子宫病变了。

经血过多可能是内分泌失调造成的，也有可能是子宫肌瘤引起的。经血过少有情绪的影响、营养不良的原因，或者是口服避孕药导致，也有可能是疾病引发的。

第142天 查出贫血一定要重视

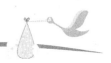

夫妻私房话：老公，我平时感觉身体挺好的，今天竟然查出来有轻微贫血，怎么办呀？

贫血会影响怀孕

育龄期女性由于月经等因素，体内铁贮存往往不足，妊娠时铁需要量增加，如果不补充足够的铁，会加重铁的负平衡，产生贫血。

在怀孕之前一般要做个血常规，可以了解你的血液供应是否充足（是否有贫血）、凝血能力如何（血小板数量）等重要信息。当血红蛋白在每升100克以下，红细胞数在每升3.5×10^{12}以下时，即可诊断为贫血。如在检查中被明确诊断为贫血，则应在医生指导下，有针对性地积极治疗贫血。

贫血是孕期常见的并发症之一。原有贫血的女性妊娠后会加重贫血。贫血时孕妇和胎儿都有很大危险。

孕妇贫血容易并发妊娠高血压综合征，而且情况也较严重。重度贫血时，会出现心慌、气短、呼吸困难、贫血性心脏病，甚至发生心力衰竭。

分娩时由于贫血常常发生宫缩乏力，导致生产过程延长而需手术助产，产后易发生出血性休克。

由于贫血，红细胞输送氧气的能力下降，胎儿宫内缺氧，生长发育迟缓，容易发生流产、早产、低体重儿和死胎。

专家在线

孕前女性应储备足够的铁为孕期使用。建议适当多摄入含铁丰富的食物如动物血、肝脏、瘦肉等，以及黑木耳、红枣等植物性食物。

孕前积极纠正贫血

孕前女性大多有轻微的贫血，虽然不致影响健康，但为了避免怀孕后出现生理性贫血，孕前就要注意补铁。

专家指出，孕前良好的铁营养是成功妊娠的必要条件。孕前缺铁易导致早产、孕期母体体重增长不足以及新生儿出生低体重，故孕前女性应储备足够的铁为孕期利用。

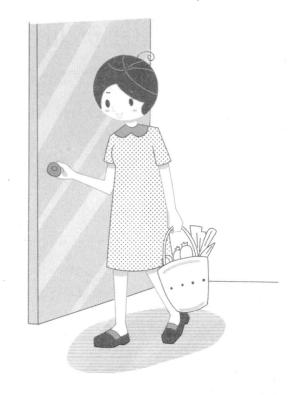

补铁唯一的好办法就是注意饮食中铁的摄入量，多吃富含铁质的食物。建议孕前女性适当多摄入含铁丰富的食物如动物血、肝脏、瘦肉等，以及黑木耳、红枣等植物性食物。

贫血女性可适量摄入铁强化食物，或在医生指导下补充小剂量的铁剂。同时，注意多摄入富含维生素C的蔬菜、水果等；或在补充铁剂的同时补充维生素C，以促进铁的吸收和利用。

口服铁剂2周后，血红蛋白上升开始明显，1个月后贫血可逐渐纠正，此后仍需服用2～3个月甚至更长时间，以补充体内铁储量。

血红蛋白低于每升60克时，可少量多次输血或输红细胞。对巨幼红细胞性贫血，除了补充新鲜蔬菜和动物肝类食品外，还需要给予叶酸和维生素B$_{12}$治疗。如同时伴有缺铁，应添加铁剂。

对于再生障碍性贫血患者，如果医生认为可以怀孕，则需要在怀孕后反复少量输血，并注意保持口腔、皮肤的清洁卫生，以防感染。

第141天 口腔疾病最好提前治

夫妻私房话：老婆，你嘴里总有一股异味，是不是去找医生检查检查？

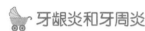 牙龈炎和牙周炎

研究证实，在孕前就患有牙龈炎或牙周炎的女性，怀孕后炎症会更加严重，牙龈会出现增生、肿胀、出血显著症状；个别的牙龈还会增生至肿瘤状，称作孕期龈瘤，极容易出血，严重时还会妨碍进食。如果是中、重度的牙周炎，孕妇生出早产儿和低体重儿的机会也会大大增加。所以，怀孕前应该进行牙龈炎和牙周炎的检查与系统治疗。

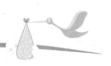 专家在线

为避免妊娠期牙病及诊治可能对胎儿产生的不良影响，消除孕妇及其家人的忧虑，怀孕前应将潜在的隐患祛除。

孕前清除牙石，可以减少孕期（黄体酮增多期）牙龈炎、牙周炎的发生率。

龋齿

孕前若有龋齿，常常会因为怀孕而加重龋齿的发展。如果孕前未填充龋洞而发展至深龋或急性牙髓炎，剧痛会令人辗转反侧，夜不能眠。

怀孕后生理的改变和饮食习惯的变化，以及对口腔护理的疏忽，常常会加重龋齿病情的发展。一旦暴发急性牙髓炎或根尖炎，不但会给孕妇带来难以忍受的痛苦，而且服药不慎也会给胎儿造成不利影响。另外，有调查证明，孕妇患有龋齿，生出的小宝宝患龋齿的可能性也大大增加。所以，怀孕以前治愈龋齿，无论对自己还是对小宝宝，都是有好处的。

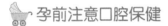 阻生智齿

由于智齿多在18岁以后萌出，且智齿冠周炎又最容易发生在20～35岁，而这个年龄段恰好是育龄女性选择怀孕的时间，所以要想防止这种病的发生，就应该在孕前将口腔中阻生智齿拔除，以防智齿冠周炎及其并发症的发生。若怀孕前有阻生智齿未拔除，再加上牙菌斑堆积，阻生智齿四周的牙龈就会发炎肿胀，随时会导致冠周炎发作。

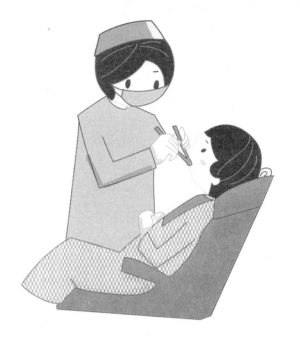

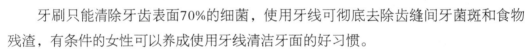 孕前注意口腔保健

每次进餐后都需要漱口，有条件的还可以刷牙。

牙刷只能清除牙齿表面70%的细菌，使用牙线可彻底去除齿缝间牙菌斑和食物残渣，有条件的女性可以养成使用牙线清洁牙面的好习惯。

选用含氟牙膏或氟化物漱口液、氟化物涂膜等预防龋病。可多喝矿泉水，它是氟的天然来源。

患有龋齿的女性应选用抑制细菌的牙膏，或服用适量的维生素D，维生素D具有抗菌及限制釉质的无机盐排出的作用。

注意饮食均衡，多吃富含维生素C的水果和蔬菜，多喝牛奶。

使用不含蔗糖的口香糖清洁牙齿，如木糖醇口香糖，在餐后和睡觉前咀嚼一片，每次咀嚼至少5分钟，对于牙齿和牙龈健康是很有帮助的。

要保证孕期牙齿的健康，平时的牙齿护理也是不可忽视的。每日早晚刷牙，餐后用清水漱口。正确刷牙方法：上牙从上向下刷，下牙从下向上刷，牙齿内外都要刷到，各区牙齿应反复刷洗10～20次。

第140天 孕前患有糖尿病，怀孕要谨慎

夫妻私房话：老婆，别怕！听医生说，只要血糖得到有效控制，怀孕就没有大碍。

是否能怀孕要请教医生

糖尿病是由遗传因素、免疫功能紊乱、微生物感染及其毒素、自由基毒素、精神因素等各种致病因子作用于机体，导致胰岛功能减退、胰岛素抵抗等而引发的糖、蛋白质、脂肪、水和电解质等一系列代谢紊乱综合征。

专家在线

如果糖尿病没有得到控制就怀孕，对母体和胎儿都是潜在的危险。

一般患糖尿病的女性是可以怀孕的，但是，怀孕对糖尿病以及糖尿病对怀孕的影响是比较复杂的，究竟能否怀孕或怀孕后有什么后果，应该及时请教医生。

如果糖尿病没有得到控制就妊娠，母婴都会有危险。该病引起的问题大部分发生在妊娠期的前3个月，或者是妊娠前13周。妊娠时体内胰岛素的需要增加，对糖尿病有影响。多数医生建议，至少在糖尿病得到良好控制2~3个月之后，才能妊娠。这样可使流产等危险降至最小。

一般来说，患有糖尿病的女性要做到以下几点才能考虑怀孕：

↘ 血糖水平稳定，血糖监测结果至少在3个月之内都波动不大，空腹血糖不超过6毫摩尔/升，饭后血糖不超过8毫摩尔/升。

> ↘ 糖化血红蛋白控制在6.5%~7%，因为糖化血红蛋白代表了3个月的平均血糖水平，能够有效显示患者的血糖控制状况。
>
> ↘ 无严重并发症，如眼部病变、心肺功能异常、肝肾功能不全等，否则，在这种情况下怀孕不仅会威胁孕妇生命，腹中的胎儿也多半会出问题。

如果患者的孕前全面评估结果良好，可考虑怀孕，但必须使血糖在孕前至少3个月内保持平稳，做到有计划地怀孕。

怀孕对糖尿病的影响

◎ 心血管系统。糖尿病晚期对心血管系统及肾脏都有严重影响。因此，怀孕后常使病情加重，并且容易并发妊娠高血压综合征（比正常孕妇高4倍）、脑血管意外和胎盘早期剥离。

◎ 胎儿和羊水。患有糖尿病的孕妇，其胎儿有先天畸形的机会比正常孕妇多10倍。此外，糖尿病孕妇的胎儿比正常孕妇分娩的胎儿要大，往往超过4 000克，称为巨大儿。这样就容易发生难产，或有可能在怀孕最后2~3周胎儿死在宫内，故需要提前引产。即使顺产，也容易发生新生儿低血糖和呼吸困难。羊水过多的发生率较高，羊水量骤增可引起孕妇心、肺功能失调。

◎ 加重病情。患有糖尿病的孕妇的新陈代谢复杂，故对糖尿病的控制也较困难，发生酸中毒的机会比非妊娠期增加2~3倍，直接危及母子安危。

◎ 防卫能力下降。糖尿病患者，白细胞的多种功能有缺陷，所以，其吞噬、杀菌作用明显下降，抗感染能力差，孕期、产时生殖泌尿系统极容易感染，严重者会发展为败血症。

◎ 产时并发症多。糖尿病孕妇由于不能充分地利用糖，能量不足，因此，分娩时子宫收缩乏力，使产程进展缓慢，导致滞产，且容易发生产后大出血。

第139天 孕前患有高血压，血压控制后再怀孕

夫妻私房话：老公，我的高血压会不会影响怀孕呀

高血压对怀孕的影响

怀孕前有高血压史或在怀孕20周以前检查发现血压高，怀孕后常并发妊娠高血压综合征，血压增高，出现蛋白尿及明显水肿，常出现一些并发症，如心力衰竭、肾衰竭；因胎盘供血不足及血管病变，怀孕常不能顺利到达足月，会出现流产、早产、胎儿宫内生长迟缓及胎死宫内等。

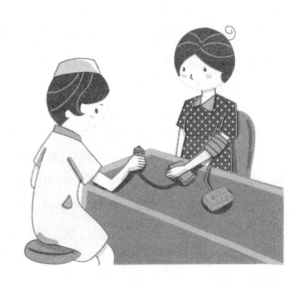

原发性高血压怀孕要慎重

一般认为，原发性高血压是由于遗传与环境因素的综合作用引起的，外界的和内在的各种不良刺激，如精神紧张、情绪激动、神经类型、遗传因素、缺乏适当休息、缺少运动、摄入过多的食盐、肥胖等，都可以导致神经系统和内分泌的控制失调，使大脑皮质和皮质下血管舒缩中枢的调节作用发生紊乱，引起全身小动脉的痉挛，周围血管阻力持续增高等，长期下去就形成了高血压。

原发性高血压发病后，可在动脉系统及脑、心、肾等器官引起不同程度的病理性损害。患原发性高血压的女性想要怀孕，就应注意以下几点：

如果血压只是轻度升高，在医生的建议下适当注意休息，坚持低盐饮食，进行药物调整，还是可以怀孕的。

在医生指导下，提前半年，把降压药换成对妊娠影响较小的类型。

如果高血压已经持续一段时间，并且产生了一些并发症，就要暂缓怀孕，密切监测身体状况，待血压及并发症控制后再考虑怀孕事宜。

 ## 继发性高血压要治愈原发病

如果在检查中查出了高血压，先不要着急用降压药。因为年轻人绝大多数是继发性高血压。在高血压中有10％以上属于继发性高血压（又称症状性高血压）。所谓继发性高血压，就是说，血压增高只是它的一个比较突出的症状而已，发生高血压的原因是体内的其他疾病，如慢性肾炎、大动脉炎等疾病所致。根据不同病因，把原发病治好或控制好以后，部分患者的高血压问题就自然解决了。这时，就可以放心地怀孕。

 ## 高血压女性孕前要检查的内容

测定血液中的胆固醇及三酰甘油（甘油三酯）的高低，以便了解心血管的情况，从中发现动脉硬化、冠心病的易患因素；同时应做心电图、超声心动图检查，以了解心脏的情况，判断心肌是否缺血，左心室是否肥厚；拍X线胸部正位片，观察主动脉有无扩张、延长等，以了解心脏的血管情况。

做脑血流图，以了解脑动脉硬化情况及血液供应情况，这样有助于防止脑血管并发症的发生。

检查肾功能，通过查血液中的肌酐和尿素氮的水平及尿常规检查是否有蛋白，来了解肾功能。

测定血糖、尿糖和糖耐量，以了解是否并发糖尿病和早期发现糖尿病。

测定血中钙、尿酸的水平，以了解是否有降压作用的利尿药导致的高钙血症及高尿酸血症。

第138天 患有心脏病的女性怀孕要慎重

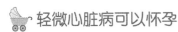

夫妻私房话：老公，我有先天性心脏病，能怀孕吗？

轻微心脏病可以怀孕

患有心脏病的女性一定要慎重对待怀孕，如果贸然怀孕的话，不仅会进一步加重病情，也容易使胎儿夭折在子宫里，严重者还可使孕妇发生心力衰竭，危及自身生命。

患心脏病的女性能否怀孕，关键要视心脏的功能和疾病的性质来决定。如果心脏病变较轻，能胜任日常体力活动或轻微劳动，而且年龄在35岁以下，在产科和心内科医生的定期检查下是可以怀孕的。如果心脏病变较严重，轻微劳动便出现心悸、气急者，则不宜怀孕。

专家在线

不宜妊娠的女性心脏病患者一旦怀孕，应该在怀孕头3个月内做人工流产，这样安全度较高；如超过3个月，就有一定的危险性。

哪些心脏病患者不能怀孕

患心脏病的女性有下列情况之一者，均不宜怀孕：有心衰病史或伴有慢性肾炎、肺结核者；风湿性心脏病伴有房颤或心率快，难于控制者；心脏有明显扩大或曾有脑栓塞而恢复不全者；严重的二尖瓣狭窄伴有肺动脉高压的风湿性心脏病、心脏畸形较严重或有明显发绀的先天性心脏病而未行手术者。

因为这些女性一旦怀孕，随时有可能发生心力衰竭甚至突然死亡；胎儿也有因血液循环不好而诱发缺血、生长受限的可能，容易发生死胎。

此外，35岁以上的风湿性心脏病患者也不宜怀孕。

第137天 慢性肾病会让怀孕成负担

夫妻私房话：老公，有了宝宝以后，你是喜欢我多些，还是喜欢宝宝多些呢？

怀孕会加重肾脏负担

不可否认，怀孕以后确实会增加体内许多脏器（包括肾脏在内）的负担。另外，怀孕后并发的妊娠高血压综合征和肾盂肾炎，其病变的主要部位都在肾脏，所以，怀孕以后无疑会加重肾脏的负担。这对肾功能正常的女性来讲，问题还不大。如果有了肾病再怀孕，这势必使有病的肾脏雪上加霜，加重了肾脏原先的病情。除此之外，还使流产、早产、死胎和妊娠高血压综合征的发生率增加。

哪些肾病患者不能怀孕

急性肾盂肾炎是女性常见的泌尿系统疾病之一。患急性肾炎的女性怀孕，不仅不利于疾病的治疗，还容易造成流产、早产，增加妊娠高血压综合征的发生率。一般来讲，急性肾炎病愈至少3年后，方可受孕。

专家在线

肾结石患者可以怀孕。怀孕以后对疾病非但无不良影响，相反，还可因怀孕后肾盂、输尿管的扩张，而有利于结石的排出。

慢性肾炎系由多种原发性肾小球疾病所导致的以蛋白尿、血尿、水肿、高血压为临床表现的慢性疾病。慢性肾炎是否能怀孕，得视病情而定。如果病情轻，肾功能又正常，是可以怀孕的。如果病情重，又伴有血尿、蛋白尿、高血压和肾功能减退，则不宜怀孕。一旦发现怀孕，应尽早做人工流产。

系统性红斑狼疮所致的肾炎患者也不宜怀孕。因为，怀孕可使肾炎复发或加重红斑狼疮的病情，还会提高流产、早产和死胎的发生率。

第136天 孕前治愈乙肝再怀孕

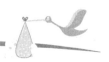

夫妻私房话：老婆，我爱你，忙完了就早点休息吧，别太晚。

 乙型肝炎对怀孕的影响

肝脏是人体的重要器官之一，它除了参与体内所有物质的代谢过程外，还有分泌胆汁、排泄、解毒及合成某些凝血因子等功能。女性患肝炎后，这些功能都会受影响，如再怀孕，由于妊娠期新陈代谢加快，肝脏负担加重，将使肝功能进一步恶化。

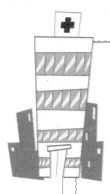

◎ 对母体的影响。怀孕早期妊娠反应加重，怀孕晚期并发妊高征者可达30%，妊高征引起的子宫胎盘严重缺血或肝炎病毒形成的免疫复合物均可激活凝血系统，导致弥散性血管内凝血（DIC）。肝炎使凝血因子合成功能减退，分娩时容易发生产后出血，甚至出血不止而死亡。

◎ 对胎儿的影响。怀孕早期可使胎儿畸形率增加2倍，怀孕晚期早产及围产儿死亡率均明显升高。

◎ 母婴传播。怀孕晚期患急性肝炎的孕妇，约70%的婴儿发生感染；怀孕中期婴儿感染率为25%；怀孕早期婴儿无感染。围生期感染的婴儿85%～90%将转为慢性乙肝病毒携带者。

可以考虑怀孕的乙肝患者

患急性乙肝的女性经适当治疗、合理调养后，几个月内即可痊愈。等所有指标正常后，再经过一段时间的休养，待体力完全恢复，就可考虑怀孕。

慢性乙肝患者首先应弄清自己病情的轻重程度，再决定是否怀孕。

如果是乙肝病毒携带者，经长期随访检查，肝功能系列始终正常，B超检查不提示肝硬化，可以考虑怀孕。

♡ 专家在线

HBsAg阳性母亲所生婴儿，于出生后24小时内或7天内、1个月、6个月各接种1次疫苗，能让宝宝对乙肝病毒免疫。

活动期乙肝患者慎怀孕

如果患者的乙肝炎症正处于活动阶段，肝功能异常，自觉疲乏、食欲不振、腹胀等，这时应该避免怀孕。肝脏炎症活动阶段硬性怀孕，会加重身体负担，反而容易导致重型肝炎，危及孕妇生命，同时也不利于胎儿的生长发育。

因此活动期的乙肝患者，首先应该接受正规的治疗，包括抗病毒和免疫调节治疗等。待肝功能恢复正常，病毒复制指标转阴或复制能力降低时再怀孕，这样对母子均有利。如果B超检查发现肝炎已经发展到肝硬化程度，最好不要怀孕。活动性肝炎患者经治疗后，病情稳定，肝功能正常半年以上，此时怀孕较为安全。

乙肝患者怀孕后注意事项

乙肝患者一旦怀孕，应该终止使用各种对肝有毒性的药物，如抗生素、抗结核药物、治疗糖尿病药物等。遵医嘱选用护肝药物。

怀孕后积极进行护肝治疗。注意休息，保证营养，补充蛋白质、葡萄糖及B族维生素、维生素C、维生素K_1。孕期密切监护，警惕病情恶化。

乙肝孕妇，尤其是乙肝"大三阳"的孕妇，应该在怀孕的第7个月、第8个月、第9个月，分别注射1支高效价乙肝免疫球蛋白，以预防乙肝病毒的宫内感染，使新生儿健康出生。

第*135*天 治愈盆腔炎迎好"孕"

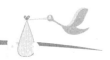

夫妻私房话：老公，我昨天去医院检查，发现得了盆腔炎，咱们还是过段时间再考虑怀孕的事吧。

🍼 盆腔炎对怀孕的影响

盆腔炎是育龄女性的常见病和多发病，表现为子宫内膜炎、输卵管炎、输卵管积脓、卵巢炎等多种疾病。如果子宫内膜存在炎症，怀孕后很容易发生流产。

一般来讲，如果盆腔炎症仅局限于盆腔内的结缔组织，则不会影响受孕；如果累及输卵管，使输卵管发生粘连，导致它狭窄、堵塞，这样就不能使精子或受精卵顺利到达子宫腔着床。卵巢炎症使其功能受到损害后，容易发生月经失调。这些都是导致不孕的重要因素。

🍼 孕前积极治愈盆腔炎

急性盆腔炎常见的症状有高热、寒战、头痛、食欲缺乏和下腹部疼痛。有腹膜炎时可出现恶心、呕吐、腹胀、腹泻的症状。炎症刺激尿道可出现排尿困难、尿频、尿痛的症状；如刺激直肠，可出现腹泻和排便困难症状。体检时可发现下腹部肌肉紧张、有压痛，阴道内有大量脓性分泌物，子宫颈充血，子宫两侧可摸到肿块并有压痛。

得了急性盆腔炎应卧床休息，最好取半卧体位，这样有利于脓液积聚在一起而使炎症受局限。给予充足的营养及水分，必要时应小量多次输血，疼痛严重时可使用止痛药。高热可用物理降温法。根据感染细菌的种类使用抗生素，如青霉素、链霉素、氯霉素、金霉素等。

🚼 别让急性盆腔炎转为慢性

急性盆腔炎经过及时有效的治疗，绝大多数患者可以正常怀孕分娩，养育自己的宝宝。很遗憾的是，总有一部分患者由急性盆腔炎转变为慢性，此时的治疗效果往往难以令人满意，而且患者易出现输卵管堵塞而致治疗失败，因此，应该尽量避免类似情况的发生。

因此，我们提醒准备怀孕的女性朋友：除了主动预防盆腔炎的发生外，一旦患了盆腔炎，就应积极面对，盆腔炎早期治疗的效果还是很好的。大多数盆腔炎患者经过治疗都可以受孕，只有少部分人由于病程太长、粘连、阻塞等情况而最终不能做妈妈。

🚼 准备怀孕前要彻底治愈

孕前最好先去做一下妇科检查，观察盆腔有无慢性炎症。如果存在慢性炎症，孕前应积极进行治疗。

注意加强营养和锻炼身体，提高身体的免疫力，同时配合医生进行药物和物理治疗，一般来说病情会得到很大改善。

生活中注意卫生，避免生殖器官发生感染。排卵期禁止性生活，以免意外怀孕而不得不人工流产或药物流产，为生殖器官感染增添隐患。

快乐驿站——开心一笑

怀孕后老婆一直想生个男孩。一天下班回来，鞋子都没换就急急地问："老公，你看我现在是变漂亮了还是变丑了？"听到这样的问题，我想都没想就回答："老婆，你现在是越来越漂亮了！"谁知道老婆听完后说："唉，人家说怀孕变漂亮的生女孩！"

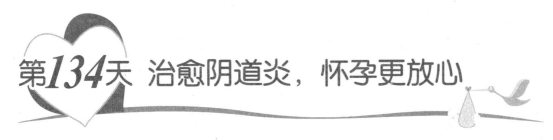

第134天 治愈阴道炎，怀孕更放心

夫妻私房话：爱是神奇的，两个人分担痛苦，只有半个痛苦；而两个人共享幸福，就会让幸福加倍。

孕前治愈细菌性阴道炎

本病患者多为育龄女性，起病缓慢，自觉症状不明显，主要表现为白带增多。临床有10%～50%的患者无症状，有症状者多诉有鱼腥臭味的灰白色的白带，阴道灼热感、瘙痒。患细菌性阴道炎的女性，阴道内环境酸碱度的改变会使精子的活动力受到抑制，另外，致病菌会吞噬精子，有可能引起不孕。

孕前一定要完成医生规定的治疗疗程。真正意义上的阴道炎治愈，是要在连续3个月，每次例假结束用7天药后，检查结果为阴性。具体治疗方法如下：

↘ 内服甲硝唑：目前一致认为疗效可靠。用法为每次口服0.2～0.4克，每日2～3次。如剂量大或为避免胃肠道反应，可加用维生素B_6，疗程为7～10日。

↘ 外阴熏洗：苍术、生薏苡仁、苦参各15克，黄柏10克，用布包好，水煎，熏洗外阴，每日2次。

孕前治愈真菌性阴道炎

真菌性阴道炎由真菌感染引起。其发病率仅次于滴虫性阴道炎。如果外阴感到无比的瘙痒，有像豆腐渣一样的分泌物流出，排尿时有灼痛感，那么很可能是患了真菌性阴道炎，此时一定要在医生指导下服用药物进行治疗。

↘ 如果实在奇痒难忍的话，可以将维生素E胶囊剪开，用消毒圆头棉签蘸一些涂抹在阴道口，有一定的止痒效果。

↘ 在治疗期间不吃或少吃糖分多的食物，治愈后也要少吃。

↘ 多喝酸奶（特别是那种有活性嗜酸乳酸杆菌的酸奶，能消灭有害的类酵母菌）。

↘ 不要使用身体除臭剂和碱性强、含香水的浴液，这些都会刺激阴道。

↘ 穿棉质内裤，尽量不穿丝质内裤或连裤袜。

↘ 保持心情愉快，及时缓解精神压力。

🛒 孕前治愈滴虫性阴道炎

滴虫性阴道炎由阴道毛滴虫所引起。通常，某些健康女性的阴道内就有阴道毛滴虫，但并不会引起阴道炎症。女性在月经期、妊娠期和产后期最容易发病，因为此时抵抗力差，阴道内酸度减弱，适宜毛滴虫的生长和繁殖。滴虫可通过性交直接传染，也可通过公共浴池、游泳池、游泳衣、坐式便池、马桶等间接传染。

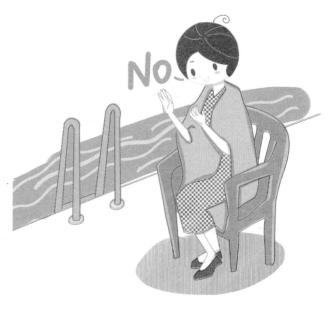

一般采用甲硝唑治疗。甲硝唑是高效口服杀滴虫药，毒性小，疗效高。单纯局部用药不能彻底消灭滴虫，应结合全身用药才能彻底治好。

滴虫性阴道炎常于月经后复发，因滴虫易藏于阴道皱襞内，月经后阴道酸度降低，滴虫可再度繁殖，故治疗后即使检查结果为阴性，仍要在下次月经干净后继续治疗1个疗程，并于每次月经后复查白带，3次阴性方可认为治愈。在治疗中还需注意避免重复感染，内裤及洗涤用毛巾应煮沸5~10分钟，以消灭病原体。另外，因为滴虫不仅寄生于阴道，还常侵入尿道以及男性的包皮褶、前列腺液中，故对已婚者，男方需同时治疗。

治疗期间要保持外阴清洁，以防继发细菌感染，每天清洗外阴，勤换洗内裤；急性期不要进食辛辣食品及饮酒。治疗期间禁止性生活。

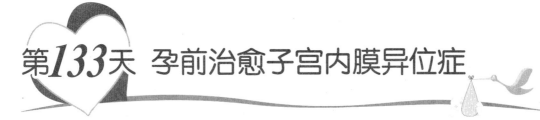

第133天 孕前治愈子宫内膜异位症

夫妻私房话：老婆，你的痛苦我知道，希望你能够早日走出来，迎接更明媚的阳光！

🍼 子宫内膜异位症对怀孕的影响

子宫内膜异位症是一种子宫疾病，大约有15％的女性患有子宫内膜异位症。在正常情况下，子宫内膜覆盖于子宫体腔里面，如因某种因素，使子宫内膜在身体其他部位生长，即可成为子宫内膜异位症。

子宫内膜异位症就是本该在子宫里的内膜跑到了其他部位，如卵巢、肠壁、子宫与直肠中间、子宫肌层等。盆腔内的子宫内膜反复出血，长期积聚，形成肿块，不但使痛经逐月加重，还会在性交时引起疼痛。如果内膜长在卵巢，就会影响到卵巢的功能，造成宫外孕或不孕。

🍼 子宫内膜异位症的主要症状

◎ 痛经。为一常见而突出的症状，多为继发性，可发生在月经前、月经时及月经后。

◎ 月经过多。内在性子宫内膜异位症，月经量往往增多，经期延长。可能由于内膜增多所致，但多伴有卵巢功能失调。

◎ 大便坠胀。一般发生在月经前期或月经后，患者感到粪便通过直肠时疼痛难忍，而其他时间并无此感觉，这是子宫直肠窝及直肠附近子宫内膜异位症的典型症状。

◎ 膀胱症状。多见于子宫内膜异位至膀胱者，有周期性尿频、尿痛症状；侵犯膀胱黏膜时，则可发生周期性血尿。

🍼 子宫内膜异位症的治疗

子宫内膜异位症的治疗应根据患者的年龄、对生育的要求、症状、病变部位与范围以及有无并发症等，综合分析，确定治疗方法。

◎ 药物治疗。主要是激素疗法。性激素治疗主要是抑制排卵或引起闭经，使异位内膜发生退行性变化，继而坏死、吸收。性激素治疗应当在医生指导下应用。目前常用的性激素有雄激素、孕激素、雌激素、丹那唑等。

◎ 手术治疗。经药物治疗无效，卵巢形成较大的囊肿（内膜异位），盆腔病变严重或症状严重者，应考虑手术治疗。

♥ 专家在线

患有子宫内膜异位症者，如果仅切除内膜异位病灶，保留子宫和双侧或一侧卵巢，术后有50%～60%的人能怀孕。但疼痛复发率较高。

🍼 孕前预防子宫内膜异位症

子宫内膜异位症不仅可造成痛经、性交痛，还可导致不孕，治疗起来也颇费周折。那么，子宫内膜异位症能够预防吗？

◎ 减少医源性创伤的机会。月经期间不要做妇科检查，最好不做或少做人流，月经过多者尽量不要用宫内节育器避孕。人流吸宫后不宜再用手挤压子宫。以上注意事项可以避免将破碎的子宫内膜残片带入损伤的组织中去，避免手术操作所引起的子宫内膜种植。

◎ 预防高危因素。有异位症家族史者应定期做妇科检查，以便及时发现异位症，及早治疗。提倡晚婚，但宜适时生育。

◎ 讲究经期卫生和性卫生。月经期尽量避免如登山、骑自行车、长跑等增加腹压的运动。要绝对禁止在经期过性生活，杜绝多个性伙伴。注意以上问题可以避免经血倒流，引起子宫内膜异位。

第132天 宫颈糜烂要及早治疗

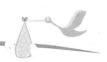

夫妻私房话：老公，这个病快让我崩溃了，为什么女人要受那么多苦？

宫颈糜烂对怀孕的影响

一般来说，育龄女性得了宫颈糜烂后，宫颈分泌物会比以前明显增多，并且质地黏稠，由于含有大量白细胞，当精子通过子宫颈时，炎症环境会降低精子的活力，黏稠的分泌物同样使得精子难以通过。炎症细胞还会吞噬大量的精子，剩下的部分精子还要被细菌及其毒素破坏。如果伴有大肠杆菌感染，还会使精子产生较强的凝集作用，使精子丧失活力。以上各种对精子的毒害作用使精子能量消耗过多，寿命变短，这样既对精子的活动度产生了一定影响，同时又妨碍精子进入宫腔，从而最终减少精子和卵子结合的机会。因此，最好还是根治以后再怀孕。

孕前治愈宫颈糜烂

在准备怀孕前积极治疗宫颈糜烂，中、重度宫颈糜烂的女性最好在宫颈病变好转后再怀孕，这样不仅有利于受孕，而且有利于分娩。

如果是轻度宫颈糜烂，可以采取局部用药治疗。除了月经期外，每晚睡前将栓剂从阴道口送入阴道顶部，连用10天为1个疗程，需要治疗3～4个疗程，才可见到效果。

宫颈糜烂的日常护理

➘ 饮食宜清淡。多吃水果、蔬菜及清淡食物，并要注意休息。

➘ 保持外阴清洁，同时避免不洁性交。

➘ 注意各关键时期的卫生保健。尤其是经期、妊娠期及产后期。

➘ 及时有效地采取避孕措施，降低人工流产、引产的发生率，以减少人为的创伤和细菌感染的机会。

➘ 定期妇科检查，以便及时发现宫颈炎症，及时治疗。必要时采用手术治疗。

第131天 急性输卵管炎是怀孕的"拦路虎"

夫妻私房话：老婆，别急，如果有病咱就好好治，一定会怀上的。

急性输卵管炎对怀孕的影响

输卵管炎急性发作时，输卵管等组织充血渗出，腔内脓性渗出物等流入盆腔，引起盆腔腹膜炎，重者形成盆腔脓肿；炎症扩散到卵巢，形成输卵管卵巢炎或脓肿；若输卵管伞部粘连闭锁时，可形成输卵管积脓，多见于慢性炎症急性发作。一旦形成慢性炎症，就会影响女性的正常排卵。

急性输卵管炎的治疗

控制感染：急性输卵管炎首先应根据病原菌的药物敏感试验选择恰当的抗生素，在致病菌尚未明确时，可先选用广谱抗生素，如青霉素、头孢菌素、庆大霉素、阿莫西林、环丙沙星等，并与其他抗生素联合使用。

手术治疗：急性输卵管炎原则上禁止手术，以避免感染扩散。形成盆腔脓肿时，若触及后穹隆有饱满感、波动感，可行切开排脓并引流。输卵管卵巢脓肿破裂时，应及早手术。

急性输卵管炎个人护理

急性输卵管炎患者应卧床休息，取半卧位，避免感染扩散。

饮食以高热量、高蛋白，并富含水分及维生素的食物为宜。

进食少或不能进食时，应适当补充液体及电解质，注意纠正酸中毒。

应保持大便通畅，便秘时可用盐水或肥皂水灌肠。

腹痛较重者，在诊断明确的前提下，可给予止痛剂。

第130天 孕前免疫，建立优生"防火墙"

夫妻私房话：防总比治好。老婆，为了安心怀孕，你还是去打防疫针吧。

孕前必须接种风疹疫苗

许多先天性畸形都是由风疹病毒感染所致。如果想在孕期避免感染风疹病毒，目前最可靠的方法就是接种风疹疫苗，但切不可在怀孕之后才进行接种。

风疹病毒可以通过呼吸道传播。有25%的早孕期风疹感染的女性会出现先兆流产、流产、胎死宫内等严重后果，也可能会造成婴儿先天性畸形、先天性耳聋等不幸。因此，如果在妊娠初期感染风疹病毒，医生很可能会建议你做人工流产。最好的预防办法就是在怀孕前注射风疹疫苗。

注射时间：至少应在受孕前3个月注射。因为注射后大约需要3个月的时间，人体内才会产生抗体。

效果：疫苗注射有效率在98%左右，可以达到终身免疫。

孕前必须接种乙肝疫苗

我国是乙型肝炎高发地区，被乙肝病毒感染的人群高达10%左右。母婴垂直传播是乙型肝炎的主要传播途径之一。一旦传染给孩子，他们中85%~90%的人会发展成慢性乙肝病毒携带者，其中25%在成年后会转化成肝硬化或肝癌，因此还是及早预防为好。

注射时间：按照"0、1、6"的程序注射。即从第一针算起，此后1个月时注射第二针，在6个月的时候注射第三针。加上注射后产生抗体需要的时间，至少应在受孕前9个月进行注射。

效果：免疫率可达95%以上。免疫有效期在7年以上，如果有必要，可在注射疫苗五六年后加强注射1次。

根据情况选择甲肝疫苗

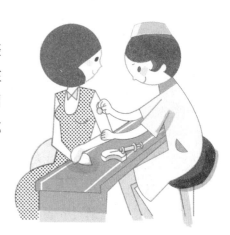

甲肝病毒可以通过水源、饮食传播。而妊娠期因为内分泌的改变和营养需求量的增加，肝脏负担加重，抵抗病毒的能力减弱，极易感染。因此专家建议高危人群（经常出差或经常在外面吃饭者）应该在孕前注射疫苗防病、抗病。

注射时间：至少应在受孕前3个月注射。

效果：免疫时效可达20～30年。

根据情况选择水痘疫苗

早孕期感染水痘可导致胎儿先天性水痘或新生儿水痘；如果怀孕晚期感染水痘，可能导致孕妇患严重肺炎甚至致命。

注射时间：至少应在受孕前3个月注射。

效果：能预防水痘以及水痘-带状疱疹而引起的并发症。

根据情况选择流感疫苗

属于短效疫苗，抗病时间只能维持1年左右，且只能预防几种流感病毒，适用于儿童、老人或抵抗力相对较弱的人群，对于孕期的防病、抗病意义不大。因此专家建议，可根据自己的身体状况自行选择。

注射时间：北方地区每年的10月底或11月初，南方地区每年11月底或12月初。在注射流感疫苗3个月以后再怀孕。

效果：免疫时效1年左右。

第129天 遗传对未来宝宝的影响

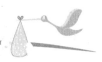

夫妻私房话：老公，你说咱们的孩子将来更像谁？

遗传对宝宝智力的影响

科学家经过大量的研究后认为，智力有一定的遗传性。据科学家评估，遗传对智力的影响占50%～60%。

决定智商的基因，一般都是位于第23对染色体上，男性的性染色体是XY，X是来自母亲，Y是来自父亲。女性的性染色体是XX，第一个X来自母亲，第二个X来自父亲。由于男性是XY，所以男性的智商全部都是来自母亲的遗传；女性是XX，所以女性的智商是父亲和母亲各有一半影响。可以说，母亲的智力在遗传中占有更为重要的位置。

虽然智力和某些遗传基因有关，但也受到外界环境的影响。如果父母有意识地在智力方面给予培养，加上子女本身主观努力，刻苦求学，亦能补救遗传缺陷。

遗传对宝宝性格的影响

一般来说，性格一半来自遗传，一半来自后天。性格的形成有许多是先天的成分，例如父母一方是急性子，一方是慢性子，那么子女几乎有一半的可能性是急性子或慢性子。而如果孕妇在孕期常生气、发脾气，则血液中激素水平会很快升高，体内的有害化学物质的浓度也会在短时间内增多，这些物质通过血液循环很快就会遍及全身，并且能通过胎盘屏障进入羊膜腔。奇怪的是，这些物质还会在胎儿身上直接发生作用。

因此，专家认为"胎儿可以复制出母亲的心理状态"，孩子出生后在性格、情绪上会还原母亲的性格和情绪。

遗传对宝宝容貌的影响

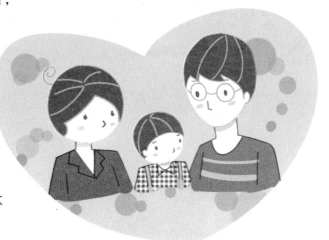

◎ 肤色。遗传时不偏不倚，让人别无选择。它总是遵循"相加后再平均"的自然法则，给你打着父母中和色的烙印。比如，父母皮肤较黑，有白嫩肌肤的子女较少；若一方白、一方黑，那么，在胚胎时"平均"后，便给子女一个不白不黑的中性肤色。

◎ 下颌。这是不容"商量"的显性遗传，像得让你无可奈何。比如父母任何一方有突出的大下巴，子女们常毫无例外地长着酷似的下巴，像得有些离奇。

◎ 双眼皮。这也属绝对性遗传。有趣的是，父亲的双眼皮，几乎百分之百地留给子女们。甚至一些儿童出生时是单眼皮，成人后又"补"上像他父亲那样的双眼皮。另外，大眼睛、大耳垂、高鼻梁、长睫毛，都是从父母那里得到的特征性遗传。

◎ 声音。通常男孩的声音大小、高低像父亲，女孩则像母亲。但是，这种受父母生理解剖结构所影响的音质如果不美，多数可以通过后天的发音训练而改变。

◎ 肥胖。父母都肥胖，子女有53%的概率成为大胖子；若一方肥胖，概率便下降到40%。这说明，胖与不胖，大约有一半由人为因素决定。我们完全可以通过合理饮食、充分运动，使自己的体形匀称。

◎ 青春痘。这个让少男少女们耿耿于怀的容颜症，居然也与遗传有关。父母双方若长过青春痘，子女们长青春痘的概率将比无家族史者高出20倍。这对只要青春不要"痘"的男女们，自然很有预防价值。

第128天 值得警惕的遗传病

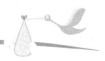

夫妻私房话：老公，遗传病真可怕，咱们不会这么"幸运"地中彩吧？

遗传病对未来宝宝的影响

人类遗传的奥秘在于细胞的基因，基因如果出了毛病，人就会发生遗传病，来自父母的许多遗传信息通过基因，由染色体携带传递给下一代。

据世界卫生组织估计，人群中每个人带5～6种隐性遗传的致病基因。在随机婚配时，由于夫妻两人毫无血亲关系，所以相同的基因甚少，他们所携带的隐性致病基因也不同，这就不容易形成隐性致病基因的患者。而近亲结婚时，由于夫妻双方携带相同的隐性致病基因可能性很大，就容易形成隐性致病基因的患者，从而使后代遗传病的发病率升高。

另外，遗传病也可能由影响胎儿的染色体的数目、结构或排列异常所引起。在胎儿出生时就有的先天性畸形中，25%是由于染色体畸变造成的。同时，染色体异常也是自然流产最常见的原因，早期流产中，染色体异常者占50%～60%。

因此，遗传病是造成出生缺陷的大敌，应引起育龄夫妇的重视。

单基因病

◎ 常染色体显性遗传病。如多发性家族性结肠息肉症、遗传性舞蹈病、软骨发育不全、夜盲症、血液胆固醇过高症、并指及多指（趾）畸形、先天性眼睑下垂、遗传性神经耳聋、过敏性鼻炎、家族性良性慢性天疱疮等。

◎ 常染色体隐性遗传病。如大家所熟悉的高度近视、高度远视、先天性聋哑、苯丙酮尿症、白化病、垂体侏儒症、黑尿病、肥胖生殖无能综合征及先天性鳞皮病等。

◎ 性连锁显性遗传病。比较少见，如无汗症、脊髓空洞症、抗维生素D缺乏病、脂肪瘤、遗传性肾炎等。

◎ 性连锁隐性遗传病。如血友病、蚕豆病、红绿色盲、家族性遗传性视神经萎缩、血管瘤、睾丸女性化综合征、先天性白内障、无眼畸形、肛门闭锁等。

染色体病

大部分是由于父亲或母亲的生殖细胞发生畸变引起的；小部分是因为父母一方为22条常染色体中的平衡易位携带者，与正常人婚配后，使其子女发生染色体异常的疾病。临床上常见的如唐氏综合征、先天性腺发育不全、猫叫综合征、小睾丸症以及两性畸形等，约有350种。

多基因病

这里是指由多个致病基因发生异常而引起的疾病。多由于外界环境对生理的影响，致使多基因发生突变而发病。

临床上常见的有先天性心脏病、糖尿病、原发性高血压、哮喘、唇腭裂、无脑儿、消化性溃疡病、先天性畸形足、重症肌无力、痛风、原发性癫痫、萎缩性鼻炎、牛皮癣、类风湿关节炎、低中度近视、部分斜视、精神分裂症、躁狂抑郁性精神病等。

❤ 专家在线

遗传病的5大特点：先天性，终身性，遗传性，家族性，发病率高。遗传病是生殖细胞内的遗传物质改变所引起的疾病，有再次遗传的风险，它可以表现为先天性畸形、先天性疾病等。

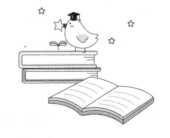

第127天 找专家做一个遗传咨询

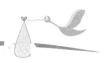

夫妻私房话： 老婆，为了打消顾虑，咱们今天去找专家咨询一下吧。

遗传咨询很有必要

随着优生优育观念的深入普及，许多夫妇十分关心下一代的健康，因此，在怀孕前做一次遗传咨询是非常必要的。

遗传咨询又称遗传询问、遗传指导。遗传咨询通常可以让咨询者了解什么是遗传病，遗传方式是什么；如果有遗传病家族史，是否会连累到子女或咨询者本人；如果属于近亲结婚，子女中出现遗传病的概率有多大；以往曾生育过患儿，现在再怀孕，能否测出胎儿有无异常状况；对患儿的出生与发病的预防治疗措施是什么等问题。

遗传咨询专家通常会根据咨询者的具体情况，利用临床检查、实验室检测并运用专业知识做出正确诊断，确认是否有遗传病，再进一步推算出可能的发病风险，并向咨询者提出对策或方法，供咨询者决定如何处理。

现在，一对夫妻一般只生育一个孩子，这个孩子对整个家庭十分重要。通过遗传咨询，就可以科学阻断遗传病，避免遗传病患儿的出生，从而实现优生。

准备怀孕就要进行遗传咨询

有些人认为自己身体健康，又没有遗传病家族史，去不去咨询无关紧要，这种想法是不对的。目前由于生存环境的污染，新的遗传病在不断产生，遗传病的种类和数量每年以新增病种高达435种的惊人速度在增长，因此，建议每对准备怀孕的年轻人都去正规医院接受遗传咨询。

如果已有了怀孕打算，应到妇产科医院进行孕前咨询。特别是以前因不想要孩子而做过人工流产，或患有慢性病而长期服药，长期接触有毒物质，曾原因不明生过死胎、畸形儿、弱智孩子，以及有遗传病或家族有不良病史者，尤其要听取医生的建议。

遗传咨询的具体程序

遗传咨询的方式主要是谈话。咨询者应该事先为此做一些准备，以便医生做出正确的诊断。咨询的内容包括：

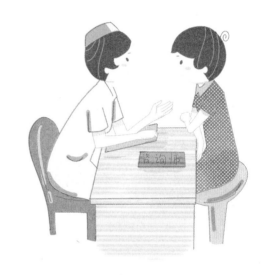

↘ 说明来意，告诉医生为什么前来咨询。

↘ 说明自己的情况：结婚否、生育否、怀孕几次、有过流产否（自然流产或人工流产）、孩子的身体状况、本人健康状况、丈夫（妻子）的情况、夫妇是否为近亲血缘。

↘ 说明男女双方的家族史，包括父母、兄弟姐妹、叔、舅、姑、姨及堂表兄弟姐妹的健康状况，是否患有遗传病或先天缺陷，是否生过畸形儿等。

↘ 男女双方的母亲生过几胎、成活几个、目前健康状况如何、有无死胎、有无死产。

↘ 如果有遗传病家族史，需要说明哪些家族成员患遗传病、症状是什么、健康状况、何时死亡。

↘ 倘若咨询者已生过一个畸形儿，那么应告诉医生在妊娠早期（1～3个月）、中期（4～7个月）、后期（8～10个月）是否受到过辐射、是否服过药物、营养状况如何、精神状态怎样等情况。医生将根据这些情况并通过必要的检查手段，来回答咨询者的问题，提出科学的、合理的建议。

第126天 需要重点进行遗传咨询的对象

夫妻私房话：老婆，你看咱们都在化工厂工作，是不是要咨询一下医生再怀孕？

有出生遗传病后代风险的夫妇

◎ **35岁以上的高龄初产妇。** 资料表明，染色体偶然错误的概率在接近生殖年龄后期时明显增高。因为自女性一出生，卵巢里就储存了她一生所有的卵子细胞，当其年龄增长时，卵子就相对老化，发生染色体错误的机会也随之增加。因此，生育染色体异常患儿的可能性也就相应增加。

◎ **双亲之一为平衡易位染色体携带者。** 如果通过染色体检查，查出夫妇中有一方是平衡易位染色体携带者时，可以考虑不生育或在妊娠后进行产前遗传学诊断，以防止患儿的出生。

◎ **有习惯性流产史的夫妇。** 统计资料表明，有习惯性流产史的孕妇体内染色体异常的概率比一般人高出几倍。如果女性有连续自然流产史，其丈夫往往也有相似的遗传性缺陷。这样胎儿就从亲代那里继承了缺陷基因，因而患遗传病的可能性是正常胎儿的两倍。医学专家们认为，母体内的生物化学敏感性也许可以辨别出胎儿的遗传缺陷，这样胎儿如果从亲代那里继承了缺陷基因，这种神奇的自然法则力量就可以自然流掉不合格的胎儿，所以有习惯性流产史的夫妇，再次妊娠前应先做详细的体格检查及遗传咨询。

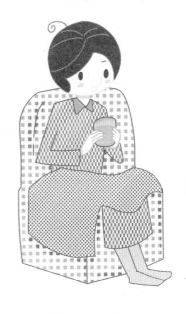

◎ 已生育过先天愚型儿的母亲。其第二个孩子为先天愚型患儿的概率为2%～3%。先天愚型，也称唐氏综合征、21-三体综合征。它是最常见的一种人类染色体病，也是最常见的智力低下的原因。该病与母亲的妊娠年龄有密切关系，25岁以下的母亲生产该类患儿的机会是1/2 000，35岁时为1/300，大于44岁为1/40。

◎ 母亲为严重的性连锁疾病（如血友病）患者。儿子全部为该病的患者，女儿则成为该致病基因的携带者。

◎ 经常接触放射线或化学药剂的工作人员。放射线和化学药剂对优生影响较大，从事这一行业的夫妇应向专家具体咨询。

有遗传病可能要进一步检查

夫妻双方如有既往病史及生育史，应详细告知医生，这些既往病史可以作为医生进行遗传病分析诊断的依据。

◎ 体格检查。有些遗传病通过对夫妻双方体格的观测可以做出推断。

◎ 系谱分析。尽可能了解夫妻双方三代以上家庭成员的患病情况、婚育情况，然后提供给医生，用来制作遗传病系谱，可以分析和判断某种疾病的遗传方式。

◎ 细胞遗传学检查。主要包括染色体检查和性染色质检查。染色体检查又称核型分析，是确诊染色体病的主要方法。性染色质检查可以帮助分析对性别有选择性的疾病的遗传可能性。

◎ 生化检查。对酶、蛋白质和其代谢产物的分析，是诊断单基因病的首选方法。

◎ DNA基因检查。这种诊断方法准确度高，但较为复杂，且花费较大。

第125天 决定胎儿性别的因素

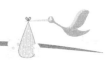

夫妻私房话：老公，专家说胎儿的性别由男方决定。看来在生男孩还是女孩上，还是你说了算，哈哈！

 胎儿性别由男性精子决定

科学研究早就发现，胎儿的性别主要是由和卵子结合的男性精子决定的。

在正常人的23对染色体中，有22对是男女都一样的，被称为常染色体，剩下的一对染色体就是性染色体。在女性排出的卵子中，性染色体只有一种，为X。而精子中的性染色体则有两种可能，有的在细胞分裂时得到了X性染色体，称X精子；有的则得到Y性染色体，称Y精子。在卵子受精的瞬间，如果卵子X遇到的是X精子，这个受精卵的性染色体就成为XX配对，而X染色体上没有睾丸决定基因，于是胚胎将发育为女婴；反之，如果卵子X遇到的是Y精子，受精卵的性染色体成为XY配对，由于Y染色体上载有睾丸决定基因，于是将孕育为男婴。

 生育年龄对胎儿性别的影响

高龄丈夫、高龄产妇易生女孩。有理论说，年纪越大，生女儿的概率越高。这是因为男性精液中带Y染色体的精子数会随着年龄的增加而减少，生女孩的概率高；而女性年龄越大，由于老化作用影响，子宫内碱性分泌物逐渐减少，生女孩概率也大幅提高。

 男性职业对胎儿性别的影响

统计报告显示，男性的职业若是长时间开车的司机（如出租车司机、长途货车司机）、空服人员或飞行员、麻醉科医师、在深海工作的潜水员，生女孩的概率都特别高。

这是因为睾丸受到高温、气压或水压强烈变化的影响，或是吸入过多有毒的麻醉气体，会导致生命力较弱的Y精子先行死掉，使精液中Y精子的占比减少，这样就增加了X精子与卵子结合的机会，因而更易生女孩。

 工作压力对胎儿性别的影响

工作压力越大，生女孩的概率也越大。在长期的工作压力下，男性的精子数目会减少，其中生命力较脆弱的Y染色体会先行死掉，造成生女孩的机会特别多。而女性太紧张，则会产生强烈的阴道酸性环境，不利于Y精子存活。

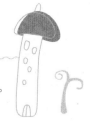

❤ 专家在线

如果一对夫妻打算生男孩，工作压力就不能太大。平时也可适当放松，缓解压力。

 酸碱体质对胎儿性别的影响

研究发现：X（决定生女）精子量少，但能抵抗较恶劣的环境（包括酸性）；Y（决定生男）精子数量多，但抵抗力较差。

丈夫体质的酸碱性决定精子制造的多少；而且X精子与Y精子制造的比例是一致的，也就是不管多少，Y精子数目永远占优势。在酸性体质之下，X精子及Y精子数目都减少，但是，Y精子的数目仍足够满足受孕需求，而X精子的数目较难满足受孕需求。

妻子体质的酸碱度则会直接反映在阴道黏液上，从而影响精子的生存。酸性体质不利于Y精子生存，但对X精子无影响。碱性体质则对Y精子的生存无影响。

理论上，夫妻的体质有4种不同的组合，其中较适合性别选择的组合有2种：丈夫是酸性体质，妻子是碱性体质，生男孩的机会较大；丈夫是碱性体质，妻子是酸性体质，则生女孩的机会较大。

第124天 基因异常要选择胎儿性别

夫妻私房话：老公，专家说咱们最好是生男孩，你可要努力哦。

选择胎儿性别，阻断伴性遗传

当今社会男女平等，所以生育男孩和女孩都是一样的。但如果夫妇患有伴性遗传疾病，妻子怀孕后需对胎儿的性别加以选择，这样才能孕育出健康的孩子。

伴性遗传病就是随着父母患病不同伴随性别遗传的疾病。目前人类共有190多种伴性遗传隐性疾病，如白化病、色盲、肾原性尿崩症等；有10多种伴性遗传显性疾病，如佝偻病、遗传性慢性肾炎等。

◎ X连锁隐性遗传病。这类遗传病常见的有血友病A、血友病B和进行性肌营养不良等。由于隐性致病基因位于X染色体上，故患者多为男性。男性患者与正常女性结婚，所生男孩全部正常，但女儿均为致病基因携带者。若女性携带者与正常男性结婚，所生子女中，儿子有50%的发病危险，女儿全部正常。

◎ X连锁显性遗传病。由于患者的显性致病基因在X染色体上，所以患者中女性多于男性。女性患者的后代，不论是儿子还是女儿，均有50%的发病危险，故不宜生育；而男性患者的后代，女儿百分之百患病，儿子正常，因而可生育男孩，限制女胎。

由上可知，隐性遗传多数是母传子，显性遗传全为父传女。因此，要根据男性所患遗传病的种类来决定胎儿的性别。

♡ 专家在线

家族中有某些遗传病的已婚未孕男女，一定要在医生指导下生育，并且要控制胎儿的性别，避免将病遗传到下一代身上，给孩子和家庭带来不必要的痛苦。

男性基因异常要生男孩

例如血友病是伴性隐性遗传疾病，如果患病男性与正常女性结婚，则所生男孩正常，所生女孩为致病基因携带者，这样的夫妇应生男孩。与隐性遗传相反，患有显性遗传疾病的男性与正常的女性结婚，所生女孩有病，男孩正常，夫妇也要生男孩，不要生女孩。

所以说，伴性遗传病的遗传是有科学规律的。为了避免病儿出生给家庭带来不幸，患有伴性遗传病的男性婚后想要生育，应进行遗传咨询，在医生指导下慎重选择胎儿的性别，以避免新的遗传病儿出生。

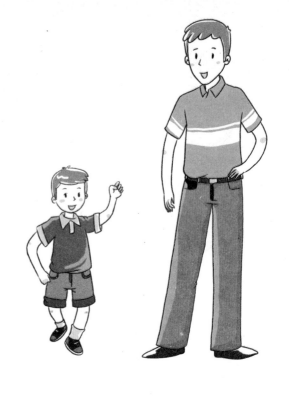

 ## 女性基因异常要生女孩

大多数伴性遗传病的异常基因分布在X染色体上，而女性有2条X染色体。当女性带有致病基因的X染色体与男性健康的Y染色体结合时，所生男孩就会发病；但当女性带有致病基因的X染色体与男性健康的X染色体结合时，所生女孩仅为致病基因的携带者，而不会发病。

比如血友病，调查发现，患者多是男性，女性带有致病的基因，可以把致病基因传给她的子女，所生儿子则为血友病患者，所生女儿则为血友病的携带者。

还有一种叫进行性肌营养不良症，几乎全是男性发病，在20多岁时死去，属于隐性遗传病。

鉴于以上情况，当女性基因异常时，如果所怀胎儿是男性，最好做流产手术；如果胎儿是女性，则可保留。女儿长大结婚后，也只能生女孩。

第123天 肾气充足助优生

夫妻私房话：老婆，听说肾很重要，你平时可要注意保护自己的肾呀。

🛒 肾主生殖的功能

肾具有藏精、主生殖的功能。精气是优生的物质基础，而肾对精气有闭藏作用，可以使精气在体内充分发挥其应有的生理功能，不使精气无故遗失而影响机体的生长、发育和生殖能力。

肾所藏的精气包括"先天之精"和"后天之精"。先天之精是禀受于父母的生殖之精，它与生俱来，是构成胚胎发育的原始物质；后天之精是指出生之后，来源于摄入的食物，通过脾胃运化功能而生成的水谷之精气，滋养脏腑组成以后，剩余部分藏之于肾。先天、后天之精均藏于肾，从而保持肾中精气的充足。这就为肾主生长发育、主生殖的功能，提供了物质保证。

肾中精气的主要生理效应是促进机体的生长、发育和逐步具备生殖能力。

🛒 精亏肾衰影响优生

精气亏损，构成胚胎的原始物质不足；肾功能衰退，主生殖功能低下。其结果，或者是不能成胎，或者是不能很好地育胎，于是，直接影响到生殖和优生。导致精气亏损、肾生殖功能衰退的原因很多。

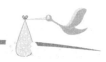

专家在线

性生活要适度，不勉强，不放纵。经常进行腰部活动可以健运命门、补肾纳气。

◎ 先天性生理缺陷。主要是生殖器官发育不完全或畸形，不能产生正常的精子，或精子过少甚至无精子；不能产生雄激素而性欲低下，或精子不能排出。女子卵巢疾患，不能产生卵子及雌性激素，性欲低下或减退；或子宫疾病，宫寒不孕，月经不调，不能形成受精卵，也不能孕育胚胎。

◎ 房劳伤肾。就成胎与育胎而言，如青年男女肾气尚未充足而早婚，或性生活过于频繁，或恣情纵欲，或过度手淫，均可导致遗精、滑精、阳痿、早泄，必伤肾气，因而不能受精成胎。

◎ 蛋白质摄入过多易伤肾。尽管蛋白质是重要的营养物质，但应适量，因为蛋白质的代谢产物必须通过肾脏排泄。这些食物里富含一种酸性食品——嘌呤，易诱发痛风病，进而形成痛风性结石，影响肾脏的排毒功能。

◎ 过度节食易致肾下垂。正常人的肾脏本来就是依靠腹膜、韧带和肾周脂肪层将其固定在腹腔后壁的。女性的肾窝较男性的浅、小，腹壁肌肉瘦弱，营养发育不良；因生育而使腹肌弛缓无力、腹压不足；节食减肥使肾周脂肪减少、韧带松弛等，均可使肾脏固定的牢固程度减弱，从而造成肾下垂。

用黑色食物来养肾

中医认为，肾为先天之本，通过以"黑"补肾可达到强身健体、补脑益精、防老抗衰的作用。现代医学研究发现，黑色食物一般含有丰富的微量元素和维生素，经常食用黑色食物，可以调节人体内的生理功能，并刺激内分泌系统，是养肾不可缺少的营养。

黑色食品是指两类食品：一是具有黑颜色的食品；二是粗纤维含量较高的食品。常见的黑色食品有黑芝麻、黑豆、黑米、黑荞麦、黑枣、黑葡萄、黑松子、香菇、木耳、海带、乌鸡、黑鱼、甲鱼等。

平时常喝芝麻糊

第122天 孕前不能有的伤肾习惯

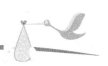

夫妻私房话：老婆，一些不良的生活习惯也会伤肾，以后咱们可要注意哦。

不爱喝水

体内新陈代谢的废物主要是由肝脏和肾脏处理，肾脏最重要的作用是调解人体内水分和电解质的平衡，代谢生理活动所产生的废物，并排于尿中，但在其进行这些功能的时候，需要足够的水分来进行协助。

建议：养成多喝水的习惯可以冲淡尿液，让尿液快速排出，不仅能预防结石，而且在摄食太多盐时也有利于尿液变淡，从而保护肾脏。

用饮料代替白开水

大部分人不爱白开水的平淡无味，相比之下，汽水、可乐等碳酸饮料或咖啡等饮品理所当然地成了白开水的替代品。但是，这些饮料中所含的咖啡因，往往会导致血压上升；而血压过高，就是伤肾的重要因素之一。

建议：尽量避免过多地喝饮料，以白开水取而代之，保持每天饮用8大杯水，以促进体内毒素及时排出。

爱喝啤酒

如果已经患了肾脏方面的疾病，又无限制地大量喝啤酒，会使尿酸沉积，导致肾小管阻塞，造成肾脏衰竭。

建议：如果在验血的时候，发现肾脏有问题，恐怕此时肾功能已经受损不轻了。与其等验血来了解肾脏，还不如平时就定期进行尿检，因为验尿是了解肾脏最为简便快捷的方法。

🍼 不当食用蔬菜和水果

多吃蔬菜和水果有益健康，这是一般人的观念，不过对于有慢性肾功能障碍的人来说，蔬菜和水果这些平常被认为有助天然降血压的食物中含高钾成分，长期食用，反而会造成肾功能的破坏。

建议：如果患有慢性肾功能障碍，就应该注意适当食用蔬果，避免对肾脏造成影响。不喝太浓的蔬果汁、火锅汤、菜汤，饮食以清淡为宜。

🍼 吃太多肉

美国食品协会曾建议，成人每天每千克体重的蛋白质摄取量为0.8克，也就是说，一个体重50千克的人，每天只能摄入40克蛋白质，因此一天也不能吃多于300克的肉，从而避免对肾脏造成伤害。

建议：每餐肉类和豆制品的摄入量应控制在手掌大小、约0.5厘米厚度。如果是慢性肾炎患者，这个量应该再减少。

🍼 吃太多盐

盐是让肾负担加重的重要元凶。饮食中的盐分95%是由肾脏代谢掉的，摄入太多，肾脏的负担就加重，再加上盐中的钠会导致人体水分不易排出，又进一步加重肾脏的负担，从而导致肾脏功能减退。

建议：每天摄盐量应该控制在6克以内，而其中有3克可以直接从日常食物中获得，因此，食物调味时应该保持在3~5克。值得注意的是，方便面中的盐分特别多，经常吃的人最好减量食用。

第121天 养肾关键在日常保健

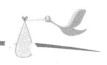

夫妻私房话：老婆，听说经常搓腰眼可以健肾，平时没事的时候可以多做哦。

冬天切忌夜间憋尿

冬天天气寒冷，有的人就寝后因为不愿起床小便而憋尿。这是一种不良习惯，对肾有损害。尿液中含有尿素、尿酸以及各种有毒的代谢产物，这些物质如果在体内积存过久，就可能对机体产生有害影响，甚至可引起膀胱炎、尿道炎。经常憋尿，还可能产生尿痛、尿血的情况。

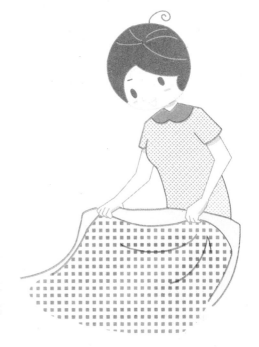

冬天要注意脚的保暖

"寒自脚生。"注意足部的保健，实际上也就是对肾的保健。因为肾的经络起于足心。因此，在冬天首先要有一双合适的鞋子，鞋子的底应该略厚一些，使人少受冬寒侵袭。另外，袜子要干燥，透气性能要好，一般以棉线袜为宜。

晨起做保健运动以护肾

早上不要倦卧于床，久久不愿起来；而应在醒后睁双眼、展肢体、拍心胸、即着衣，然后刷牙、洗面，叠被理床。伴随刷牙的节奏，将脚后跟抬起、落下，反复运动，既可使脚脖子得到锻炼，也能防止小腿肚脂肪积聚。

晨间锻炼，在床上可做调神敛气、梳发摩头、摩耳、摩鼻等活动以养肾。唾为肾之液，齿为骨之余，为肾所主。发又为血之余，肾其华在发，开窍于耳。故以上活动可起到养肾的作用。

叩齿吞津，滋养肾精

古代养生家认为，叩齿吞津具有很好的保健养生作用。因为在叩齿的过程中会生出津液，肾在液为唾，叩齿催生唾液，是谓"金津"，"津"通于"精"，为肾精所化，咽而不吐，有滋养肾中精气的作用，故可健肾。

早晨醒来后，先摒除杂念，放松身心。然后嘴唇微闭，再慢慢地将眼睛闭上。完成上述动作之后，使上下牙齿有节奏地互相叩击。刚开始锻炼时，叩击的次数可以少一点，动作也最好轻一点，随着时间的延长，次数可相应增加。不过一般以36次为佳。力度可根据牙齿的健康程度量力而行。此为完成一次叩齿。

叩齿结束，接下来要发挥舌头的功用了。可以用舌头贴着上下牙床、牙面搅动，用力要柔和自然，先上后下，先内后外，搅动36次。这样做的目的是对牙龈、牙面进行按摩，改善局部血液循环，进而达到健齿的目的。在这个过程中，会有唾液产生，要将产生的唾液咽下。

没事经常搓腰眼

中医认为，腰为肾之府，常按摩腰眼可疏通筋脉，增强肾脏功能。坚持练习这样的动作，不仅可以温暖腰及肾脏，增强肾功能，加固体内元气，还可以疏通带脉、强壮腰脊。

搓腰眼就是用两手搓后腰，每天早晚各一次。两手握拳，大拇指和示指组成的小圆圈叫拳眼，用拳眼分别对准后腰脊椎两侧肾脏的位置，然后一边水平地来回搓，一边把肾脏向中间挤压。这个方法非常有效，如果女性月经时会腰痛、腿酸的话，可以用这个方法来缓解。

搓的过程中能够给肾脏带去热量，提升肾阳；向中间挤压的过程能够提升两肾脏的能量，所以，要一直搓到两侧肾区都感觉到热为止。

第三篇
孕前4个月，
备孕从细节入手

"细节决定成败。"对于孕育生命这一宏大的"造人"工程来说，细节更不容忽视。如果已经有了怀孕的打算，就要全面审视一下自己的生活方式，从生活环境、工作环境到日常的生活细节、锻炼方式等，都要做细致的检视，一些不良的生活习惯该改则改，一些好的生活习惯则要继续坚持。

　　这样，不仅能提高生活质量，按部就班地迎接幸"孕"的到来，而且对优生也有很大的帮助。

第120天 为怀孕创造一个良好的居室环境

夫妻私房话：老公，为了生一个漂亮宝宝，咱们是不是要改善一下室内环境？

居室空气清新

安静舒适，不拥挤，不黑暗，通风通气是最理想的居家环境。目前，居室空气污染问题已经引起了人们的关注和重视。除了大气污染之外，家庭装修、新型家具等挥发性有毒气体也会给女性及其家人健康带来不利影响。因此，必须注意室内通风，保持居室内空气清新良好。居室不必豪华装修，要选择无污染的合格产品，装修后不要急于入住，最好通风3~6个月。

居室布局合理

房间的整体布局以舒适明亮为主，空间不一定要很大、很宽敞，但要有科学合理的设计。可以用环保材料装饰得温馨舒适些、色彩明亮些，房间收拾得干净整洁些，家具位置摆放合适。夫妻生活其中感到精神愉悦、心情好，则有利于孕育。

温度、湿度适宜

居室内的温度、湿度适宜。一般温度保持在18~24℃。温度过高，使人头昏脑胀，精神不振，昏昏欲睡，或烦躁不安，间接影响卵泡成熟与排卵。温度太低，使人身体发冷，身患感冒，不利于受孕。夏天可通风降温，也可使用电扇、空调，但电扇不宜直对人吹，更不能长时间直吹。冬天可使用暖气升温，也可使用电热风。但用电热风取暖一定要注意安全，以防烫伤。

一般湿度以保持在40%~50%为佳。湿度太低，室内过于干燥，会导致人口干舌燥、鼻干流血、免疫力下降、焦虑不安、心烦等，同样影响健康及排卵，不利于受孕及妊娠。湿度太高，使被褥发潮，人体关节酸痛。所以，要保持适宜的湿度。室内太干，可在暖气片上搭湿毛巾，也可在炉上放水壶或洒水；室内太湿，可以放置去除潮湿之物或开门通气。

注意室内色彩搭配

研究发现，长期处在黑色调房屋里的人，即使不做任何体力及脑力活动，也会感到心烦意乱、情绪低沉、躁动不安、极度疲劳；在淡蓝色、粉红色和其他一些温柔色调的房屋里工作的人，一般比较宁静、友好，性情也比较柔和；在红色房间里工作的人，会感到心情压抑、万分疲劳。实验还表明，改变环境的色彩能够立即改变人们的心情。

因此，年轻夫妇在装饰房间的时候，应尽量使用柔和的冷色调。居室中的白色可以给人以清洁朴素、坦率、纯真的感觉，而蓝色可以给人以宁静、冷清、深邃的感觉。这两种颜色可以使神经尽快地松弛，使体力和精力得到很好的恢复。

如果觉得房间的布置比较单调，不妨用些艺术品来加以装点。如果居室小，东西多，使人感到拥挤和紧张，不妨用优美宜人的风景图片、油画来开阔人的视野。房间中各种色彩的合理搭配，可以使紧张劳累一天的夫妇在回到家后，尽快去除疲劳。选择夫妻俩都喜爱的颜色、图案来装饰居室，可使夫妻俩心情舒畅、精神愉悦，有利于受孕。

❤ 专家在线

房间色彩应与家具色彩相互配合，因为居室色彩具有强烈的心理暗示作用。选择自己所喜爱的颜色来装饰居室，可以保持心情舒畅。

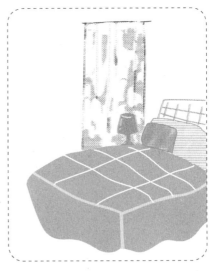

第119天 孕前不要住进新装修的房子

夫妻私房话：老婆，听人说，新装修的房子要晾3个月以上才能入住，咱们还是等等再搬进去吧。

新装修的房子先晾3～6个月

买新房、装修、怀孕、生子，听起来是非常完美的流程，其实并不妥当。因为新装修的房间中的一些装饰材料、新家具或多或少存在着对人体有害的有机溶剂、黏合剂等，对成人可能没有大的影响，但却可能对正处于各器官系统发育时期的胎儿造成不可逆的损伤。

所以即将怀孕的女性，千万不要住在刚刚装修好的房间里，更不能住进用劣质材料装修的房子。新装修的房子最好等晾3～6个月后再入住。

家庭装修污染自测

人们都担心室内装潢、装修及新购置的家具是否含有毒物质，对健康有无损害，以下方法可供我们监测时参考：

↘每天清晨起床时，有无憋闷感、恶心，甚至头晕目眩。

↘同住家人是否常患感冒。

↘虽然不吸烟，也很少接触吸烟环境，但经常感到嗓子不舒服，有异物感，呼吸不畅。

↘家里儿童经常咳嗽、打喷嚏，免疫功能降低。

↘家人常有皮肤过敏等毛病，只是程度不同。

↘家人共患同一种疾病，在离开此环境后症状消失，病情好转或痊愈。

↘新婚夫妻长期不孕，又查不出原因。

↘孕妇在正常怀孕情况下发生胎儿畸形。

↘ 在新装修的居室内，盆养植物叶子发黄、枯萎，不易存活，特别是一些生命力强的植物也难以正常生长，而这些植物在原环境中是生长茂盛的。

↘ 在新居室内养的宠物猫、狗或热带鱼莫名其妙地死亡。

如果新装修的居室或新买的家具有刺眼、刺鼻等异味，且半年后气味仍然存在的，则必须进行室内有害物质测定。

减少装修污染的方法

◎ 选择安全的装修装饰材料。室内装饰材料是造成室内污染的主要来源。国家已经颁布了10种室内装饰材料的有害物质限量，所以在装修选材方面，要严格按照国家标准进行选择。

◎ 新买的家具要通风。新买的家具一定要注意甲醛和苯的释放量，最好通风一段时间再用，或者到市场上购买竹炭、活性炭、负离子等多种室内空气污染治理材料，让家具里的有害气体尽快释放。人造板制作的衣柜在使用时，要注意避免将内衣、睡衣放在里面。

◎ 合理选择花卉来净化空气。合理选择花卉是优化室内空气质量的一个简单实用的方法。据花卉专家介绍，吊兰能吸收一氧化碳和甲醛；天南星能吸收空气中的苯和三氯乙烯；石竹能吸收二氧化硫和氯化物；月季、蔷薇可吸收硫化氢、氟化氢、苯酚、乙醚等有害气体。

◎ 借助工具净化空气。用空气清新器改善室内空气质量：如果室内空气流通不好，可安装空气净化器，以改善室内的空气质量。空气净化器可过滤尘埃、细菌和有害气体，同时还能释放有利健康的负氧离子，使居室空气清新。

快乐驿站——开心一笑

刘老汉家新安了个电话，他感到很新鲜，就给儿子打了一个电话。聊完儿子把电话挂了，刘老汉突然想起还有话没说，连忙对着话筒喊儿子。老伴在边上说："他已经把电话挂了。"

刘老汉生气地说："你懂个屁，就是挂了电话他也还没走远啊。"

第118天 正确使用电器，远离电磁辐射

夫妻私房话：都是要怀孕的人了，老婆，以后使用电器要小心点哦。

电视机

电视机产生的电磁波与终端显示器产生的电磁波类似，而且越靠近电视，辐射越强；亮度调节越高，辐射也越强。长时间接触终端显示器或电视机的电磁波，会引起眼球疼痛、疲劳等症状，严重者可导致流产、死胎、畸形胎儿的出现，这种现象称为终端症候群。因此，孕前女性最好少看电视。即使看，也应在距电视机屏幕2米以外。关机后立即远离电视机。

冰箱

冰箱由于每天24小时不停地运行，其产生的电磁污染也不容忽视。除了其背面是电磁辐射最强的地方之外，冰箱两侧面的辐射也不容忽视。平时最好不要频繁开关电冰箱的前门。

空调

长期在空调环境里工作的人，50%以上有头痛和血液循环疾病，而且特别容易感冒。这是因为空调使得室内空气流通不畅、负氧离子减少的缘故。孕前使用空调的时间不宜过长，要记得定时开窗通风，排放室内污浊气体。尽量每隔两三个小时到室外走一走，呼吸一下外面的新鲜空气。

电磁炉

电磁炉在运行时所产生的电磁辐射被炒锅所遮挡，但在移开炒锅时，辐射就十分惊人了。为了优生，孕前女性最好不要使用电磁炉。

微波炉

微波炉所产生的强电磁波是所有家用电器中磁场最强的，也是对人体健康威胁最大的电器之一。其所产生的电磁波会诱发白内障，并会导致大脑异常，还会降低生殖能力。因此，在使用微波炉时，要注意关好炉门，眼睛不要看着炉门，不可在炉前久站，最好在它运行期间离得远一些，并在微波炉结束工作10分钟后再打开炉门取用食物。食物从炉中取出后，最好先放几分钟再吃。

电热毯

在寒冷的冬季，使用方便、易于控制的电热毯成了不少人的取暖用具。但电热毯并非对任何人都适宜。特别提醒育龄男性，过度使用电热毯可影响正常生育。因为精子对高温环境特别敏感。如果长期处于高温环境中，可使阴囊、睾丸和附睾温度升高，从而影响精子的生成与成熟。

因此，孕前男性要学会正确使用电热毯：电热毯不要与人体直接接触，应在上面铺一层

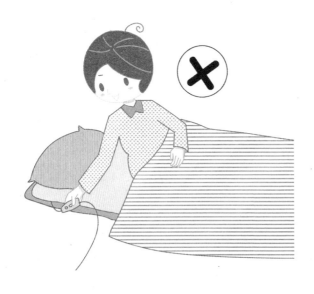

毛毯或被单。通电时间不宜过长，一般是睡前通电加热，上床入睡时要关掉电源，千万不能通宵使用。

电吹风

由于电吹风使用时靠近头部，其产生的电磁辐射对人体的伤害也就特别大。因此平时洗头后不要使用电吹风，最好让头发自然风干。

手机

手机接通瞬间释放的电磁辐射最大，最好在手机响过一两秒或两次铃声间歇中接听电话；手机辐射对人的头部危害较大，会对人的中枢神经系统造成功能性障碍，因此睡觉时不要把手机放在枕边；即使在辐射较小的待机状态下，手机周围的电磁波辐射也会对人体造成伤害，因此莫把手机当胸饰。

多吃胡萝卜等富含维生素的绿叶蔬菜，可以加强机体抵抗电磁辐射的能力。

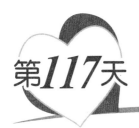

第117天 别让地面成为污染源

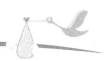

夫妻私房话：老公，以后可不要太懒了哟，平时要多擦擦地了。

进行地毯防霉处理

在都市里，地毯在家庭中和高档写字楼里的使用十分普遍，它舒适、华贵，又具有隔音、压灰、保暖的作用。但在享受舒适的同时，要注意别让它成为室内的污染源。

地毯受潮后（特别是在南方梅雨季节以后），要多开窗让它通风吹干。平时也要定期进行防霉处理，方法是用地毯清洗剂对地毯进行处理。在办公场所，这种工作通常由物业来做。但在家里，为了居室干净、家人健康，不要太懒惰，不要怕麻烦，这一项工作是一定要做的。

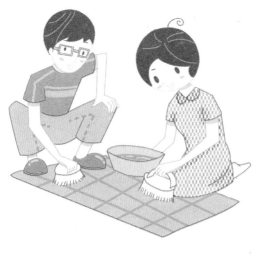

及时清除地毯上的灰尘

平时多用吸尘器吸除地毯上的灰尘。如果发生被虫咬的皮炎，这表明家中的地毯已经有了尘螨污染。科学统计表明，室内螨虫多达16种，以尘螨数量最多，分布最多的地方依次是地毯、棉被、床垫、枕头、地板、沙发等。随着人们整理和打扫卫生的活动，如扫地、铺床叠被等，它们就进入室内空气中，并分散到室内各个角落和地面。粉螨则滋生于饼干、奶粉等食品和粮食中，甜食螨则喜欢在白糖、片糖、麦芽糖、糖浆中取食，这两类螨，大多是通过人们饮食被吃进体内使人患病的。此外，还有一些螨直接叮咬吸血，使人染毒得病，如革螨、恙螨等。

一旦地毯中滋生了尘螨，吸尘器的作用就不大了，因为90％的尘螨是吸不掉的。但也不必为此慌张，用地毯清洁剂加灭螨药处理地毯，就可以达到除尘螨的目的。

不要让吸尘器变扬尘器

实际上，现代都市里，人们为了健康，更多地选择木地板或地砖作为室内的地面，这种地面更有利健康，也容易做好清洁工作。但是，事情也不是绝对的，有时地面上还是会出现扫帚扫不掉的灰尘。比如，在北方，冬季里，地板上常常有一团一团的灰尘，一扫地就会粘到扫帚上。这种情况下最好使用吸尘器清理地面。

吸尘器应该是许多现代家庭的必备用具，但有的吸尘器质量不佳，里面的过滤垫或集尘袋难以阻留吸入的细小尘粒。当使用这种吸尘器时，那些细小的粉尘会被散发到空气中，这样一来，吸尘清洁房间的行动，其实是使原来静止的灰尘又变成了飘尘和扬尘，对房间的空气进行再一次污染。

为了避免吸尘器变成扬尘器，通常使用高效率的纸质过滤袋。普通布质过滤袋的有效阻留率只有2.7％，而高效的纸质过滤袋可达99％以上。这种阻留袋由超细纤维制成，能充分达到吸尘而不扬尘的效果。因为能阻留直径0.5微米左右的尘粒，可谓是真正的吸尘器。

第116天 注意卧室的清洁卫生

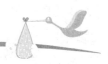

夫妻私房话： 老公，以后别在卧室里抽烟了，真的好呛人。

卧室应经常通风换气

据测试，人在安静时，每分钟吸入300毫升氧气，呼出250毫升二氧化碳。所以，经过一天的作息，卧室内空气就会越来越不新鲜。同时，卧室内又存在多种污染物，要改善卧室空气卫生质量，就需要注意增加通风换气时间。夏季开空调、冬季有暖气时，常常是关窗睡觉，因此在早晨起床后和晚上睡觉前，应开窗通风或用排气扇换气。自然通风至少需30分钟，机械通风也需15分钟以上。另外，每星期要清洗一次空调的过滤网；清洁卧室家具或地面垃圾时，宜使用湿抹布或拖把进行"湿式"清洁，最好不要用掸子、笤帚一类的清洁工具，避免做"灰尘搬家"的无用功。

室内忌用芳香剂

有些家庭习惯使用空气清新剂来以"香"清除"臭"味。其实，这样反而加剧了室内空气的污染。大多数芳香剂对人体的神经系统有害，少数还可导致造血系统损害，对皮肤黏膜也有刺激作用。偶尔使用芳香剂不至于造成危害，但对准备怀孕的女性来说，要尽量避免使用过多的化学制剂。

别在卧室里抽烟

在卧室内吸烟会严重污染室内空气，威胁吸烟者自己及家人的健康，这谁都知道。但有时，那些"大老爷们儿"就是不自觉，偏要在卧室抽烟，因此，在增加卧室内通风换气的同时，还是多劝劝他们，让他们不要在卧室内吸烟。

注意床上用品的清洁

床上用品直接与人体接触，而人体的皮肤每天要分泌皮脂，天天要出汗，时不时有皮屑和死亡的上皮细胞脱落，加上空气中的灰尘也不断沉落，最终均会落在床上用品上面。因此，床上用品应定期清洗和晾晒，每星期至少在室外晾晒一次，最多每2～3星期就要更换一次床单、被罩和枕套。

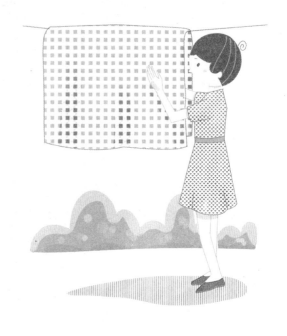

此外，还有一个合理化建议：如果生活条件可以的话，那就买一个小吸尘器放在床下。每天叠床时，用小吸尘器吸扫床单、被褥。特别提醒，每个月要清理一次吸尘器集尘袋!清理时，你就会知道这个建议有多重要了。

不要随便在床上坐卧

人们外出归来后，外衣上沾有大量的灰尘。这不是通常人们所说的尘土，它是有机物和无机物的混合物总称，其成分十分复杂：有人体排出和掉落的皮屑、毛发等碎屑；有动植物成分，如各种花粉、绒毛；有城市空气中的烟尘和烟雾；有别人呼吸、咳嗽、喷嚏形成的飞沫等；有建筑材料和地面摩擦产生的扬尘；特别是你可能坐过病人坐过的椅子，沾上了不知道的污染物……

想想这些心里都不舒服，假如你再躺在晚上要和你肌肤直接接触的床上，那不等于把这些脏东西直接往自己的皮肤上抹吗？所以，当你从外面回到家后，千万不要穿着外衣在床上坐，更不要睡在床上，以免外衣上的灰尘污染床上用品，影响人体健康。

第115天 建立科学的生活方式

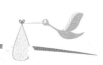

夫妻私房话：老公，你说咱们现在每日生活不规律，将来宝宝会不会也像我们一样？

开始调整自己的生活方式

怀孕前的健康准备，很重要的一项就是调整作息时间。因为当夫妻双方机体处于极度疲劳或患病的情况下时，由于营养和免疫功能不良，会使精子和卵子的质量受到影响，同时也干扰子宫的内环境，从而不利于受精卵着床和生长，导致胎停、流产或影响胎儿脑神经发育。

年轻夫妻从决定怀孕起，就要做好怀孕的准备，改变一些不良的生活方式（抽烟、喝酒等对优生的危害在后面会详细论述，在此就不赘述了），孕前要注意调养身体。

避免经常熬夜

男女双方在孕前长时间熬夜，会使精神萎靡、生物钟紊乱，整天处于昏沉状态，甚至出现呼吸困难、四肢乏力。在这种状态下受孕，会影响胎儿的生长发育，严重的会导致流产。所以，夫妻双方在孕前要早睡早起，作息规律，并加强体育锻炼。

忌超负荷工作

随着商品经济的发展，竞争愈来愈激烈，现代职场女性的工作节奏明显加快，精神上容易产生巨大压力，精神上和身体上的超负荷状态对健康是非常不利的。如果不注意休息和调节，中枢神经系统持续处于紧张状态，就会引起心理过激反应，久而久之可导致交感神经兴奋增强，内分泌功能紊乱，产生各种身心疾病。

因此，职场女性要注意缓解心理上的紧张状态，做到劳逸结合，合理安排工作、学习和生活，坚持体育锻炼。

孕前养成运动的好习惯

有的女性认为，在怀孕前静心修养、静待宝宝的来临是优生的保证。实际情况并非如此。如果女性在计划怀孕前的一段时间内，进行适宜而有规律的体育锻炼，不仅可以促进女性体内激素的合理调配，确保受孕时女性体内激素的平衡与精子的顺利着床，避免怀孕早期发生流产，而且还可以促进胎儿的发育和日后宝宝身体的灵活程度，更可以减轻分娩时的难度和痛苦。

对于男性来说，在准备要孩子前进行适宜的体育锻炼，可以让自己精力充沛、代谢旺盛，使得雄性激素的分泌大量增加，生精过程亦明显加快。加之附性腺的代谢功能得到提高，促使精子细胞成熟和活力增强，为受精卵的形成提供大量健康合格的精子。

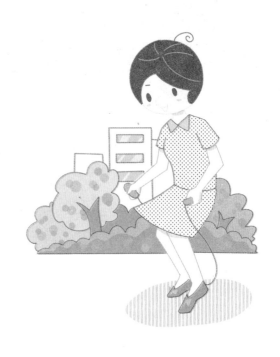

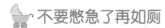 不要憋急了再如厕

大小便是人体排泄废物、净化体内环境的重要方式，粪便中的毒素若在肠道内停留时间过长，易被重新吸收进入机体而产生毒害。因此，每天即使尚无急迫的便意，也应定时如厕，这有助于形成条件反射，促使排便。

排尿最好每小时排1次，同时，多饮水也可促进排尿。这样可以减少尿液中有害物质对膀胱的刺激，防止膀胱癌的发生。

保持大便的通畅。如大便经常燥结难解，会使毒素在体内留存时间过长，不仅影响健康，而且皮肤也易干燥、粗糙及早衰。平时可多食蔬菜和水果，养成定时排便的习惯。一旦有便意不要忍，要及时上厕所。只要连续几次在某个时间点如厕，慢慢就会形成习惯，每天到这个时候就会产生便意，肠胃自然也就畅通了。长期便秘则要及时找医生诊治。

第114天 改变"夜猫子"的生活习惯

夫妻私房话：老公，现在是咱们备孕的关键时期，以后能不能不要熬夜上网了？

经常熬夜对优生有影响

男女双方在孕前长时间熬夜，会对身体造成多种损害，使精神萎靡、生物钟紊乱，整天处于昏沉状态，甚至出现呼吸困难、四肢乏力等症状。在这种状态下受孕，就会影响胎儿的健康发育。

◎ 经常疲劳，免疫力下降。经常熬夜，所造成的后遗症，最严重的就是疲劳、精神不振；人体的免疫力也会跟着下降，感冒、胃肠感染、过敏原等自律神经失调症状都会找上你。

◎ 头痛。熬夜的隔天，上班时经常会头晕脑胀、注意力无法集中，甚至会出现头痛，长期熬夜、失眠对记忆力也有无形的损伤。

◎ 黑眼圈、眼袋。夜晚是人体的生理休息时间，该休息而没有休息，就会因为过度疲劳，造成眼睛周围的血液循环不良，从而引起黑眼圈、眼袋或是白眼球布满血丝。而且，更糟糕的是，长期熬夜会慢慢地出现失眠、健忘、易怒、焦虑不安等神经、精神症状。

快乐驿站——开心一笑

一位女子结婚好久都没有怀孕，老公就问："我们结婚这么久怎么还没有小孩呀？"那位女子说了一句话差点把老公气死："我和我姐夫都有的，怎么和你就没有了呀？"

不要等困了再睡觉

等到困倦的时候再睡觉，大脑已经处于严重疲劳的状态。睡眠不好不仅影响身体健康，更重要的是影响第二天的工作和心情，对怀孕不利。为了保证睡眠过程中新陈代谢活动的顺利进行，每天应养成按时就寝的好习惯。

养成良好的作息规律

◎ 固定的时间入睡。每天大约22时、最晚23时入睡，在早上6时左右便会自然醒来。

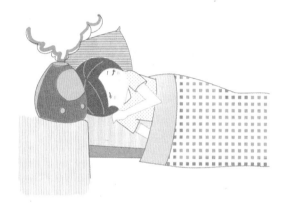

◎ 睡前不要吃得太饱。睡前2小时停止进食（水除外），吃得太饱容易做噩梦。

◎ 裸睡。60%有腰痛、痛经症状的女性，是因为睡觉时穿过紧的内裤引起的，裸睡可缓解这种痛苦。

◎ 睡前泡澡。以能承受的热水加一些粗盐，水位到肚脐为佳，浸泡10～20分钟，可起到温泉浴的效果。

最佳睡眠时间

现代研究发现，夜间0点至4点，机体各器官功能降至最低；中午12点至1点，是人体交感神经最疲劳的时间。因此，晚上22点30分至23点上床，到子时进入最佳睡眠状态，最能养阴，睡眠效果最好，可以起到事半功倍的作用。而午休只需在午时休息30分钟到1个小时即可。

第*113*天 提高睡眠质量为你带来好"孕"

夫妻私房话：老婆，昨晚睡好了没有？最近我发现你睡觉时睡得好香哟。

营造良好的睡眠环境

睡眠的好坏与睡眠环境关系密切。幽静、清洁舒适的环境，将使你心情愉快，有助于睡眠；而噪声、强光、振动等各种刺激，则是干扰睡眠的因素。

此外，室温过高或过低，室内通风不良，都会影响睡眠和健康。卧室温度以18～20℃为宜。在15～24℃的温度中，可以安睡，而过冷或过热均会使人辗转反侧。

冬季关门闭窗后，吸烟留下的烟雾以及溢漏的燃烧不全的煤气，都会使人不能安睡。冬季室内空气太干燥，对人的睡眠也有负面影响，最好买一个加湿器放在卧室。

在发射高频电离电磁辐射源附近居住，长期睡眠不好而非自身疾病所致者，最好迁徙远处。在隆隆机器声、家电音响声和吵闹的人语声中无法深睡，则应设法消除噪声。灯光太强所致的睡眠不稳，除消除光源外，也可避光而卧。

采取适合自己的睡眠姿势

睡眠姿势不对，经常会引发一些疾病或增加某些疾病的发病率。所以，保持正确的睡眠姿势与方向，对身体健康有着不容忽视的作用。尤其对于那些已患有某些疾病的朋友，选择适合自己的睡眠方式就更为重要了。

◎ 睡眠姿势：有仰卧、俯卧和侧卧3种。俗话说："立如松，行如风，坐如钟，卧如弓。"这卧如弓说的是睡姿以略为弯曲的侧卧比仰卧和俯卧为好。

◎ 睡眠方向：很多养生学家认为，头朝南或朝北睡眠，久而久之有益于健康，这是地磁对人体的影响。

睡前保健让你睡个好觉

不管孕前还是孕期，保证良好的睡眠质量是非常重要的。睡眠可以调节各种生理功能，稳定神经系统的平衡，是养生的一个重要环节。有规律的、保质保量的睡眠，有助于增强体质。掌握一些睡前的保健方法，能让你甜甜地睡个好觉。

◎ 睡前散步。人在晚间，一天的学习、工作、生活中，大事小事无不留存在大脑。大脑在晚间的活动十分激烈。此时，安排一个短时间不用思维活动的行动是有益于身心健康的，其中最简便而有效的方法是到室外散步。晚饭后出外散步，有利于消化，还能领略自然界的夕照佳景，呼吸新鲜空气，对健康十分有益。

◎ 睡前洗脚。上床前用温水洗脚，不仅可去足垢，使足部温暖；而且能引血气下行，使心宁神安而入睡。另外，温水洗脚，还有助于冻疮等足部疾病的预防和治疗。

◎ 睡前梳头。头部穴位较多，通过梳理，可起到按摩、刺激作用，能平肝息风、开窍守神、止痛明目等。睡前，可用双手指梳到头皮发红、发热，这样能疏通头部血流，改善大脑思维和记忆能力，促进发根营养，保护头发，减少脱发，消除大脑疲劳，更快进入梦乡。

◎ 睡前做眼保健操。眼睛在白天使用频率很高，所以，在睡前最好能进行适当的按摩或做一些眼保健操。如用手指对眼角穴位做10～20次按摩，对眼球的松弛和休息可起到很好的作用，使你的眼睛明亮有神，延缓视力减退。

♥ 专家在线

睡前饮少量的牛奶，能帮助人度过一个安静的夜晚。牛奶有安眠功效，晚上喝一杯牛奶，可起到很好的催眠作用，能抑制脑兴奋而使失眠者甜然入睡。

第112天 正确着装，大方得体更健康

夫妻私房话：老婆，其实你穿休闲装挺迷人的，我还听说长期穿紧身衣对怀孕也不利哟。

孕前女性不要穿紧身裤

女性穿紧身裤可使身材显得修长，更加婀娜多姿。但从生理卫生的角度来看，长期穿紧身裤有碍身体健康。夏、秋季出汗较多，女性穿紧身裤不利于会阴部湿气蒸发，容易引起细菌感染。如果总穿紧身裤，就会产生湿疹、皮疹、阴道炎等疾病，治疗起来相当麻烦。所以从健康观点来看，穿着以宽松为宜，牛仔裤、裤袜等不要穿着太久。

内外衣裤宽松时，由于空气流通，湿气容易散发出去；而紧身裤由于紧贴在皮肤上，不仅正常的湿气不容易散发，而且捂久了还会增加出汗量，冲淡阴道分泌物的酸度，使防菌能力降低。

专家在线

在过分潮湿的环境中，外生殖器和会阴部的皮肤经不得摩擦；过分湿润的环境又为细菌繁殖提供了条件，于是细菌就会乘虚而入，引起会阴部皮肤感染和泌尿系统感染。

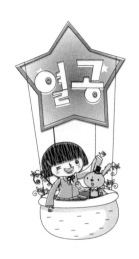

衣服质料要慎选

目前衣服的质料大多是化纤产品，有些人的皮肤不适于化纤品，容易产生过敏反应，这样就需要更换棉织品，特别是内衣内裤，应以棉织品为宜。一般说来，丝绸衣服对皮肤最"友善"，棉质衣服吸汗透气又便宜，纱质衣服飘逸又舒适，都是女性衣料的上好选择。

购买衣服时，应尽量选择甲醛释放量较低的品牌。购买时靠嗅觉来判断甲醛的浓度。若感觉眼、鼻、咽喉部有烧灼感，这样的衣服大多甲醛含量超标，不能购买。

买回新衣服后，不要迫不及待地穿上。衣服上多余的染料和助剂，可能引发皮肤过敏，出现红斑、发痒等症状，重者可连续咳嗽，继而引发气管炎等病症。所以新买的衣服应先用清水充分漂洗后再穿，这样不仅可以降低衣料的甲醛含量，因为甲醛易溶于水，所以还可以去除染料中化学物质对人体健康的危害。

孕前女性不要穿露脐装

时下，穿露脐装是女性中的流行趋势。尤其一些时髦女士在冷空气频繁来袭之际，仍然穿着露脐装。殊不知，肚脐是人体最薄弱的部位，风寒极易入侵。"寒冰之地草木不生"，身体内环境如果是"冬天"，"种子"就不会发芽。很多年轻女性小腹一直都是冰凉的，中医认为阳气不足者卵子质量不佳，会影响胚胎的受精。由于宫寒，受精后着床也不是很好，胎儿生长就不好，有流产的危险。

专家提醒，喜欢穿露脐装的年轻女性很可能因此患上妇科病而导致不孕，如果想怀孕，一定要改掉这个坏习惯。

孕前女性不要穿丁字裤

丁字裤又称T形裤，就是在会阴等皮肤娇嫩处，只有一条布带，这样很容易与皮肤发生摩擦，引起局部皮肤充血、红肿、破损、溃疡、感染；而且这种内裤的布料通常会选择人造布料，例如不透气的尼龙质地、合成纤维等，如果外界的空气潮湿，就容易导致细菌滋生，诱发过敏、真菌感染等妇科疾病。

另外，过紧的丁字性感内裤还会压迫肛门周围血管，使女性患痔疮的机会增加。而这些问题会为女性的受孕制造一些麻烦。因此，建议年轻女性，特别是准备怀孕的女性，最好不要长期穿丁字裤。

第111天 警惕化妆品中的有害物质影响怀孕

夫妻私房话：老婆，你就是那种"浓妆淡抹总相宜"的美女，其实你不化浓妆更漂亮。

孕前不要每天浓妆艳抹

大凡女性都喜欢化妆，可是，如果女性准备怀孕，最好少化浓妆，因为某些化妆品中包含有害化学成分，可能会影响受孕，甚至影响怀孕后胎儿的健康。为了避免这种现象发生，女性要尽量减少化浓妆的次数。

职场女性由于工作需要，对自己进行适当的化妆是必要的，但忌浓妆艳抹。因为目前市场上出售的化妆品无论多高档，还是化学成分居多，含有汞、铅及大量防腐剂。化学品会严重刺激皮肤，粉状颗粒物容易阻塞毛孔，阻碍皮肤的呼吸功能。另外，职场女性打扮过分，轻则与身份不相符，重则破坏自身形象，甚至直接影响自身健康。

指甲油易导致生畸形儿

指甲油除了会损害人体健康外，其中所含的一种名叫酞酸酯的物质，还容易引起孕妇流产或生出畸形儿。

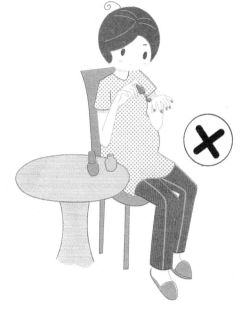

如果女性怀的是男孩，这种有害物质还会危害宝宝腰部以下的器官，引起生殖器畸形。所以女性不管是在孕前、孕期还是哺乳期，都应避免使用标有"酞酸酯"字样的指甲油或化妆品，以防酞酸酯引起流产或婴儿畸形。

此外，相比指甲油本身对人的影响，指甲油的气味对人的损害更大，一些化学成分挥发时，会变成气体进入人体，危害女性和胎儿的健康。所以，孕前女性不仅要禁止涂指甲油，甚至连美甲的各种小店都要避免光顾。

劣质焗油膏易引发过敏

焗油是把富含各种营养成分的天然植物油脂精炼成膏状物，对头发进行维护的技术。高级焗油膏确实有修复因各种外力而损伤的头发的功能，使头发湿润光泽，富有弹性。也正因为看到了这一面，如今焗油之风大盛，大有取代染发的趋势。但是，市场上出售的、美发厅使用的焗油膏并非全是高级营养产品，其中充斥着大量假冒伪劣、以次充好之物。这类劣质焗油膏成分复杂，对健康的害处不小。使用它的女性朋友常会发生过敏反应，如头皮屑增多，头皮奇痒，出现红斑、水疱，甚至眼和脸部都有不同程度的红肿。

冷烫精会导致月经不调

冷烫精的主要成分是硫基乙酸。该物质可导致女性的月经周期紊乱，影响生育能力和下一代的智力。

男性用发胶会降低精子活力

英国伦敦大学帝国学院的一项研究发现，成年男性如果长期使用美发产品，对其生育能力也有巨大伤害。长期使用发胶的人，其精子活力、数量明显低于其他人。

研究指出，这可能是因为发胶中含有化学物质磷—苯二甲酸盐，它会破坏男性激素水平。现代研究已经证明，防腐剂、塑料袋、美容美发用品等含有雌激素样作用的物质，会影响男人性腺发育，破坏内分泌轴的调控作用，导致激素水平异常。对于男婴来说，可能导致性腺发育不全综合征，包括尿道下裂、隐睾；对于成年男性而言，则可能诱发弱精子症和睾丸癌等。

第110天 远离宠物，避免弓形虫感染

夫妻私房话：老婆，听说养宠物对怀孕不好，咱们是不是把宠物送给朋友托管？

弓形虫对优生的危害

一些宠物如猫狗等小动物身上，大多寄居有弓形虫。弓形虫又称刚地弓形虫、弓形体，可以引发人畜共患的寄生虫病。如果女性怀孕之前3个月感染了弓形虫，胎儿就存在感染弓形虫的危险。

弓形虫病可直接影响胎儿的发育。感染时妊娠时间越短，胎儿受损越严重。若处于怀孕的最初3个月，可导致胚胎死亡，引起流产；幸存者到孕中晚期可引起早产、死胎及胎儿畸形，如脊柱裂、小头畸形、脑积水、小眼、兔唇、智力发育迟缓、肝脾肿大、无耳郭、无肛门、两性畸形等一系列严重后果。

由此可见，饲养宠物对于优生的危害性是极大的。

孕前不要接近宠物

现在很多年轻人都喜欢驯养小动物，尤其是以养猫和狗居多。这些可爱的动物能改善我们的心情，让我们的心态更平和。但对于那些即将怀孕的女性来说，应当远离小猫小狗，以免感染弓形虫病。

专家在线

饲养宠物的女性在怀孕前，必须要做一项叫做TORCH的化验。如果TORCH检验显示已经感染过弓形虫，那么可以不用担心，因为女性体内已经产生了抗体。

如果近期打算要小孩，最好不要养宠物。如果女性直至怀孕前一直接触宠物，则需在怀孕前去医院做弓形虫病毒检查。特别是此前有过不良孕产史、免疫功能低下者，更应该做此检查。如果检验显示女性从未感染过弓形虫，则表明体内还没有免疫力，那么，最好从孕前开始远离宠物。

第109天 戒烟禁酒，清除体内蓄积的烟酒毒

夫妻私房话：老公，为了咱们能生一个健康宝宝，你是不是先把烟、酒都戒了？

吸烟对优生的影响

烟草中有20多种有毒物质，其中尼古丁的毒性最大。孕前女性吸烟会引起月经失调，并减少受孕的可能；孕妇吸烟不仅影响自身的健康，而且直接影响胎儿的发育。

很多研究资料表明，烟草中的有害物质有抑制性激素分泌和杀伤精子的作用。有人检查了120名吸烟史一年以上的男子的精液，发现畸形精子比例与每天的吸烟量有关。每天吸烟量超过30支者，畸形精子率超过20%；吸烟时间越长，畸形精子越多。吸烟主要导致染色体异常和男性性功能降低。吸烟的男性，至少要戒烟3个月，才可以要孩子。

孕前饮酒对优生的影响

酒精对生殖细胞有不良作用，使受精卵质量下降，发育畸形，此时受孕，孩子出生后可引起酒精中毒综合征。酗酒的女性所生婴儿畸形危险性，比不饮酒女性高2倍。醉酒后的女性最好过20天后再怀孕。

酒精对前列腺有损伤作用，并可使精子结构发生变化。研究资料表明，长期嗜酒者的精子中，不活动的精子可高达80%，发生病理形态改变的高达83%。这种精子如果和卵子相遇而形成受精卵，发育形成的胎儿有可能是不健康的。也就是说，酒精可通过性细胞以及受精卵子产生不良作用，从而影响到受孕和胚胎发育。男性酗酒后与妻子同房怀孕，生育出低能儿、畸形儿的概率会增加，所以如果男性饮酒过多，则要80天后再考虑受孕，因为从精原细胞发育到成熟为具受精能力的精子，需80天左右。

第108天 调整体重，提高生育能力

夫妻私房话：老婆，其实你再丰满一点会更迷人，再说体重太轻对怀孕也不好呀。

育龄女性要避免过度肥胖

女性皮下脂肪较丰满，且相对集中于乳房、臀部和腹部。但若皮下脂肪积累过多，不仅无美感，而且会引发多种疾病，尤其是育龄女性，更应重视肥胖对生育的影响。

现代医学研究表明，肥胖可引起女子闭经、月经不调和不孕等。据统计，以往月经正常而肥胖后发生月经异常的女子中，继发性闭经及月经稀少或过多等发生率为50%，不孕症发生率为18.5%，较一般同龄女子高11.5%。肥胖女子不仅不易受孕，且怀孕后的产科并发症也较多。过度肥胖引起的妊娠高血压综合征、巨大胎儿、胎盘早期剥离、难产及胎死宫内的发病率都远远高于正常体重的女子。

肥胖还会导致会阴部多汗、外阴炎、湿疹及大腿根部摩擦性皮炎。上述疾病因瘙痒等症状，不仅给患者带来诸多难言之苦，而且还会引起性欲减退、性淡漠等，以致影响性生活，减少受孕机会。

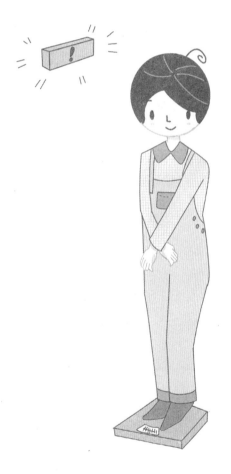

🛒 孕前有计划地调整体重

女性过胖或过瘦，内分泌功能都会受到影响，不仅不利于受孕，还会增加婴儿出生后第一年中患呼吸道疾病或腹泻的概率，且孕妇也易并发妊娠高血压综合征、妊娠糖尿病。因此，在准备怀孕前，无论过胖或过瘦，女性都应该积极进行体重调整，争取让体重处于正常状态。

标准体重取决于BMI值。BMI值是一种测量身体的体脂肪率的计算公式，公式是以身高和体重为计算基础的。

$$BMI值（孕前体重）=体重（千克）÷身高（米）的平方$$

如果BMI值小于20，说明偏瘦，需补充营养，这样的女性要多摄取优质蛋白质和富含脂肪的食物，如瘦肉类、蛋类、鱼类及大豆制品。

如果BMI值为20~25，说明体重在正常范围内，只需注意均衡饮食即可。

如果BMI值大于25，说明体重有些超重，需将体重调整到标准范围内。

如果BMI值大于等于30，说明过胖，应请营养医生制订科学合理的食谱，即注意控制热量的摄入，少进食油腻及甜味食品，争取将体重减到理想范围内。

🛒 过度减肥会降低生育能力

现代女性爱美，不少人都有过节食瘦身，不吃或少吃脂肪的经历。但对于计划怀孕的女性来说，如果过度节食减肥，达到蜂腰细腿的代价有可能就是与生育宝宝无缘。因为适当的脂肪是怀孕的条件之一，成年女性的脂肪过度减少，会造成排卵停止或症状明显的闭经。脂肪含量还可能影响雌激素水平，关系到雌激素是否呈现出活力。

第107天 远离影响怀孕的工作环境

夫妻私房话：老公，我成天在放射科上班，这样对怀孕不好，但我又不知道怎么跟领导说，怎么办呀？

放射线领域

◎ 需远离的工作：放射、核能发电、抗癌药物研究、电器制造、程控操作及石材加工等方面的工作。

◎ 职业危害：女性如果过量接受放射线，可能影响胚胎发育，增加流产的危险性。

◎ 优生建议：建议孕前3个月左右向领导申请调换工作，尽量减少与放射线接触的机会，在不得已要接触的情况下，必须采取有效的防护措施。

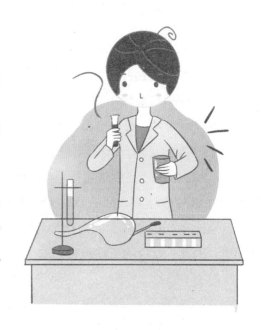

接触化工污染多的工作

◎ 需远离的职业：化工基地、化验室、加油站工作人员，以及造纸、印染、建材、皮革生产、汽车制造等行业工作人员。

◎ 职业危害：一些化学物质可进入女性中枢神经系统，抑制造血功能，引起胎儿贫血和造血功能障碍，引发畸形或流产。

◎ 优生建议：如果你的工作属于上面的某一种，会经常接触某种化学物质，那么一定要在怀孕之前3个月开始，一直到分娩结束，都要远离这项工作。

经常接触重金属的领域

◎ 需远离的职业：化妆品研制人员、美容师、理发师、电子装配工、印刷业操作员、照明灯生产者、摄影师以及胶卷制造工作者等。

◎ 职业危害：一些重金属进入人体后，能与人体蛋白质相互作用，使其失去活性，影响机体新陈代谢，严重者可致癌；如已受孕，还可通过胎盘渗透，引起胎儿早产或发育畸形。

◎ 优生建议：准备怀孕前最好暂停接触重金属的这一类工作。女性平时化妆也要注意避免使用含重金属的美容化妆品。

专家给出的职业建议

如果实在没法离开工作岗位，也要想办法做好防护工作。比如，如果女性是一名理发师，记得在洗发、烫发和染发的时候戴手套操作。同时要注意保持通风，尤其在喷发胶的时候，最好准备一个风扇，将气雾吹走。

如果某人的工作环境中有危害性物质，而夫妻任一方和此人的工作场所有接触，那么也有可能受到影响。比如，如果女性在一家出版社做校对工作，而办公室邻近冲洗照片的暗室，那么这名女性和里面工作的技师一样有接触有害物质的机会，甚至比他们还要多。因为技师可能在暗室里待的时间很少，而校对者要一直坐在那里。因此，女性除了注意自己的工作环境外，还要注意邻近的工作环境。

快乐驿站——脑筋急转弯

①后脑勺受伤的人怎样睡觉？
②为什么婴儿一出生就大哭？
③为什么生两个孩子刚刚好？

第106天 白领女性要当心办公室"杀手"

夫妻私房话：老婆，从现在起你就是重点保护对象，你在单位上班时自己也要注意了，别过多接触电脑、复印机等。

中央空调

写字楼里的中央空调制造了一种凉爽宜人的环境。刚从户外步入写字楼，也许会感到很舒适，但在里面待久了，可能会像许多人一样出现头昏、疲倦、心情烦躁的感觉。温度的突然变化会导致很多人生病。为保证室内空气新鲜，要经常开窗透气。尤其当冬季有暖气时，室内空气最好也能经常更换，以减少室内一氧化碳的含量。

电脑

电脑工作时，显示器散发出的电磁辐射，对细胞分裂有破坏作用。特别是当办公室密闭且有多台电脑同时工作时，室内空气污染严重，电磁辐射更强，对健康的伤害也就更大。因此，在准备怀孕以前，最好远离电脑；即使是别人操作的电脑，也要与它保持距离。

复印机

由于复印机的静电作用，空气中会产生臭氧，使人头痛和晕眩。复印机启动时，还会释放一些有毒的气体，有些过敏体质的人会因此发生咳嗽、哮喘。如果办公室里有一台复印机的话，可以跟同事商量，把它放在空气流通的地方，并要避免日光直接照射。

固定电话

电话是一种最容易在写字楼里传播疾病的办公用品。电话听筒上2/3的细菌都可以传给下一个打电话的人，是办公室里传播感冒和腹泻的主要途径。如果办公室里有人患感冒，或是如厕后未把手洗干净，疾病就会在办公室里蔓延开来，这样，很可能殃及自己。所以最好拥有一部独立的电话机。如果不得不和其他同事共同使用，至少应该减少打电话的次数；或者干脆勤快一点，经常用酒精擦拭电话的听筒和键盘。

饮水机

办公室里，方便、干净的饮水机自然少不了。然而，当我们享受着饮水机带来的便利时，却不知道买回后就从未清洗过的饮水机底座上早已长满了青苔，一直稳稳坐在角落里的饮水机远没有我们想象中的干净，二次污染现象较为严重。

专家们通过调查发现，饮水机如长时间（大约1年）不消毒或清洗，机内的储水胆会滋生大量细菌和病毒，还有沉积的污垢、重金属，甚至还会滋生红虫，严重危害人们的身体健康。据监督部门采样检测，在室温条件下，饮水机里的水第一天的菌落数可能为零，到第十天居然攀升到了8 000。这说明饮水机内是细菌滋生繁殖的良好场所。

因此，一定要定期清洗饮水机，特别是要清洗出水接口和水桶的底盘以及内胆。

二手烟

许多职场女性虽然不吸烟，但总处于二手烟的包围之中，所以一定要远离二手烟，它造成的危害并不比自己吸烟少。

当办公室里有同事抽烟时，不妨委婉地建议其去抽烟室或阳台。若羞于开口，则可以自己走到阳台上，趁机活动活动身体，呼吸新鲜空气。

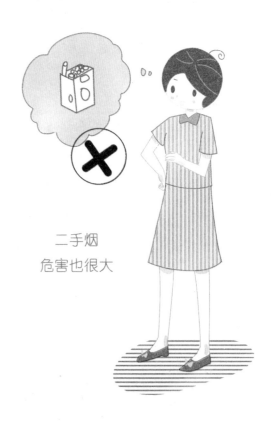

二手烟
危害也很大

第105天 正确使用电脑，以防辐射

夫妻私房话：老婆，经过慎重考虑，我决定以后这台笔记本就归你了，我就勉为其难用台式机吧。

男性不要将笔记本电脑放在大腿上

美国一项最新研究结果表明，如果成年男性不养成正确使用笔记本电脑的习惯，就有可能会影响到他们的生殖健康。

研究者称，男性最好不要将笔记本电脑放在大腿上，而应该放在桌上使用。研究结果认为，如果将笔记本放在膝盖上使用，笔记本发热及两腿对笔记本的支撑作用会使男性生殖器区域温度增高。如果长时间采取这种方式，就有可能导致男性精子数量减少。正常男性的精子产生需要维持合适的温度，将笔记本放在膝盖上使用，机器产生的热量及身体的不正确坐姿都会对男性生殖健康带来不良影响。

女性使用笔记本电脑更安全

研究显示，电脑辐射会影响卵子质量，但完全避免电脑辐射又不可能。大多数人以为，换上液晶屏幕就能远离电脑辐射，其实辐射最大的地方不是显示屏而是电源。美国健康专家说，笔记本电脑辐射比台式机小得多，想最大程度地避开电脑辐射，最好的方法是为笔记本电脑充好电，切断电源，用电池工作。

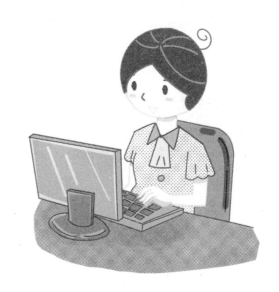

正确使用台式电脑的方法

◎ 防护工作要做好。操作电脑时，建议女性使用防辐射的电脑保护屏，穿上防辐射的马甲或围裙，并且要控制使用时间，及时关掉电脑，不要在网上无限制地浏览或打游戏，戒除全天开着电脑的不良习惯。

◎ 保持一定距离很重要。专家称，人的身体距离电脑屏幕应不少于70厘米，太近或太远都容易使人的眼睛疲劳。除非必要，使用电脑时，应尽量将屏幕亮度调低，因为屏幕亮度越大，电磁辐射越强；反之越小。使用时最好是正对电脑屏幕，相对于其他的地方，电脑显示器的前方辐射是最小的。电脑屏幕背面才是整个电脑辐射最大的地方，平时要避免长时间待在别的电脑背面。电脑显示器最好选用液晶的，能大大减少辐射量。

◎ 加强营养供应。上网期间要加强营养供应，多食用含有高蛋白和维生素类的食物。尤其是富含B族维生素的食物，如胡萝卜、海带、油菜、卷心菜及动物肝脏等。

◎ 留心从侧背面散发的辐射。办公室女性要留心电脑从侧背面散发的辐射，避免被包围在几台电脑中间，这样也能降低辐射伤害。可以请求将座位调换到靠窗的角落。

◎ 电脑前摆放小植物。养在透明玻璃杯中的芦荟、吊兰、虎尾兰、一叶兰、龟背竹是天然的清道夫，可以清除空气中的有害物质。而仙人掌（球）可抗辐射，如果在电脑旁放置一两盆仙人掌（球），可以帮助人体尽量少地吸收电脑所释放出的辐射。

◎ 注意补水。封闭的空调房里空气不流通且相当干燥，而在低温情况下，人体血液流动变慢，输送给肌肤的水分和养料自然会少得多，新陈代谢速度也会变慢，因此，不妨随身准备一小瓶喷雾。

◎ 及时洗脸。使用电脑过后，特别是上床睡觉前，要及时清洁脸部，避免脸部的静电灰尘进一步刺激皮肤。

第104天 办公室女性健康工作法则

夫妻私房话：老公，快来帮我捏捏肩，上一天班累死我了。

🍼 经常开窗通风

上班第一件事即应开窗通风，如不在计算机房等环境工作，除非极端天气，慎开空调，自然通风和阳光会大大改善身体和精神状况。

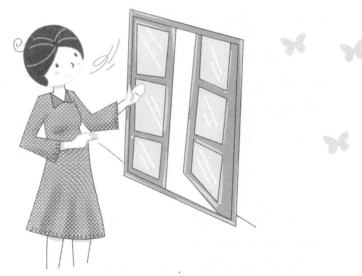

🍼 经常眺望远处

无声办公的氛围加上透明玻璃间内老板不时瞥出的目光对员工都是一种无形的压力，"压"得人异常紧张。在这样的工作气氛中，当你面对着厚厚一摞待处理的文案愁眉不展时；当你刚刚挨了上司的"钉子"，心中怒气冲天却不敢发作时，站在窗前眺望远方，并深呼吸，就能迅速释放你的压力。另外，不时眺望远方还可保护你的眼睛，缓解眼睛的干涩、疼痛感。

🛒 伏案工作的保健方法

对于伏案工作的女性来说，因久坐加上缺乏正常运动，会导致气血循环障碍，使抵抗力变差，引起多种妇科疾病。如果长期久坐或姿势不佳，经血容易逆流，造成慢性盆腔充血，骨盆会隐隐作痛，刺激到周围神经而造成血肿；有些是因久坐导致经血逆流入输卵管、卵巢，引起下腹痛、腰痛，尤其是严重的经痛，即所谓巧克力囊肿，也是导致不孕的原因之一。此外，气滞血瘀也易导致淋巴或血行性的栓塞，使输卵管不通；更有因久坐及体质上的关系，使子宫内膜组织因气滞血瘀而增生至子宫外，形成子宫内膜异位症。

因此，在工作时不妨定时起身，活动活动身体。许多人的工作习惯是一旦坐定，除非上厕所，决不轻易站起来。其实，健康的工作方式就是每工作1小时就要起身活动活动肢体，做一些握拳、捏指等放松手指的动作；或在阳台处伸臂踢腿，呼吸新鲜空气，加快血液循环。

🛒 久站工作的保健方法

首先，根据条件和可能，调节工作时间，或与其他体位的工作穿插进行。比如站立2小时，其他体位工作2小时，也可以工作1~2小时后休息几分钟。实在不能离开站立的工作岗位时，可用左右两只脚轮换承受身体重心的办法进行休息；或者每隔半小时至1小时，活动一下颈、背、腰等部位，至少也要让这些部位的肌肉做绷紧→放松→绷紧的动作，每次几分钟。

其次，长期站立工作应少穿坡跟或高跟鞋，以便使全脚掌平均受力，减轻疲劳。坡跟鞋脚掌用不上劲，高跟鞋腿部用力过大，都会很快引起疲劳不适。

第三，长期站立工作时应做工间操，方法如下：原地踏步3分钟，踮起双足跟，放下，再踮起；或者左右足跟轮流踮起、放下，每次3分钟。提起脚尖，让脚跟着地，双脚轮流进行，每次3分钟。轮流屈伸膝关节，也可同时屈膝下蹲，双臂向前抬平，然后复原，每次3分钟左右。

第103天 男性孕前要告别的不良习惯

夫妻私房话：老公，我今天帮你买了一个公文包，你以后就不要把手机放口袋里了。

久坐及憋尿

临床上有很多前列腺炎患者，而患慢性前列腺炎的罪魁祸首是久坐和憋尿。从生理学观点看，坐着可使血液循环变慢，尤其是使会阴部的血液循环变慢，导致会阴及前列腺部慢性充血、瘀血。短时间坐着尚好，但时间一长，会造成局部代谢产物堆积，前列腺腺管阻塞，腺液排泄不畅，导致慢性前列腺炎的发生。不仅如此，长时间地保持坐姿还会使阴囊处在潮湿、密不透风的环境中，容易产生湿疹。另外，久坐加上憋尿还可能造成细菌上行，诱发尿道炎或膀胱炎等男科感染。总之，长期久坐对男性健康非常不利。

建议：男性工作中不要长时间久坐不动，最好每隔40分钟左右起来活动一下，活动时间以不少于8分钟为宜，坐着的时间最长不要超过2个小时。

把手机放裤兜里

最新研究发现，男性经常携带和使用手机，其精子数目可减少30%，令生育能力下降。尤其是将手机系在腰带上或放在裤兜里，危害更大。某项显示手机辐射损害男性生育能力的研究，对221名男性进行了13个月的调查，对比了经常使用手机的男子与不常使用手机者的精子数量。结果发现，长时间使用和携带手机的男性的精子数量要比没有手机的少了近30％。而那些得以存活下来的精子也显现出不正常运动，可能进一步降低受孕率。

研究发现，即使手机处于待机状态，也会对男性生育能力造成损害。因为虽然手机不在使用中，但它也会不断发射信号，与最近的无线电波保持联络。

因此建议，男性最好把手机放在公文包里，尤其要远离身体的"脆弱"部位。通话时可使用耳机，通话时间不宜太长。下班后尽量将手机关机或放在离自己较远的地方。

穿紧身裤

有些男性，喜欢穿紧身裤，那些透气性差、散热不好的化纤类兜裆裤包裹着阴囊，让阴囊处于密闭状态，空气不流通，使细菌滋生，引起生殖道的炎症；同时也阻碍阴囊皮肤散热降温，限制血液循环，妨碍精索静脉回流，对精子的产生和营养很不利。长此以往，容易造成今后不育的不良后果，还容易造成供血量减少。特别是在炎热的夏天，阴囊会松弛，过紧的牛仔裤会影响阴囊所需的适宜温度。

因此，建议男性最好不要穿紧身裤，想穿牛仔裤的话，应选择稍大、透气性好、棉质的裤子。

长时间骑自行车

自行车一直是备受人们喜爱的运动和出行工具，然而过多地骑车却会影响男性的生育能力。骑车时身体前倾，腰弯曲度增加，让睾丸、前列腺紧贴坐垫而受到挤压，造成前列腺和其他附性腺慢性劳损、充血，长此以往会出现缺血、水肿、发炎等症状，影响精子的生成以及前列腺液、精液的正常分泌。此外，骑车过程中身体不停地颠簸和震动，可导致阴囊受损，阻碍精子的酝酿。

如果实在需要骑车，应控制时间，还可以将坐垫装上海绵套，或者通过安装减震装置来降低颠簸的强度。

专家在线

处于备孕阶段的男性最好不要骑车上下班，更不可骑着山地车在崎岖不平的路上行驶。如果你是自行车俱乐部的成员，孕前最好暂时退出。

第102天 孕前为自己买一份生育保险

夫妻私房话：老公，听说现在可以买一种生育保险，咱们是不是也买一份？

了解生育保险投保事宜

如果你觉得怀孕期间有保险的需要，那么准备怀孕阶段是你进行保险投资的最佳阶段。因为女性妊娠期的风险概率比正常人要高得多，所以目前保险公司对孕妇投保都有比较严格的要求。一般怀孕28周后投保，保险公司不予受理，要求延期到产后8周才能受理。

但如果是在准备怀孕阶段投保，就可以投保能覆盖妊娠期疾病的女性健康险，以保障生育期间的风险。不过，需要提醒的是，这类保险一般都有90～180天的等待期，甚至更长的时间，在等待期内发生保险事故，保险公司是不会给予赔偿的。

生育保险支付标准

各个地区的生育保险政策有所不同，以北京市为例，北京市人力资源和社会保障局规定，社保中心从2005年7月1日起正式实施生育保险政策，持有《北京市工作居住证》的在职人员及北京市民，可以享受北京市生育保险的待遇，其生育险医疗费支付标准为：

妊娠1～12周末前的产前检查费限额为520元；

妊娠1～27周末前的产前检查费限额为850元；

妊娠至分娩前的产前检查费限额为1 400元。

自然分娩医疗费定额标准为1 900元（三级医院），剖宫产医疗费定额标准为3 800元（三级医院）。

第101天 制订一个孕前健身计划

制订一个科学的健身计划

现在开始制订一个健身计划，按照计划进行健身，你将会获得最适合孕育胎儿的健康体质。

一周3~5天，每天20~60分钟的有氧运动，如步行或骑车。一周2~3天的肌肉加强训练，如力量器材训练，可去健身房，由健身教练指导训练。一周2~3天的柔韧性练习，如日常的伸展、瑜伽运动等。即使怀孕，这些运动也可继续进行。

一周健身计划表

日期	运动项目	运动时间
周一	步行或快走	20~60分钟
周二	打羽毛球	20~60分钟
周三	力量器材训练	由健身教练根据女性的体能决定
周四	游泳	20~60分钟
周五	瑜伽或打太极拳	由健身教练根据女性的体能决定
周六	爬山和骑车（不适合男性）	自觉累即可
周日	晚饭后散步	自觉累即可

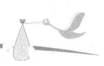

专家在线

如果女性平常不爱运动，那么现在就应该养成经常运动的习惯，循序渐进地增加运动量，先从一些轻松的活动开始，逐渐增加运动的方式和种类。

第100天 孕前健身首选有氧运动

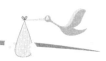

夫妻私房话：老婆，其实锻炼的方式有很多，如散步、游泳、踢毽子、转呼啦圈，就看你喜欢什么运动了。

散步，简便易行的有氧运动

散步，就是指不拘形式的从容踱步，闲散和缓地行走，四肢自然、协调的动作，可使全身关节筋骨得到适度的运动，加之轻松自如的情绪，可以使人气血流通，经络畅达，利关节而养筋骨，畅神志而益五脏。散步，不但可以健身，而且能够防病治病，是一种简便易行、行之有效的孕前运动方式。

散步之前，应该使全身放松，适当地活动肢体，调匀呼吸，使呼吸平静而和缓，然后再从容起步。散步时宜从容和缓，不宜匆忙，更不宜让琐事充满头脑。散步要根据体力，循序渐进，量力而行。做到形劳而不倦，勿令气喘。即使是健壮之人，也不可过累而耗气伤形，这样不仅达不到锻炼的目的，反而于身体有害。

游泳，帮助减肥的有氧运动

游泳时身体直接浸泡在水中，水不仅阻力大，而且导热性能也非常好，散热速度快，因而消耗热量多。实验证明：人在标准游泳池中跑步20分钟所消耗的热量，相当于同样速度在陆地上的1小时；在14℃的水中停留1分钟所消耗的热量高达428千焦，相当于在同温度空气中1小时所散发的热量。由此可见，在水中运动，会使许多想减肥的人取得事半功倍的效果，所以，游泳是保持身材最有效的运动之一。

跳绳，方便灵活的有氧运动

跳绳是一种非常好的运动方式，它适合于任何人、任何季节、任何地点。跳绳跟别的运动一样，要循序渐进。开始时，从1分钟做起。跳完1分钟，可以去做些放松运动，休息1分钟，再跳2分钟。3天后即可跳5分钟，1个月后可连续跳10分钟。不间断地跳绳10分钟，和慢跑30分钟消耗的热量差不多，是一种低耗时、高耗能的有氧运动。

跳绳也是一项极佳的健体运动，能有效训练个人的反应能力和耐力，有助保持个人体态健美和协调性，从而达到强身健体的目的。跳绳每小时消耗体内热量约4 280焦耳，并且使人心律维持在与慢跑大致相同的水平，而它却可以避免因跑步而产生的膝、踝关节疼痛的困扰。

慢跑，增强体质的有氧运动

慢跑若以锻炼为目的，每次不能少于5分钟，持续的时间越长，心肺功能的锻炼效果越好；若以减肥为目的，则应在20分钟以上。运动量和每次持续时间应循序渐进，一开始可以走跑结合、快慢结合，适应后，再逐步增加距离和速度。因故需停练时，也要逐日递减。

无论何时开始慢跑都有效果，起初可以少跑一些，或隔一天跑一次；经过一段时间的锻炼后，再逐渐增加至每天跑3 000～4 000米。慢跑时，动作要自然放松，步伐要轻快，双臂自然摆动；呼吸应深长而有节奏，可两步一呼、两步一吸，亦可三步一呼、三步一吸，宜用腹部深呼吸，不要人为憋气。跑的速度不宜太快，更不要冲刺。要保持均匀的速度，以主观上不觉得难受、不喘粗气、不面红耳赤，能边跑边说话的轻松状态为宜。

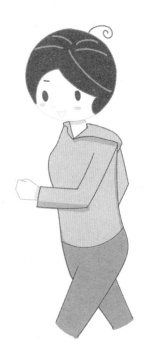

♥ 专家在线

慢跑时应选择平坦的路面，不要穿皮鞋或塑料底鞋。如果在柏油或水泥路面上跑，最好穿厚底胶鞋。如在公路上，应注意安全，尽量选择人行道。

第099天 普拉提运动可增强身体柔韧性

普拉提运动的好处

普拉提运动能够塑造腰部、腹部及臀部的肌肉曲线，在美化形体的同时增强机体器官的功能，增强控制、柔韧和协调能力。普拉提的动作相对平和，而且每个姿势都必须和呼吸协调，几乎不会对关节和肌肉产生伤害，是一种男性和女性都可以参加的运动。

普拉提——单腿动作

仰卧，将上体抬起，肩膀离地，左腿伸直，右腿弯曲。右手从外侧抱住脚踝，左手抱膝，呼吸1次。换腿重复动作。如此左右两侧交换各做8～10次。

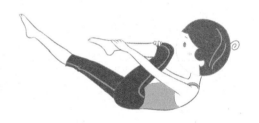

整个过程中上体不要放松，上背要离地。这组动作让身体更具有协调性，同时锻炼了身体上部的韧性和腹部肌肉及脊椎、骨骼的灵活度。

普拉提——双腿动作

仰卧，上体抬起，双膝收到胸前，把身体团紧。然后双手抱膝，吸气，并伸展开身体。呼吸的同时把身体收回到团紧状态。重

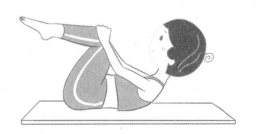

复6～10次。

这是一组伸展运动，类似游泳的动作，可以让身体和关节伸展开来，得到完全的放松。注意做动作时上体保持不变，肩膀要离开地面；打开身体的时候双臂从前到上，收回时是从旁边收回，抱膝。

普拉提——侧面动作

侧卧，让头、肩、髋在一条直线上。双腿稍向前收，左腿脚尖蹬地，脚后跟抬起，右腿抬起与髋同高。吸气，右腿后展，夹臀；呼气时向前踢两次。换腿，重复。两侧各做6～8次。

做动作时肩膀要放松，上体不能松懈。这组动作可以强化上肢肌肉，包括胸肌、上背部肌肉及腹横肌，同时可提高肌肉的柔韧性。

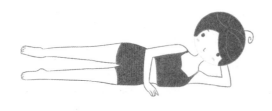

普拉提——全身动作

仰卧，手和脚的位置固定不动，双腿弯曲，左腿在前，右腿在后。吸气时单臂支撑身体起来，这时上身挺直成一条线；呼气时缓缓落下。换腿练习，各做4～5次。

动作应尽量缓慢、有力。在完成时若有困难，可用肘关节支撑于地上。这是关于身体平衡性的锻炼，能让身体更硬朗，同时锻炼了双腿各关节的灵活度。

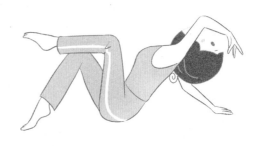

普拉提的呼吸要领

↘ 用鼻子吸气，用嘴呼气，讲究呼气的深度，尽可能地运用腹式呼吸的方法。

↘ 呼吸的速度不宜太快，与动作的速度基本一致，不要憋气进行训练。

↘ 运动时注意呼气，静止时注意吸气。这样可以缓解因肌肉用力而给身体内部带来的压力。

↘ 通过控制呼吸，把注意力集中在呼吸上，减少人对肌肉酸痛的敏感度。

第098天 选择适合自己的健身房

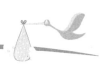

夫妻私房话：老公，我今天想找一家健身房，你下班后陪我一起过去，好吗？

实地考察后再作定夺

选择健身房，首先要考虑地理位置。尽量选择离家近一点的健身房。对于女性白领来说，则可以选择工作单位附近的健身房。此外，如果你是开车去健身房，别忘了注意是否有足够的车位，停车是否方便等。

另外，注意健身器械的数量是否充裕。

◎ 力量器械：应包括卧推架、深蹲架、龙门架，以及重量、大小不等的哑铃和杠铃，每个肌肉部位至少配备2～3种不同的训练器械。

◎ 有氧器械：有氧单车、跑步机、椭圆机等是否都能正常使用。留意一下跑步机等基本器械是否存在严重的排队现象，就基本上可以得出结论。

最好抽点时间进行实地考察，亲眼看看健身的各种设施和服务，确定它就是你想要的。

踩点的最佳时段是晚上6～8点。因为这个时段是一天中健身房人流最多的时候，选择这个时间去看，对健身房的人流量、通气情况、场地整洁程度、空间是否充足等细节都会有一个比较直观的了解。

专家在线

有的健身房价格便宜，健身设施也不错，但由于会员过多，容易出现洗浴排队、存放物品不方便等情况。所以选健身房一定要实地考察后再决定。

警惕新开张的健身房的装修污染

新开张的健身房，不仅看上去整洁，服务态度一般来说也很好。而且，为了促销，价格也相对优惠。但是，装修污染你可曾想到？

专业人士表示，健身房内的一些设施可能成为室内空气的污染源，比如：皮革、密度板、人造胶合板和家具、沙发等。特别是新装修、刚开张的健身房，很容易埋下甲醛超标、空气污染严重等隐患。

专家建议，健身需要选择正规、健康的健身房。可先实地调查，看看是否具备自然通风条件，空气中是否弥漫刺鼻气味。另外，健身房新装修后，应留心装饰材料、家具、器械中可能存在污染源的隐患。

避免选择地下健身房

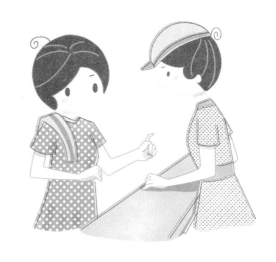

时下很多健身房都设在地下，面积倒是不小。光是那些器械就满满当当地排了五六排，全部启动时，远远看去，一排排人头上下晃动，跟海浪似的，锻炼的人还没晃晕，看的人就开始眼晕了。空气中散发着特别的味道，地板上晕开着刚刚滴下的汗水，就连器械上还保留着未来得及散去的热度。天花板上的换风扇悄无声息地吹着，但还是挥不去那股只属于健身房的味道。

健身本来是件要进行大量有氧活动的事，比如跑步，上气不接下气的时候，人总会觉得氧气不够。就算你没跑到这个程度，可是跑的人多了，平均每个人所能占有的氧气含量就会下降。如果在地下健身房锻炼，废气在有限空间里不断循环，这对于在健身房里做有氧运动的锻炼者来说，没有好处。同时，人体体表的汗液和微生物等也相应增多，此时如果空气交换不充分，空气中的细菌、病毒、病原体和二氧化碳堆积，就容易诱发咽喉炎、气管炎等呼吸道疾病。

第097天 可提高女性性能力的运动

夫妻私房话：老婆，感觉最近爱爱的时候，你表现不错哦。来，亲一个。

腹肌练习

强健的腹肌是保持理想性功能的重要条件。

仰卧，两腿屈曲，两手抱膝，将膝盖拉向胸部，稍用力，使两手略感颤抖，然后慢慢放松。接着伸展髋关节，尽力使两腿伸直放平。再收腿，屈髋关节，使膝部靠胸。反复做5次。最后，两手平放体侧，两腿伸直上举5次，或左右腿分别上举5次。

骨盆练习

骨盆前后向运动对锻炼骨盆和腹部肌肉十分重要。

半蹲，两膝微曲，两足分开60厘米左右，两手叉腰。吸气，将骨盆前推；呼气，将骨盆拉回，同时臀部尽量向后撅起。反复做10次。

盆底肌练习

凯格尔运动也叫盆底收缩运动，是一套可以用来增强盆底肌肉力量的练习。

在开始锻炼之前，要排空膀胱。运动的全程，照常呼吸，保持身体其他部位放松（在整个运动中，只有骨盆底肌肉是在用力的）。可以用手触摸腹部，如果腹部有紧缩的现象，则表明运动的姿势错误。

↘ 平躺，双膝弯曲。练习时，把手放在肚子上，可以帮助确认自己的腹部保持放松状态。

↘ 收缩臀部的肌肉，向上提肛。

↘ 紧闭尿道、阴道及肛门。女性可以将干净的手指放入阴道，如果在练习的过程中，手指能感觉到受挤压的话，就表明锻炼的方法正确。

↘ 保持骨盆底肌肉收缩5秒钟，然后慢慢地放松。5～10秒后，重复收缩。

🚼 开张练习

可增强女性对子宫、阴道和盆部肌肉的感觉。

仰卧，屈膝，分开大腿，轻轻分开阴唇，手放到大腿上，再移至腿根，同时尽量屈髋屈膝，再慢慢伸直大腿，感觉非常舒适。

仰卧，两腿分开，微曲。左手放在左下腹部，肩胛放松，大腿内侧肌肉有紧张感。膝部缓慢地做划圈运动，大腿内侧会出现快感。有这种感觉时，将注意力集中到耻骨隆突处，并上挺耻骨，但臀部不离垫。

🚼 挤压外阴练习

可使臀部和大腿健美，肌肉富有弹性。

俯卧，上肢侧展平放，右腿伸直，左腿屈膝架在右腿上，足背绷直，左膝尽量触地。扭搓髋部，然后髋、腹不动，维持10秒钟。再左腿在下、右腿在上做相同动作。左右腿各重复3次。越用力扭搓，阴道口及阴唇受的压力越大。由于大腿的挤压和放松，外阴部的血液会骤然减少和增加，外阴部即感到松弛舒适。

🚼 增强性能力的按摩方法

将双腿分开、伸直，坐好，微闭双眼。

将右手掌放在左手背之上，用左手掌按摩右腿内侧3分钟，从膝关节按摩至大腿根部。

将左手掌放在右手背之上，用右手掌按摩左腿内侧3分钟，从膝关节按摩至大腿根部。

每日早、午、晚各做1次，或一天做5次。

快乐驿站——猜猜小谜语

①小小马，不吃草来不吃油，骑来可以省力气。（打一交通工具）
②帅小伙，满脸毛，长的身材棒棒好。（打一生活用品）
③专与毛毛打交道，铁面无私锄小草。（打一生活用具）

第096天 孕前运动注意事项

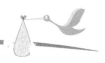

夫妻私房话：老婆，你最近每天运动，感觉怎么样？是不是感觉神清气爽了？

 ## 运动前做好充分准备

选择合身的运动服，包括支撑性的乳罩和舒适的运动鞋。

在剧烈运动开始之前，应该先做5分钟的准备活动，如伸展运动。简单地说，就是让全身的各个环节放松，扭扭腰，抬抬脚，转转脖子都行，为有氧代谢运动做准备。

 ## 运动前不要吃得过饱

运动前1～2小时吃饭较为适合。食物吃进胃里，需要停留一段时间才能被消化吸收，如果运动前吃得过饱，胃肠膨胀，膈运动受阻，腹式呼吸不畅，会影响健康。运动前应少食产生气体的食物，如豆类、薯类、萝卜、鱼肉等，因肠胃运动缓慢，气体不易排出，会造成气体瘀积，运动时易产生腹痛。

专家在线

运动过程中会流失大量水分，最好每隔15～20分钟补水一次，不要等口渴了再喝水。

 ## 运动时不宜急停

如果运动时突然急"刹车"，全身血液不能及时回流心脏，心脏给全身器官组织的供血也会突然减少，就会产生头晕、恶心、呕吐，甚至出现休克症状，因此运动后应继续做放松运动。

运动结束后进行有效的放松运动

运动结束后不应立即休息，应先进行有效的放松运动。剧烈运动后要继续做一些小运动量的动作，待呼吸和心跳基本正常后再停下来休息。

运动后不要大量喝水

夏天运动出汗多，易渴，如果这时大量喝水，会给消化和血液循环系统以及心脏增加沉重负担。大量喝水还会多出汗，引起体内盐分大量流失，从而导致抽筋、痉挛等现象。正确的做法是，运动后稍事休息，再适量喝点淡盐水。

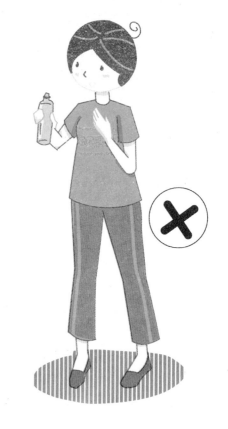

运动后不要马上吃冷饮

人体正常体温约37℃，运动后体温升至39℃或更高，如果马上吃冷饮，容易造成肠胃功能紊乱，出现胃肠痉挛，引起腹痛。

运动后不要立即吃饭

运动时，胃肠供血少，运动后立即吃饭，会影响胃肠消化功能，长此以往就会引发疾病。特别是冬季运动后，不要吃过烫食物，热刺激食管、胃肠后，易引发便血等症状。

运动后不要立即洗澡

运动时，血液多被调度到四肢及皮肤，运动后血液尚未回流调整好，马上洗澡，会导致血液进一步集中到四肢及皮肤，易造成大脑、心脏供血不足，令人产生不适症状。

第095天 女性经期运动指南

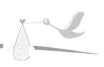

夫妻私房话：老公，这几天我的"好朋友"来了，能不能继续运动呀？

经期运动的好处

身体健康、月经正常的女性，在月经期间从事科学而适量的体育锻炼，对于促进机体的新陈代谢、改善盆腔的血液循环、减轻经期盆腔充血，以及减轻小腹下坠和腹痛等，都是颇有裨益的。同时，由于女性在月经期间，情绪上往往容易激动、烦躁，如适当参加一些体育锻炼，则能使人情绪愉快，使大脑皮质的兴奋和抑制过程更为协调，有助于调节经期的情绪，减少烦躁和不舒服的感觉。

经期运动方案

经期是雌激素分泌旺盛的时期，情绪会相对低落，常有压力感。尤其是月经开始的前3天，状态最不理想。性腺的变化很容易影响免疫系统，使得精力、体力以及抗病能力降低。一般到第5天开始逐渐恢复。

月经的前3天可根据自己的情况来决定运动形式，尽量以舒缓、放松为主，避免力量性练习。这个阶段适合做较为轻柔和舒缓的运动，比如瑜伽、太极等相对缓和的徒手运动。它们能够帮助身体血液的顺利流通，缓解压力。但是要避免增加腹压、腿位过高的动作。运动期间如感到疲劳，则需要立即停止运动，进行休息，避免造成出血过多或低血糖现象发生。

月经后期可以看情况安排慢走、慢跑等有氧运动。但应避免技巧性和反应性要求过高的运动，如网球、壁球等；避免参加剧烈的、震动大的运动，比如跳高、跳远、快速跑、踢足球；不能进行增加腹压的力量性练习，比如举重、练哑铃，否则，容易引起经期流血过多或子宫位置改变。

经期如果有咯血、哮喘、关节痛等并发症以及痛经的女性，最好暂停运动。

第094天 每天坚持做做健肾小动作

🛒 鸣天鼓

中医认为，肾开窍于耳，只有肾中的精气充足，一个人的听力状况才会比较好。若肾精不足、肾气亏虚，患者就会出现头晕、耳鸣的症状。经常练习鸣天鼓，有调补肾元、强本固肾之效。

鸣天鼓是我国流传已久的一种保健养生方法。其做法是：两手心掩耳，然后用两手的示指、中指和无名指分别轻轻敲击脑后一枕骨，发出的声音如同击鼓，所以古人称作"鸣天鼓"。肾虚的朋友每天睡前坚持做100次，或者早晚各50次，可以有效改善精神萎靡、睡眠不足、耳鸣、耳聋等症状。

🛒 搓腰眼

中医认为"腰为肾之府"，经常按摩腰眼可疏通筋脉，增强肾脏功能。坚持练习这样的动作，不仅可以温暖腰及肾脏，增强肾功能，加固体内元气，还可以疏通筋脉、强壮腰脊。

搓腰眼就是用两手搓后腰，每天早晚各一次。两手握拳，大拇指和示指组成的小圆圈叫拳眼，用拳眼分别对准后腰脊椎两侧肾脏的位置，然后一边水平地来回搓，一边把肾脏向中间挤压。搓的过程中能够给肾脏带去热量，提升肾阳；向中间挤压的过程能够提升两肾脏的能量，所以要一直搓到两侧肾区都感觉到热为止。

这个方法非常有效，如果女性月经时有腰痛、腿酸等不适，也可以用这个方法来缓解。

第093天 可提高男子性能力的运动

夫妻私房话：老公，你也要多运动哦，这样更能显出你的阳刚之气。

俯卧伸展

面部朝向地面，并将身体尽量伸直躺下，双臂向前伸直，头部轻微抬起。双臂尽量向前伸展，同时双脚尽量向后伸展，每次伸展动作维持10～15秒，然后慢慢放松。

猫姿伸展

俯地，双臂向前伸展，手掌触地，然后将膝盖以上身体向后拉至臀部接触脚。双脚作跪状，双膝贴地，臀部贴脚，尽量舒展手臂和背部。舒展动作维持10～15秒，然后慢慢放松，再重复整套动作。

俯卧撑

◎ 扩胸式。俯地，双手的手掌作为支撑点，双臂张开，与肩同宽，或比肩更宽，背部、腰部和臀部呈一条直线，肘部用力，屈臂运动即可。此方式主要锻炼的是胸肌、上臂的肱三头肌以及腹部肌肉。

◎ 夹肩式。动作与上同，只是双手间距较窄，并以双拳作为支撑点，拳眼向前。这种方式锻炼的是臂力，而且能增加手腕的力量和拳头的硬度。练习时应注意，所选的支撑地面可以先软后硬，手腕支撑时要绷紧，以免扭伤。

俯卧撑可以让男性下体周围肌肉张力、收缩功能增强，并增强局部血液循环，促进男性下体血液充盈，从而增强男性的性功能。

屈背部掌上压

姿势近似普通掌上压，不同的是膝盖贴地。双臂稍向胳膊头以外支撑地面，然后双臂做弯曲伸直的掌上压动作。注意维持腰部成微弯状态，每次动作维持10秒。然后重新做1次，切记要量力而行。

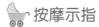 按摩示指

如果每天搭乘公交车上下班，在车上可以用示指钩住车内的扶手或吊环；也可以在闲暇时，两手示指相勾，反复牵拉；或利用伞柄按摩示指。

示指是人体经络大肠经的通路，示指尖端是商阳穴。刺激该穴位，具有明显的强精壮阳之效。而且这个方法不受场合、时间的限制，十分便于实施。

搓强肾穴

站立，用双手掌根反复搓摩背部肾俞穴(第2腰椎棘突下旁开5厘米处)约1分钟；再反复搓摩尾骨两侧，约2分钟。搓摩的力量可以稍大一些，以局部皮肤微红、有温热感为佳。

常跷脚尖

经常做跷起脚尖运动，可以锻炼屈肌，还能使三阴经穴位畅通。用脚跟走路可以锻炼小腿前侧的伸肌，疏通足三阳经穴位。两者交替进行，则有祛病强肾之功效。

对于男性而言，跷起脚尖小便可以增强肾功能。特别是在小便时坚持做跷脚尖运动，还可缓解因长期站立而导致的脚痛，辅助治疗慢性前列腺炎、前列腺肥大等病症，进而改善性功能。方法是双足并拢着地，用力跷起脚跟，然后放松。

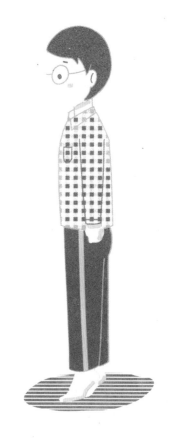

第092天 孕前忧愁抑郁善排解

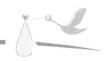

夫妻私房话：老婆，最近看你怎么心事重重的，是不是有什么事啊？

🍼 消除不必要的担心心理

白领女性平时的生活、工作压力较大，所以在怀孕前，心理矛盾和所承受的压力也会相对更大。有的女性担心产后会在单位里"失宠"，更多的女性担心自己身材会变形。其实，这些顾虑都是没有必要的。

毫无疑问，怀孕后由于生理上一系列的变化，体形也会发生较大的变化，但只要坚持锻炼，产后体形就会很快得到恢复。事实证明，凡是在产前做孕妇体操、产后认真进行健美锻炼的年轻女性，身体的素质和体形会很快地恢复原状并有所增强。另外，分娩时所产生的疼痛也只是短暂的一阵，只要能够很好地按照要求去做，同医生密切配合，就能减轻痛苦，平安分娩。

孩子是夫妻爱情的结晶，是夫妻俩生命的延续，为了夫妻间诚挚的爱，为了人类的不断繁衍，做妻子的应当有信心去承担孕育的重担。因此，计划妊娠的女性一定要调整好情绪，消除不必要的担心心理，始终保持愉悦的心情，这样才有利于怀孕，也才能生育一个健康、聪明的宝宝。

💟 专家在线

不要在情绪压抑时怀孕。人一旦处于焦虑、抑郁及有沉重思想负担的精神状态下，其生理功能必然有所改变，这样不仅会影响精子或卵子的质量，而且会影响胎儿的生长发育。

自我调节，有效分解

即有节制地逐渐发泄，或借助别人的疏导，把闷在心里的郁闷发散出来。女性在生活中受到挫折，甚至遇到不幸，可找自己的知心朋友、亲人倾诉苦衷，或向亲朋好友写信诉说苦闷，从亲人、朋友的开导、劝说、同情和安慰中，可得到力量和支持，使消极苦闷的情绪得到释放。

直接排泄不良情绪

有的人遇到不幸、痛苦时，大哭一场，让眼泪尽情流出来，方觉得好受些。哭是痛苦的一种外在表现，是一种心理保护措施。将内心的郁积发泄出来，从而使精神状态和心理状态平衡一致。有人在盛怒难以忍耐时，干脆找个体力活猛干一会，或外出跑几圈，这样把因盛怒激发出来的能量释放掉，心情也可得到平静。

发泄不良情绪，必须学会用正当的途径和渠道来排遣，绝不可采用不理智、冲动的行为，如摔打家具、打人骂人等，这些方式非但无益，反而会带来新的烦恼，引起更严重的不良情绪。

合理需求，知足常乐

在客观条件允许的情况下，尽量满足其合理的欲望或需求。衣食住行等生活必要物质的需求是正常的社会现象。物质决定精神，需求的满足与否，会直接影响人的情绪与行为，甚至导致精神情志病变。有些欲望仅靠疏导或强行压抑的办法，是难以从根本上解决的。只有当其生活的基本欲望得到满足时，才能获得心理上的满足与平衡。

第091天 不同性格女性的自我情绪调节

夫妻私房话：老婆，如果心情不好，我陪你出去走走，怎么样?

 内向稳定型女性的心理调整

这种性格的女性非常好的一点是情绪稳定，很少出现太大的波动；缺点是不太主动与别人沟通，在备孕期情绪会比平时波动大一些，所以自己一个人承受会有很大的压力。

这种类型的女性心理素质较好，但也不要什么都装在心里，应主动寻找一种适合自己的方式来疏解内心的不安。

心理调适方法如下：

↘ 可以向有经验的孕妇探讨自己担心的问题，很可能你会发现自己特别担心的，其实是很正常的事情。

↘ 把自己平时平衡心态的"有力武器"拿出来，或听音乐，或逛街，或写日记，一定有一样十分管用。

内向不稳定型女性的心理调整

这种性格的女性最容易产生心理问题，因为她本身的情绪波动大，又不善于和别人沟通，自己内心的焦虑和痛苦不能得到有效的化解，所以情绪不好时很难调整过来。

这种类型的女性在孕前就要了解自身的弱点，主动进行心理调整，稳定自己的情绪。

心理调适方法如下：

↘ 有意识地控制自己的情绪，一旦心情变坏，就尽量做一些或者想一些其他的事情来分散注意力。

↘ 如果真的特别担心或害怕，就把它都说出来，说给老公、父母或者好朋友们听，听一听来自不同角度的建议。宣泄之后，自己的心情就会平静，也许感觉事情并没有那么严重和可怕了。

外向稳定型女性的心理调整

这种类型的女性心态最好，性格开朗，情绪稳定，很善于调节自己。一般都不会出现太大的心理问题，即使出现情绪波动，也能很快调整过来，有自己一套调整情绪的办法。遇到心情不好的时候，动用自己平时调整情绪的绝招，一般都会奏效。

心理调适方法如下：

↘ 宽容能够使人健康乐观地面对眼前的一切。宽容的人从来不会为一些鸡毛蒜皮的小事而斤斤计较，也从来不会对别人的过错大发雷霆，因而这种人易于沟通交流，更易于搞好人际关系。

↘ 一旦感觉心情不好，不妨找些有趣的事情做，如听音乐、读书、逛街购物、洗头敷脸、散步游玩，或是与好友一起喝咖啡、聊天等。这些都能很快帮自己从不良情绪中走出来。

外向不稳定型女性的心理调整

这种类型的女性性格开朗活泼，喜欢与人交往，有不高兴的事喜欢倾诉；但是情绪不稳定，波动大，所以在孕前应控制自己的情绪，不要让消极的情绪任意泛滥。

心理调适方法如下：

↘ 性格开朗是此类女性的一大法宝，也是最有效的减压手段。多与人交流，会让你感到轻松。

↘ 自得其乐也是保持心理健康的一种方法，例如，通过琴棋书画陶冶性情，丰富生活；通过读书看报增长知识，开阔视野；通过跑步、做操、打球等锻炼身体，增强体质。

↘ 一定要注意控制自己的情绪，不能任其泛滥下去，找个朋友倾诉或者做件有意思的事，把自己从坏心情中解脱出来。

第四篇
孕前3个月，
进入备孕关键期

处于备孕期的年轻夫妇，从这个月开始，就可以有针对性地进行营养调理了，让体内的营养处于健康均衡的状态。特别是女性，更要均衡摄入各种营养。因为孕前女性体内的营养状况不仅关系到能否正常受孕，而且关系到怀孕后胎儿是否能健康地发育。

　　进入备孕关键期，最重要的一件事就是补充叶酸。由于通过饮食补充的叶酸根本无法满足怀孕的需要，因此，孕前女性最好在医生的指导下科学补充叶酸。

第090天 创造良好的家庭氛围

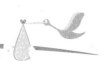

夫妻私房话：老婆，我最近发现你越来越可爱了。来，抱抱。

和谐的夫妻关系有利于优生

和谐的夫妻关系是优生的基础。良好的夫妻关系不仅有助于夫妻性生活和谐，更是良好家庭氛围的基础。和谐的性生活是优生的先决条件，而良好的家庭氛围是孕育一个健康、聪明宝宝的先决条件。专家指出，在幸福和谐的家庭中，胎儿会得到良好的生长环境，从而健康顺利地成长，孩子生下后往往也健康聪明。反之，夫妻感情不和睦，彼此间长期的精神刺激，过度的紧张、忧愁、抑郁，都会使大脑皮质的高级神经中枢活动受到障碍，可引起一些疾病，并直接影响胎儿发育。

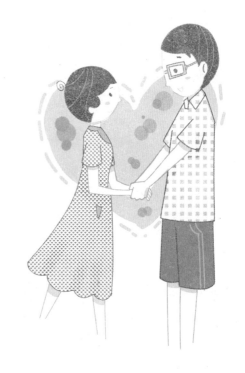

因此，在准备怀孕前，夫妻俩就要不断加深夫妻感情，保持和谐的夫妻关系，从而营造一个良好的家庭氛围。

打破错误的观念

许多人认为，结婚就是居家过日子，不需要卿卿我我的浪漫。其实这种观念和认识是极其错误的。的确，结婚后的生活变得现实多了，但结婚后的夫妻生活除了油盐酱醋和锅碗瓢盆之外，还需要融洽、深厚的感情。只有不断发展类似婚前的那种恋情，平凡的生活才会产生乐趣，人们才能从生活的繁琐中体会到两人互相支持与体贴的幸福。否则，每天埋头于生活琐事，渐渐地就让人产生了厌倦的情绪。

婚后继续表达爱慕之情

夫妻感情的加深与巩固，取决于双方的努力。人的感情会随着生活条件、地位、交往等变化而变化，只有不断沟通，使双方相互理解，才能维系和发展夫妻间的感情。为此，夫妻间应学会表达自己的感情，适时地对配偶的行为给予反应，赞扬的事要说出口，反对的事要讲究分寸与策略。

生活在现代文明社会的夫妻，要充分利用语言进行沟通。偶尔打趣或开个玩笑，就能使气氛活跃起来；表示一下亲热，说一句温柔体贴的话，立即会唤起对方心底的春潮；一句抱歉或亲切的抚慰，立即可化解对方的怨气；争论不休时，却因一句甜蜜的情话和温柔的爱抚而变得心平气和……语言有着如此奇妙的效果，你不妨试一试，相信能使对方和自己都感到幸福！

不要把自己的意志强加于人

夫妻双方的性格、习惯、脾气都是长期以来逐渐形成的，很难改变。如果一方硬把自己的生活习惯强加给对方，不但不会达到预期的效果，反而会使矛盾恶化。因此，夫妻双方有些无关大局的习惯，可以慢慢适应，不能要求对方立即改正。

如果你认为对方的习惯确实有改的必要（如吸烟、酗酒），那就选择双方心情都比较好的时候劝说。对于比较难改的习惯要反复地、心平气和地商谈，直到对方认识到自己的习惯确实不好并努力改正为止。当然，少量抽烟、饮酒也不能认为是婚姻的大敌。

避免为小事争吵

夫妻间的争吵、矛盾常由小事引起，不一定非断出个是非，声音大点儿、态度硬点，就算把对方压下去了，又哪里会赢得喜悦？如果态度温和，语调低缓，或者干脆不吭声，以沉默相对，对方火力发射无目标，也就气焰减弱，吵不起来了。

第089天 加深夫妻感情的方法

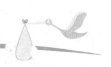

夫妻私房话: 老公，你答应我每天最少亲我一次的，可别忘了呀。

学会共同创建新的生活

夫妻要注意从琐事中理出头绪，分清轻重缓急，学会忙中偷闲。夫妻俩的娱乐和感情交流，不仅仅是巩固和发展夫妻关系的需要，同时也是对繁忙紧张工作的调剂。它可使紧张的神经和压抑的感情得到放松和宣泄，从而使人能以更旺盛的精力和充沛的体力去投入工作，应付日常事务。

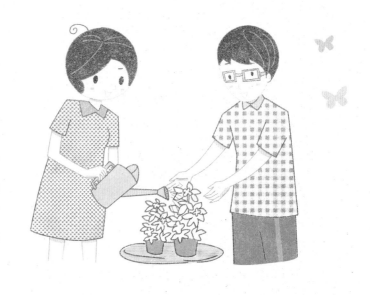

演好你该演的角色

任何拥有或希望拥有美满婚姻的人，都不会拒绝为婚姻做改变和努力。无论年龄多大，男人身上总有父性和男子性，女人身上总有母性和女子性。夫妻双方有意识地改变一下既定角色，就会给婚姻注入新的活力。妻子的母性会给丈夫一种安全感，而女子性又会激发丈夫的爱意；丈夫的父性会给妻子一种心理的依托与信赖，而男子性则会大大激发妻子的爱意。这些都是男女的天然属性。

夫妻间不要总是想到自己的尊严

夫妻间绝对不应嘲笑谁表现得主动，或谁表现得热情。因为主动和热情本身就是对爱人的一种尊重与依赖，如果以此取笑对方，不但伤害对方的自尊心和真挚感情，也是对自己在对方心目中的形象和地位的不珍惜。

夫妻间要互相信任

互相信任也是很重要的一个环节。婚姻不是儿戏，既然对方已成为自己的伴侣，就应该给予对方全面的信任，不可以胡乱地猜忌，否则将会造成许多不必要的、令自己后悔莫及的后果。同时应该对自己有充分的自信，相信自己的选择正确，不要像挑衅一样总对对方提出质疑，这也是对对方的一种起码的尊重。

不妨把爱说出来

很多夫妻以为结婚了，或都老夫老妻了，整天爱呀爱的，多肉麻呀！其实不然。说出你的真实情感，会给双方带来爱的愉悦，容易使对方产生"我要很好地爱他（她）"的感情回报。关切、问候、温存，分担彼此的快乐和忧愁，都是爱的表现。

增加身体接触

夫妻间亲昵、爱抚不可少。大多数中国夫妻白天相敬如宾，只有睡觉时才有身体接触，这不利于感情沟通。有时候友爱地勾一下肩、搭一下背，或轻轻地拥抱一下、吻一下，都会使双方从生理到心理上感受到爱，并由此产生对爱的积极情绪。

把性不满说出来

由于男女性高潮的差异，往往女性达不到性满足。妻子要把对性的不满说出来，不能以为只要丈夫爱你，他就知道你要什么。你不说出来，丈夫根本不知道你怎么想，而不温柔的丈夫又往往草草了事。可以说，性事的沟通是夫妻沟通的重要内容，切莫因有思想顾虑而影响夫妻感情。

第088天 以愉悦的心情迎接妊娠

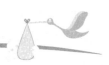

夫妻私房话：老婆，要是生个女孩像你一样漂亮，那该多好呀！

女性拒绝生育有损身体健康

在一些知识分子特别是白领中，工作、事业及个人的生活质量往往都排在十分重要的位置。而对于生育，却一直抱有拒绝心理，总认为生育后身材会走形，很快就会衰老。专家提醒，拒绝生育反而有损身体健康。

研究指出，女性的一生中如果有一次完整的孕育过程，就能增加10年的免疫力。这种免疫力主要针对许多妇科疾病，如乳腺癌、卵巢良性肿瘤及卵巢癌、子宫内膜癌、子宫内膜异位症等，这些都与生育状况有关，因为不生育的女性得不到孕激素及时有效的保护。

专家认为：在妊娠期和哺乳期，因激素的作用，孕产妇体内的卵巢暂停了排卵，直至哺乳期的第4~6个月才恢复。由于卵巢推迟了一二十个卵子的排出，结果是生育过的女性可能被推迟了更年期的到来，延缓衰老的过程。因此，有的女性认为生育过的女性更年期会早于未生育的女性，这是不正确的。

不必担心怀孕会影响身材

部分女性生孩子后身体会发胖，这是内分泌激素和产后过分进补所致，是一种暂时的现象，只要注意合理增加营养，并坚持适宜的运动，大多可以恢复产前的体形。生孩子还能使女性从养育子女的辛苦中，体会到长辈对自己的养育之恩，享受子女的亲情，使人生更加成熟与完美。

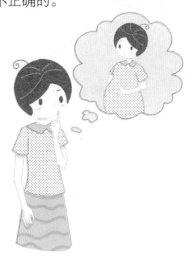

怀孕也会带来意外的收获

很多人把怀孕理所当然地看作是"磨难"，认为这10个月更像是幸福来临前的一段不愉快的经历。其实怀孕能给女性带来意外的收获。

◎ 感觉变得更灵敏。怀孕似乎能让女性的嗅觉、味觉更加灵敏。虽然这样灵敏的嗅觉在怀孕初期可能会加剧晨起时的恶心感，但到了后期，灵敏的嗅觉和味觉能让女性享受各种美味。这是因为孕妇体内雌激素含量过高，而且灵敏的嗅觉会让孕妇自觉抵触有害物质，如烟或过期的食物，是身体的一种自我保护措施。

◎ 带来新的健康习惯。因为害怕影响胎儿健康，许多女性在怀孕以后改掉了很多不良的生活习惯，比如吸烟。某些女性，尤其是那些患有糖尿病的女性，会充分利用怀孕这个阶段来学习如何控制自己的血糖。这些新养成的健康习惯会让女性终身受益。

◎ 告别了痛经。虽然分娩后不久，月经还是会恢复，但是，这次和往常不同，有了一个可喜的变化：令人烦恼的痛经减少了，甚至基本消失了。这是一个很普遍的现象，目前原因还不得而知。这可能是因为生育消除了子宫中的某些前列腺素受体点。前列腺素是一种具备多种功能的激素，功能之一就是令子宫在运动中收缩，这也是导致痛经的原因之一。

◎ 患癌症的概率减少了。怀孕期间，女性体内持续高水平的孕激素，对女性生殖器官具有很好的保护作用；而伴随怀孕而来的排卵暂停，也是女性身体各项功能进行调整的良好缓冲。

快乐驿站——脑筋急转弯

①老费养了一只狗，并且从来不帮狗洗澡，为什么狗不会生跳蚤呢？

②华先生有个本领，那就是能让见到他的人，都会自动手心朝上。这是怎么回事？

③为什么大家都喜欢坐着看电影？

第087天 维生素与优生关系密切

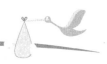

夫妻私房话：想不到维生素对怀孕有这么大的好处，老公，你以后可要多买水果给我吃哟。

叶酸，可预防胎儿神经管畸形

最近医学界调查发现，在受孕前预先服用一种B族维生素即叶酸1个月以上，胎儿出生缺陷的发生率可减少50%。神经管缺陷多发生在妊娠早期，无脑儿和脊柱裂是最常见的出生缺陷，发生率在0.08%～1%，各地区和民族差异较大。无脑儿出生后即刻死亡，大部分脊柱裂婴儿存在不同程度的残疾。专家认为，受孕1个月后的卵胚可能已存在神经管缺陷，故在受孕1个月后服叶酸，不能预防出生缺陷；而受孕前1个月以上开始服用叶酸，则胎儿出生缺陷的发生率可减少一半。

年龄超过35岁的女性由于受孕后细胞的纺锤丝老化，生殖细胞分裂容易出现异常。曾经生育过1胎神经管缺陷的女性，再次发病的概率是2%～5%；曾有2胎同样缺陷者，概率达10%。而患者的同胞姐妹发病的概率也比较高。以上这些容易发生神经管缺陷的高危人群，更需要预防性服用叶酸。美国先天性出生缺陷规划处的资料证实，经常服用多种维生素的女性人群，胎儿出生缺陷的发生率比较低。可见育龄女性每天服叶酸，有益于未来宝宝的健康。

维生素C，为卵子提供养分

维生素C又称抗坏血酸，是一种水溶性维生素。维生素C能促进氨基酸中酪氨酸和色氨酸的代谢，改善铁、钙和叶酸的利用率，促进铁的吸收，对缺铁性贫血有辅助作用。维生素C具有保护细胞、抗氧化、抗癌的功效，并对维生素C缺乏症有防治作用。维生素C还可以提高白细胞的吞噬能力，从而增强人体免疫力。

英国列斯大学研究发现，在那些曾服用过多种维生素丸的女性中，她们的卵子周围的液体中均含有丰富的维生素C和维生素E，这些液体负责给予卵子养分，而其中的维生素则对卵子的受精机会起重要作用。

维生素C是人体需要量最大的一种维生素。一般情况下，成人每日摄取60~80毫克就能满足需要。其主要来源是柑橘和蔬菜，在蔬菜中，尤以青椒含维生素C最为丰富。

维生素E，提高女性生育能力

维生素E是一种脂溶性维生素，又称生育酚，是一种非常强的抗氧化剂，被誉为血管清道夫，是维持女性生育功能及人体心肌、外周血管系统、平滑肌正常结构所必不可少的元素。

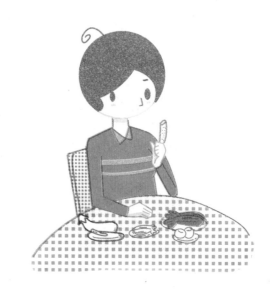

生育酚能促进性激素分泌，使男性精子活力和数量增加；使女性雌激素浓度升高，提高生育能力，预防流产。

富含维生素E的食物有：蔬菜、水果、坚果、瘦肉、乳类、蛋类、压榨植物油等。蔬菜、水果包括猕猴桃、菠菜、卷心菜、羽衣甘蓝、莴苣、甘薯、山药；坚果包括杏仁、榛子和胡桃；压榨植物油包括向日葵子油、芝麻油、玉米油、橄榄油、花生油、山茶油等。此外，红花、大豆、棉子、小麦胚芽、鱼肝油中都有一定含量的维生素E，含量最为丰富的是小麦胚芽。

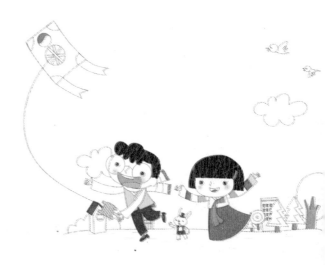

第086天 从现在开始，每天坚持补叶酸

夫妻私房话：老婆，你今天的维生素片吃了吗？可不要忘了呀。

叶酸的保健功效

叶酸是在绿叶蔬菜、谷物和动物肝脏中发现的一种B族维生素，是女性在做母亲前必须补充的一种维生素。虽然身体对这种营养素的需求量并不大，但是它却对胎儿的发育和基因表达起着至关重要的作用。

叶酸是人体细胞生长和造血过程中所必需的营养物质，它最重要的功能就是制造红细胞和白细胞，增强免疫力。一旦身体缺乏叶酸，就会导致严重贫血，因此叶酸又被称为"造血维生素"。

人体缺乏叶酸，会表现出多种病症，主要表现为巨幼红细胞性贫血、舌头红肿疼痛、精神萎靡、容易疲劳、健忘、失眠、儿童生长发育不良等。孕妇缺乏叶酸，可引起流产、胎儿神经管畸形（脊柱裂、无脑儿）。叶酸摄入不足还会导致动脉硬化，是心血管疾病的致病因素。

怀孕以及长期口服避孕药的女性容易缺乏叶酸，爱喝酒的人、甲亢患者、癌症患者也需要补充较多的叶酸。

从食物中摄取的叶酸无法满足需要

我们日常生活中所食用的绿叶蔬菜，如菠菜、生菜、芦笋、龙须菜、油菜、小白菜、甜菜等都含有丰富的叶酸。谷类食物中，如酵母、麸皮面包、麦芽等也富含叶酸。水果中，如香蕉、草莓、橙子、橘子等也富含叶酸。此外，动物的肝脏中也富含叶酸。

但是，由于叶酸具有不稳定性，遇光、遇热易失去活性，蔬菜储藏两三天后叶酸会损失50%～70%，不当的烹饪方法（高温爆炒、炖煮等）会使食物中的叶酸损失50%～95%，且人体肠道对叶酸的吸收率仅为25%～50%，所以要提高叶酸的获取率，就要吃新鲜的蔬菜，同时注意烹调方式。柑橘类水果中叶酸含量也较多，而且食用过程中损失少，是补充叶酸的首选。

一般人每天需要叶酸200微克，而孕妇每天至少需要400微克。我国居民每日平均从膳食中获得50~200微克，这一数量远不能满足孕妇的需要。

坚持每天服用叶酸制剂

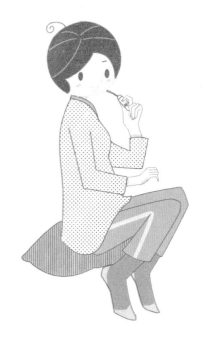

怀孕最初的8周，是胎儿重要器官快速发育的阶段，当女性意识到已经怀孕时，可能已经错过了小生命发育的最重要的时期。因此，女性应至少提前3个月开始补充叶酸。这样到怀孕时，体内叶酸已达到理想水平，以后天天服用，直至怀孕满3个月，使体内叶酸始终处于理想水平，确保胎儿发育需要。

准备要孩子的女性，孕前每天应摄入400微克的叶酸，孕中每日应摄入600微克，这对预防神经管畸形和其他出生缺陷非常有效。

由于通过食物补充叶酸无法满足怀孕对身体的需要，因此，孕前女性最好坚持每天服用叶酸制剂，如斯利安片或叶维胶囊。

值得提醒的是，叶酸在体内存留时间短，一天后体内水平就会降低，因此必须天天服用。

专家在线

孕前女性的营养状况良好并不能代表叶酸水平理想。因此，只要计划怀孕，就要每天坚持补充叶酸400微克，而食欲较差的女性也可服用叶酸补充剂或是强化叶酸的食品（如孕妇奶粉）。

第085天 多吃新鲜蔬菜和水果利优生

夫妻私房话：老婆，来，我帮你多夹一些蔬菜，多吃蔬菜皮肤更水嫩哦。

多吃新鲜蔬菜和水果好处多

蔬菜和水果中含有丰富的营养物质，这些营养物质是人体所必需的，而且会对胎儿的生长发育起到促进的作用。

蔬菜的种类繁多，包括植物的根、茎、叶、花、果等，均可食用，不同种类所含的营养成分各不相同。一般情况下，红、黄、绿等深颜色蔬菜中，维生素含量超过浅色蔬菜和一般水果，它们是胡萝卜素、维生素B_2、维生素C和叶酸、矿物质（钙、磷、钾、镁、铁）、膳食纤维及天然抗氧化物的主要或重要来源。

有些水果中的维生素及微量元素的含量不如新鲜蔬菜，但水果中所含的葡萄糖、果糖、柠檬酸、苹果酸、果胶等物质比蔬菜丰富。红、黄色水果如鲜枣、柑橘、柿子和杏等，都是维生素C和胡萝卜素的良好来源。

孕前男性要多吃蔬菜和水果

男性多吃蔬菜和水果，可以提高生育能力。一般来说，大多数男性都不大喜欢吃蔬菜和水果。如果长时间摄入不足，会导致维生素缺乏，影响精子的生成，使精子数量减少或者影响精子的正常活动能力，严重的还可能导致不育。

孕前女性吃水果要适量

女性一般都喜欢吃水果，认为多吃水果不仅对皮肤好，还可以充分补充维生素，因此有的女性甚至把水果当成主食。其实，这种做法是不科学的。虽然水果含有丰富的维生素，但是也含有大量的糖分，而过多地摄入糖分，会使体内的血糖升高，还会影响其他营养物质的摄入。

第084天 孕前注意优质蛋白质和脂肪的补充

夫妻私房话：老公，今天买菜记得买条鱼啊，我给你做一盘色香味俱全的清蒸鱼。

蛋白质，生命的物质基础

蛋白质是生命的物质基础，是构成人体细胞的主要物质。蛋白质直接参与体内各种酶的催化作用、激素的生理调节作用、血红蛋白的运载作用以及抗体的免疫作用等。蛋白质还具有调节水钠代谢和酸碱平衡的功能，也具有解毒、运输营养物质的作用。另外，蛋白质还具有使伤口愈合，产生白细胞，防止细菌入侵的特殊功能。可以说，人体离不开蛋白质。母亲的蛋白质缺乏会直接导致婴儿先天缺乏蛋白质。

含蛋白质较多的食物有肉、鱼、蛋、奶、豆类、水果等，其中，蛋类和乳类的蛋白质最易为人体消化吸收。

一般来说，在怀孕前，蛋白质的每日摄入量应控制在80～85克。也就是说，每天荤菜中有1个鸡蛋、100克鱼肉、50克畜禽肉，再加1杯牛奶，就可满足身体对蛋白质的需求。

脂肪，为健康怀孕"加油"

脂肪能提供能量，而且是细胞的重要组成部分。广义来说，脂肪分为来源于动物的少量的含饱和脂肪酸的脂肪以及来源于植物油和鱼类的含不饱和脂肪酸的脂肪，它们对胎儿的神经系统发育都很重要。

因此，怀孕前女性在每天的饮食中应补充20～30克脂类（最好不要超过50克，以免脂肪摄入过多，增加肝脏负担或导致肥胖），尤以含不饱和脂肪酸的食物为佳。

为了摄入健康的脂肪，孕前要少吃肥肉，少量食用奶油，多选择低脂肪的奶制品，尽可能多吃富含不饱和脂肪酸的食物。

第083天 孕前补碘效果好

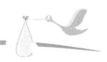

夫妻私房话：老婆，要是每天都有一碗紫菜鸡蛋汤就太美了。

孕前补碘的优生意义

碘可以调节体内代谢和蛋白质、脂肪的分解与合成。碘是构成人体甲状腺素的重要成分，而甲状腺素能够促进人体生长发育，促进大脑皮质运动及交替神经兴奋，是维持人体正常新陈代谢的重要物质。

对于成人，缺碘会引发甲状腺肿大症。但如果孕妇缺碘，不仅对自身健康无益，还会影响胎儿的生长发育，可能会使宝宝出生后生长缓慢，身材矮小，甚至反应迟钝、智力低下等。所以，在孕前准备阶段和孕早期适当补充碘元素，将会给胎儿智力发育带来好处。

补碘越早越好

补碘非常讲究时机，孕前补碘比怀孕期补碘对下一代脑发育的促进作用更显著。如果在怀孕5个月后再补碘，就已经不能预防宝宝智力缺陷的发生了。

孕前补碘方法

准备怀孕的女性最好能检测一下尿碘水平，以判明身体是否缺碘。缺碘者应在医生指导下服用含碘酸钾的营养药，食用碘盐及经常吃一些富含碘的食物。含碘多的食物有海带、紫菜、菠菜、芹菜、海鱼、山药、鸡蛋等。多吃这些食物，会对碘缺乏症起到很好的预防作用。

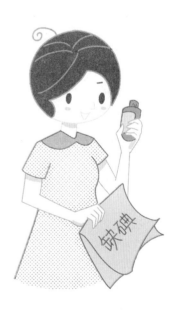

第082天 女性孕前要注意补锌

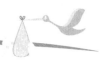

夫妻私房话：老婆，要是你每天吃两颗核桃，将来咱们的宝宝一定更聪明。

 孕前补锌的好处

锌在人体内的含量仅有1.5克左右，但它却起着非常重要的作用。锌直接参与人体的细胞生物代谢，人体内的氧化酶、蛋白分解酶、碳酸水解酶等都依赖锌来发挥作用。正常人每天需从饮食中补充12～16毫克的锌；准备怀孕的女性则需要更多一些，为20毫克左右。

 孕妇缺锌有损胎儿记忆力

医学研究发现，女性如果缺锌，胚胎发育必然受到影响，甚至形成先天畸形。同时，锌是与人体记忆力密切相关的。如果孕妇缺锌，就会导致胎儿大脑皮质边缘部海马区发育不良，严重地影响胎儿后天的智力及记忆力。孩子出生后身材矮小、体重不增、毛发稀疏枯黄、皮肤粗糙、味觉功能异常，出现拒食或异食症，如吃泥土或纸张、沙粒等。

为防止缺锌，女性从准备怀孕前半年时就必须戒酒，以免酒精增加体内锌的消耗量。同时多吃富含锌的食物。

饮食补锌的方法

一般来说，高蛋白质的食物含锌都较高，而且利用率也高。动物性食物包括猪腰、猪肝、瘦肉、蛋类、奶类等；海产品如紫菜、鱼、虾皮、牡蛎、蛤蜊等；豆类食物中的绿豆、大豆、蚕豆等；植物类食物中蘑菇含锌量较高；坚果类食物中也含有较多的锌，如瓜子、花生、栗子、核桃等。在水果中，苹果的含锌量最为丰富，它素有"益智果"与"记忆果"之美称。孕前女性平时不妨多吃一些。

第081天 孕前不要忽视补钙

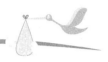

夫妻私房话：老婆，听说补钙对宝宝发育有好处。从现在起，你就要多吃一些高钙的食物啦。

孕前补钙的好处

对于准备怀孕的女性来说，因钙流失而出现骨质疏松的风险是30%～40%。如果平时就有喝咖啡、不爱晒太阳、不喝牛奶的习惯，那么可以肯定地说，你缺钙的情况已经比较严重了，如果不及时补充，在怀孕后只会流失得更快。

孕前不注意补钙，孕妇体内的钙就会处在流失的过程中，这样机体就不得不调动母体骨骼中的钙盐，来保持体内血钙处于正常水平。如果钙流失得很严重，孕妇就会出现肌肉痉挛，如小腿抽筋、手脚抽搐，甚至因为骨质疏松而引起骨软化症。

如果女性在孕前就补充充足的钙，胎儿出生后，就很少会出现夜惊、抽筋、出牙迟、烦躁及佝偻病等缺钙症状，宝宝的牙齿和骨骼发育状况也较为良好。

孕前补钙的剂量

医学专家认为，如果能从准备怀孕的时候就开始补钙是最理想的。在整个妊娠期间，都要特别注意补钙。但必须合理、足量地补，不能随意、过量地乱补。

女性从准备怀孕的时候起，如果发现自己缺钙，最好能每天摄取800毫克的钙量，并停止不必要的减肥。这是因为，女

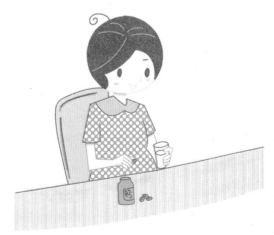

性身体内脂肪量的突然增加或减少，都是破坏激素平衡的重要原因。例如，女性脂肪量如果降到18%以下，身体雌激素的分泌量就会减少。这不仅会导致月经不调，骨密度也会降低。骨密度低下的女性，在怀孕期或哺乳期，易引起头发脱落、牙齿变脆，也是女性闭经后易患骨质疏松症的原因。

孕前人体所需的钙为每天800毫克左右，除了从食物中摄取外，需要每天额外补充200～300毫克的钙剂。可选择的钙剂有口服的葡萄糖酸钙、乳酸钙、枸橼酸钙、活性钙、钙尔奇D、龙牡壮骨冲剂等。同时，应在饮食中适当选择一些富含钙的食物。

🚼 最好的方法是饮食补钙

俗话说："药补不如食补。"民以食为天，一日三餐是人体摄取能量、补充营养物质的主要途径。显而易见，体内大部分钙均来源于饮食，经常食用含钙量高的食物，不仅能防止缺钙的发生，还能保证丰富的营养，使人远离疾病的困扰。

饮食补钙有两种方法。一是选择含钙丰富的食品，富含钙的食物包括牛奶和各类奶制品、大豆及其他豆类、花生、西蓝花、甘蓝类蔬菜、绿叶蔬菜、葵花子、核桃等。鲜奶、酸奶及各种奶制品是补钙的最佳食品，既含有丰富的钙，又有较高的吸收率。虾米、小鱼、脆骨、虾皮、豆制品和蛋黄也是钙的良好来源。平时多吃以上食物，基本上能满足钙的需求。二是选择合适的烹饪方法，如在熬骨头汤时加一些醋，使钙更容易溶解、释放。

🚼 补钙的同时补充维生素D

维生素D被称为阳光维生素，是脂溶性维生素，一般通过阳光照射皮肤产生的维生素D便可满足人体需求。维生素D、磷、钙是人体骨骼及牙齿发育的必需元素，三者共同作用，可预防骨质疏松和佝偻病的发生。

含维生素D较多的食物有鱼肝油、动物肝、豆类、乳品（脱脂奶除外）、海鱼、蛋黄、奶油等。

第080天 常喝牛奶有好处

夫妻私房话：老婆，从现在起，每天都要喝一杯牛奶哟，将来咱们的宝宝会长得更强壮。

常喝牛奶可补钙

牛奶含蛋白质、脂肪、乳糖、矿物质和维生素，其蛋白质能提供人体生长发育所需的全部氨基酸，消化率高达98%。且牛奶含钙丰富，100克牛奶中含钙125毫克，易被吸收，磷、钾、镁等多种矿物质搭配也十分合理。

牛奶不仅具有很高的含钙量，而且含有较多的乳糖、蛋白质和维生素D。乳糖增加钙的扩散转运，在肠道内经肠道菌发酵产酸，使钙形成乳酸钙而增加钙的吸收；蛋白质被分解成氨基酸后，与钙形成可溶性钙盐，可以增加小肠吸收钙的速度；维生素D刺激钙结合蛋白质形成，从而参与钙离子的主动运输。研究发现，牛奶中的钙能巩固骨钙的形成，有效地防止骨钙的流失。因此，孕前女性要多喝牛奶。

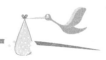

专家在线

常喝牛奶可以美白肌肤：牛奶中的维生素A，可以防止皮肤干燥及暗沉；牛奶中含有大量的维生素B_2，可以促进皮肤的新陈代谢；牛奶中的乳清蛋白对黑色素有消除作用，可防治多种色素沉着引起的斑痕。

缓解经期身体不适

每个月的经期前后，女性朋友往往会感到身体乏力、心情沮丧。这个时候，一杯暖暖的牛奶可以很好地抚慰你，让你感到平静愉快。

牛奶之所以对女性经期的不适能起到缓解作用，这主要是因为其中的矿物质钙、镁和锌等以及右旋色氨酸和吗啡类等生物化学物质对人体的情绪有平衡和镇静作用。肥胖者或心血管疾病人群，可以饮用脱脂牛奶或低脂酸奶等低脂肪乳品。

第079天 孕前适当多吃豆制品

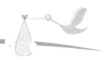

夫妻私房话：老婆，今天这个家常豆腐真好吃，比我们上次在餐馆点的还好吃。

提供优质植物蛋白质

大豆营养丰富，被称为"豆中之王"，是非常理想的补肾佳品。中医认为，大豆性平味甘，有补脾胃、益精气、利湿消肿等作用。因此，孕前女性要多吃大豆和豆制品。大豆食用方法很多，可制成豆制品，如豆腐，其熟食补益，生用疏利；也可制成豆浆煮饮。其他如豆豉、豆腐皮、腐竹、豆腐干等豆制品中，均含有25%～40%的植物蛋白质和人体必需的氨基酸。

大豆所含的蛋白质高达40%，其生理价值几乎接近肉类，因此享有"豆中之王""植物肉"的美誉。大豆蛋白质中的8种必需氨基酸组成十分符合人体需要，因此，是一种优质的植物蛋白质。如果与肉、蛋类食品搭配食用，其营养价值就更全面、更丰富了。

富含大豆卵磷脂

大豆所含的卵磷脂，有防止胆固醇在血液中滞留、清洁血液、预防发胖和降低高血压的作用。而且卵磷脂可以保障大脑细胞膜的健康，帮助其发挥正常作用。所以说，对于处于大脑发育关键期的胎儿，卵磷脂就是最为关键的益智营养素。

专家在线

据现代研究，大豆中的异黄酮素是一种植物性雌激素，可以代替一部分女性激素的作用，帮助对抗老化；且它具有抗氧化能力，是女性维持光泽细嫩肌肤不可缺少的营养物质。

第078天 不同体质者的饮食调养方案

夫妻私房话：老婆，你属于平和体质吧，以后可要少吃路边的小吃哦。

平和型

◎ 特点：平和体质的人饮食正常，睡眠良好，二便通畅，精神饱满，性格开朗，很少生病，是7种体质类型中最健康的一种。

◎ 饮食调养方案：采用平补的方式，饮食不宜过饥过饱、过冷过热，五谷杂粮、各种蔬菜和水果都要吃，少食油腻辛辣之物。

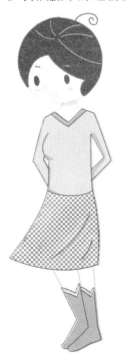

气虚型

◎ 特点：少言懒语，倦怠无力，给人一种懒洋洋的感觉，容易疲乏、头晕、心悸、出虚汗、健忘等。小便正常或量、次数偏多；大便可正常或稀软、排不尽。

◎ 饮食调养方案：宜食用具有补气健脾作用的食物，如桂圆、大豆、香菇、蜂蜜、牛肉、糯米、鸡肉、豇豆等；避免食用空心菜、生萝卜、胡椒、麦冬、槟榔等耗气的食物。

另外，气虚的人往往容易兼有血虚，因此还应注意补血，多吃些大枣、动物血、面筋、赤豆等补血食物。

阳虚型

◎ 特点：面色苍白、唇色淡，手脚冰凉，喜欢热食，嗜睡，精神萎靡不振，头发容易脱落，小便清长，大便稀软。

◎ 饮食调养方案：宜多吃些甘温壮阳的食物，如牛肉、羊肉、鳝鱼、韭菜、栗子、核桃、紫米等。少食寒凉生冷的食物，如黄瓜、藕、梨、西瓜、冷饮等。

阴虚型

◎ 特点：燥热易上火，手足心热、口干舌燥、面色潮红、皮肤干燥、眼睛干涩、目眩耳鸣、睡眠质量差、小便短而不畅、大便干燥。

◎ 饮食调养方案：适合凉补，多吃甘凉滋润的食物，如鸭肉、绿豆、冬瓜、芝麻、百合、蛤蜊、银耳等，以清热泻火。避免食用羊肉、辣椒、葱、蒜等性温燥烈的食物。

痰湿型

◎ 特点：皮肤容易出油，汗多而黏，嘴里常有黏腻的感觉，痰多，面色暗黄，容易胸闷、困倦，小便量少或稍浑浊，大便正常或略稀软。

◎ 饮食调养方案：饮食以清淡为原则，少吃肥厚甘腻的食物，多吃海带、冬瓜、萝卜、葱、玉米、小米、蘑菇等。

湿热型

◎ 特点：面部油脂较多，易生粉刺痤疮，口苦口干，身体常感沉重疲倦，小便短而颜色深，大便干燥硬结或黏滞。

◎ 饮食调养方案：饮食宜清淡，多吃绿豆、小米、薏米、豆芽、空心菜、芹菜、黄瓜、藕、冬瓜、紫菜、海带、苦瓜、鸭肉等甘寒、甘平的食物，少食辛温助热或肥腻的食物。

血瘀型

◎ 特点：肤色晦暗或色素沉着，唇色暗淡或发紫，皮肤干燥，头发容易脱落，身体容易出现瘀斑和疼痛，女性常有痛经、闭经，或者经血凝块、颜色紫黑等。

◎ 饮食调养方案：宜常食用具有活血化瘀功效的食物，如黑豆、海带、胡萝卜、橙子、山楂、玫瑰花、桂圆、葡萄酒等；少食肥腻、辛辣和过甜的食物。

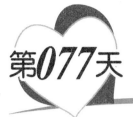

第077天 体内激素不足要巧选食物

夫妻私房话：老婆，食物也可以补充体内激素，咱们以后要多吃补肾的黑色食物呀。

怀孕不可缺少激素

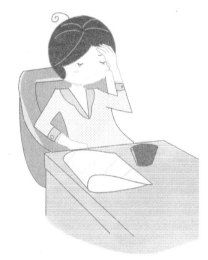

在所有的激素当中，对女性影响最大的就是女性激素。卵巢分泌的雌激素及黄体素统称女性激素（尤其是黄体素最为重要），它是孕育新生命及维持母体健康不可缺少的一种激素。

缺乏激素的表现：

◎ 失眠头痛。催眠的方法皆用尽，晚上还是睡不着。白天注意力不集中，困倦嗜睡，严重影响日常生活。

◎ 月经不调。月经不是提前就是推后，并且经期过长。

◎ 皮肤衰老。皮肤松弛，日渐粗糙，毛孔也粗大起来，甚至还会长出色斑。

◎ 烦躁胸闷。心慌气短，易激动甚至狂躁，会因为一件小事与同事或家人争吵，总是摆出一副不高兴的样子，有时很难控制自己的情绪。

改善激素分泌失调状况，内养肝肾脾

从中医的理论上说，人体有肾、肝、脾、心、肺五脏，而与激素分泌有密切关系的是肝、脾、肾。肾脏具有调节激素分泌平衡的作用，对身体中出现的一些不良症状，它会最先做出反应；肝脏是在激素分泌失调时，对身体起支撑作用的关键；而肝和肾能正常运作，都归功于脾。所以要改善激素分泌失调导致的不良症状，首先要从健脾开始。

健脾要多吃黄色食物

黄色食物可以健脾，增强胃肠功能，恢复精力，补充元气，进而缓解女性激素分泌衰弱的症状。黄色食物对消化系统很有疗效，同时也对记忆力衰退有帮助。

代表食物：南瓜、橘子、柠檬、柿子、玉米、香蕉和鹌鹑蛋等。

◎ 南瓜：提高精力，补充元气，促进新陈代谢。

◎ 柠檬：消除疲劳，促进血液循环，增强免疫力，延缓皮肤衰老。

◎ 柿子：健脾开胃、润肺生津以及改善心血管功能。

◎ 香蕉：强化消化系统功能，清除血液中的毒素，并有抗忧郁及提高免疫力的功效。

补肾要多吃黑色食物

黑色食物有助提高生殖系统功能，可调节人体生理功能，刺激内分泌系统，促进唾液分泌，促进胃肠消化，增强造血功能。

代表食物：黑芝麻、黑木耳、黑豆、黑枣、香菇、黑米、虾、贝类等。

◎ 黑米：具有滋阴补肾、补血益气、增智补脑、增强新陈代谢的作用。

◎ 黑豆：具有补肾、强筋骨、暖肠胃、明目、利水解毒的作用。

◎ 黑芝麻：具有养肾、健脑润肺、养血乌发、防衰老的作用。

◎ 黑木耳：清胃涤肠，增强机体免疫力。

补肝要多吃绿色食物

绿色食物含有保护肝脏的叶绿素和多种维生素，能清理肠胃，防止便秘，减少直肠癌的发病率。另外还能保持体内的酸碱平衡，在压力中强化体质。

代表食物：菠菜、绿紫苏、白菜、芹菜、生菜、韭菜、西蓝花等。

◎ 菠菜：有养血、止血、滋阴润燥及抗衰老、促进细胞增长的作用。

◎ 西蓝花：可增强肝脏解毒能力，并能提高机体的免疫力，减少乳腺癌的发病概率。

◎ 韭菜：能温补肝肾，促进胃肠蠕动，有散血解毒的功效。

第076天 有助补气养血的食物（1）

夫妻私房话：老婆，最近你的脸色没有以前红润了，是不是贫血了？

黑芝麻

黑芝麻又称胡麻，是传统的滋养强壮品。黑芝麻中含有大量的脂肪和蛋白质，还有膳食纤维、维生素 B_1、维生素 B_2、维生素PP、维生素E、卵磷脂、钙、铁、镁等营养成分；芝麻中的亚油酸有调节胆固醇的作用。其丰富的维生素E对准备怀孕的女性大有益处。

中医认为，黑芝麻味甘性平，长于补益肝肾，养血益气，故能乌须黑发，强壮筋骨，补虚生肌，滋养五脏，对身体虚弱、须发早白、少血无力者，均可作为辅助食品。

红薯

红薯介于粮食和蔬菜之间，是药食两用的保健食品。红薯含有丰富的淀粉、膳食纤维、胡萝卜素、维生素A、B族维生素、维生素C、维生素E以及钾、铁、铜、硒、钙等10余种微量元素和亚油酸等，营养价值很高，被营养学家们称为营养最均衡的保健食品。

中医认为，红薯味甘性平，能补中、和血、暖胃、肥五脏等。《本草纲目》记载，红薯有"补虚乏，益气力，健脾胃，强肾阴"的功效。

山药

山药是典型的药食两用保健食品。山药用来炒或炖，都是很好的补气食物。无论是从药店买来的山药饮片，还是菜市场中买的鲜山药，作用都是一样的。而且，它不热不燥，性味非常平和，食用后，不用担心气机壅滞的困扰，因此，特别适合那些气虚者食用，人称"神仙之食"。山药含有黏蛋白、淀粉酶、皂苷、游离氨基酸、多酚氧化酶等物质，且含量较为丰富，具有滋补作用，为体虚者的食补佳品。

中医认为，山药味甘性平，具有健脾补肺、益胃补肾、固肾益精、聪耳明目、助五脏、强筋骨、安神、延年益寿的功效。

南瓜

南瓜又名倭瓜、金冬瓜。嫩南瓜可作蔬菜，味甘适口，是夏秋季节的瓜菜之一。南瓜的营养成分较全，营养价值也较高。嫩南瓜中维生素C及葡萄糖含量比老南瓜丰富。老南瓜的钙、铁、胡萝卜素含量较高，这些对防治哮喘病均较有利。

中医认为，南瓜味甘性温，具有补中益气、消痰止咳的功能，可治气虚乏力、肋间神经痛、痢疾等症，还可驱蛔虫、治烫伤。《本草纲目》称南瓜有补中(脾胃)益气之效。清代名医陈修园则说："南瓜为补血之妙品。"

番茄

番茄又名西红柿。番茄作为一种蔬菜，已被科学家证明含有多种维生素和营养成分，如番茄含有丰富的维生素C和维生素A以及叶酸、钾等营养元素。特别是它所含的茄红素，有抑制细菌的作用。由于番茄中含有大量果酸，保护了维生素C，使其在烹调加工过程中损失较少。而维生素C可促进铁的吸收。对备孕的夫妇来说，它是最健康的蔬果。

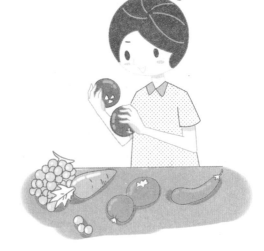

中医认为，番茄性凉，味甘酸，有清热生津、养阴凉血的功效。取番茄、苹果各1个，芝麻15克，一次吃完，每日吃1～2次，长期坚持，可治贫血。

第075天 有助补气养血的食物（2）

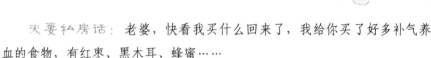

夫妻私房话：老婆，快看我买什么回来了，我给你买了好多补气养血的食物，有红枣、黑木耳、蜂蜜……

🍼 猪肝

猪肝是理想的补血佳品之一。每100克猪肝中含蛋白质21.3克，脂肪4.5克，糖类1.4克，钙11毫克，磷270毫克，铁25毫克，以及多种维生素等。

中医认为，猪肝味甘、苦，性温，有补肝明目、养血的功效，适宜气血虚弱、面色萎黄、缺铁性贫血者食用。

🍼 猪血

猪血又称血豆腐。据测定，每100克猪血中含有蛋白质19克，所含氨基酸达18种之多，其中包括8种人体必需氨基酸。100克全血总铁含量高达45毫克，而且猪血中的铁为极易被人体吸收的二价铁，具有良好的补血功能，对贫血而面色苍白者有改善作用，是孕前女性排毒养颜的理想食物。

中医认为，猪血味甘、苦，性温，有解毒清肠、补血美容的功效。

🍼 黑木耳

黑木耳是著名的山珍，色泽黑褐，质地柔软，味道鲜美，营养丰富，可素可荤，可食、可药、可补。黑木耳中铁的含量十分丰富，比肉类高100倍，堪称含铁之冠，是治疗贫血的佳品。常吃黑木耳能养血驻颜，令人肌肤红润、容光焕发，并可防治缺铁性贫血。黑木耳炖红枣具有止血、养血的功效，是孕前女性、孕妇及产妇的补养品。由于黑木耳中的胶质能帮助人体排除废物，因此又被称为"肠胃清道夫"。

中医认为，黑木耳味甘性平，具有滋补、益气、养血、润肺、补脑、轻身、健胃、止血、润燥、强智、养容等功效，是滋补大脑和强身的佳品。能养血驻颜，令人肌肤红润、容光焕发，并具防治缺铁性贫血的作用及其他药用功效。

红枣

红枣又称干枣、枣子等。红枣最能滋养血脉，素被民间视为益气养血的佳品。"要想身体好，一天三个枣。"现代医学研究发现，大枣含有丰富的维生素A、维生素C、维生素B_1等多种维生素，称得上百果之冠。大枣中还含有益于健康的化学成分如谷氨酸、赖氨酸、精氨酸等14种氨基酸，苹果酸、酒后酸等6种有机酸，黄酮类化合物，且富含磷、钾、镁、钙、铁等36种微量元素，对防治骨质疏松和贫血有重要作用，其补气养血的功效是许多药物都不能比拟的，特别适合女性（尤其是准备怀孕的女性）食用。

中医认为，红枣味甘性平，能补中益气，养胃健脾，养血壮神，润心肺，调营卫，生津液，悦颜色。《神农本草经》记载，红枣能"补少气、少津液，久服轻身延年"。

蜂蜜

蜂蜜为蜜蜂科昆虫中华蜜蜂所酿的蜜糖。蜂蜜中的许多有机成分也使它成为现代美容佳品，无论内服外用都有良效。据分析，蜂蜜含有与人体血清浓度相近的多种矿物质和维生素以及铁、钙、铜、锰、钾、磷等有益人体健康的微量元素，还含有果糖、葡萄糖、淀粉酶、氧化酶、还原酶等，是上好的药食两用保健品。

中医认为，蜂蜜味甘性平，能润肺补中（可以补益脾气和肺气），缓急，解毒，滑肠通便。

第074天 孕前职场女性的饮食建议

夫妻私房话：老婆，你们中午的工作餐怎么样？要不从家带便当去吃吧，我每天早上帮你准备好。

职场女性更要注意饮食营养

对于每个想做孕妇的女性而言，孕前多注意营养的补充是非常重要的。职场女性由于工作忙碌，饮食也相应地受到了影响，正常的营养吸收也变得没有规律，这对孕育宝宝的营养供给是极不利的。所以，孕前的职场女性应特别注意自己的饮食营养。

适当增加饭量

职场女性是否应在孕前增加自己的饭量，主要取决于平时的营养水平。平时营养水平如果比较好，只需在选择食物上多加注意即可。孕前健康水平不佳，尤其营养水平低的女性，要增加饭量，平时每天吃400克米和面的，可增加到每天500克左右，即使稍胖一些也没问题。米饭和面食的花样要增加，以促进食欲。

另外，要尽量避免或少食纯热量的食物，如白糖、点心、蜂蜜等，因为这些食品摄入过多可使维生素、矿物质的摄入量下降，所以宜少吃为好。

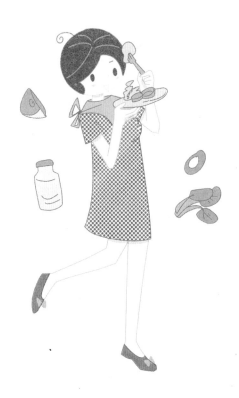

🛒 合理平衡膳食

日常生活中做到合理平衡膳食，对每一个职场女性来说都是非常重要的。每日饮一袋牛奶，内含250毫克钙，可有效地补充膳食中钙摄入量偏低的现象；每日摄入糖类400～600克；每日进食3～4份高蛋白食物（每份包括：瘦肉50克、鸡蛋2个、家禽肉100克、鱼虾100克），以鱼类、豆类蛋白较好；每日吃500克新鲜蔬菜和水果，这是保证健康、预防癌症的有效措施。蔬菜应多食黄色的，如胡萝卜、红薯、南瓜、番茄等，因其内含丰富的胡萝卜素，具有提高免疫力的作用；多饮绿茶，因绿茶有明显的抗肿瘤、抗感染作用。饮食原则是有粗有细（粗细粮搭配）、不甜不咸。

🛒 多吃健脑饮食

上班就意味着竞争，有竞争就必然存在着压力。职场女性在工作中由于精神压力较大，易疲劳，可能会出现神经衰弱综合征。因此，要注意健脑饮食的摄入，尤其应多食含氨基酸的鱼、奶、蛋等食物。脑力劳动的白领女性会大量消耗体内的维生素，而食物中所含的维生素和氨基酸等能够保证脑力劳动者的精力充沛，提高思维能力，因此，宜多食些富含维生素C的食物。

此外，适当补充含磷脂的食物。一般认为每天补充10克以上的磷脂，可使大脑活动功能增强，提高工作效率。

🛒 尽量少服用营养补剂

职场女性大多因为工作忙而忽略掉了饮食的重要性，只要调整自己的饮食，通过选择食物、合理调配，就可以让营养正常被身体吸收，根本没有必要服用营养补剂。

女性孕前尽量少服药物，因为任何药物都有可能对卵子产生影响，造成胎儿畸形。尽量通过合理饮食来改善自己的营养，这样才能孕育出健康的宝宝。

🛒 压力过大时的饮食调养

职业女性由于工作过度劳累、人际关系紧张、社会压力大的原因，极易产生精神状态不稳定的现象。在精神状态不稳定时，不要吃有刺激性、有兴奋作用的破坏神经平衡的食物，可多吃贝类、海藻类、莲藕（烹调时避免调味过浓）。

吃饭前，一定要先躺下来休息10～30分钟，然后对耳朵做指压，让眼睛得到充分的休息。另外，不要让肚子太饿，也不要暴饮暴食。

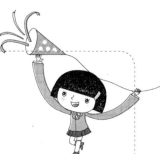

要避免吃以下食物：

↘辣味食物：芥菜、胡椒、姜、辣椒、咖喱。

↘有兴奋作用的食物：肝脏、咖啡。

↘烤的食物：煎饼、烤饼、烤土司、烤鱼、烤焦的肉。

↘甜卤味食物：用糖、酱油来煮菜。

↘其他：葱、红萝卜、火腿肉、香肠。

↘同时要避免冷热食混合着吃（如冷饮配热茶水，或热食配冷开水）。

干贝汤

【原料】干贝70克，甜玉米（粒）3/4杯，萝卜或冬瓜汁700毫升，豌豆15克，水和干贝的泡汤4杯，盐1小匙。

【做法】

↘萝卜连皮切成2～3厘米厚的小块，豌豆放入加盐的热水中烫一会儿。

↘锅内加水和干贝的泡汤烧开，再加入干贝、玉米、萝卜煮2～3分钟后，用盐调味。最后撒上豌豆，关火。

【功效】色泽银白，鲜香可口。含有丰富的高质量蛋白质和钙、磷、铁、碘、锌等无机盐，维生素B_2、烟酸的含量也极为丰富。

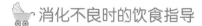 消化不良时的饮食指导

日常生活无规律，极易产生肠道消化不良的毛病。这种情况在工作紧张、经常加班、饥饱无度的职场女性中最多见。这种类型的人因为体内热量过高或体力不足，连带胃肠作用也弱，所以要将少量营养价值高的食物，制成易消化状来摄取，对身体有冷却作用的食物和酸味食物应尽量避免。

⬎ 酸味食物：醋拌菜、酸梅、料理（做菜用）、柠檬、番茄酱、凤梨、草莓、梅酒。

⬎ 生食：生水、生蛋、生菜、鲜奶油、萝卜泥。

⬎ 冷却身体的食物：荞麦、豆腐、竹笋、用白菜渍的泡菜、大芥菜、南瓜、牛蒡。

消化不良者饭前饭后要躺下来休息10～20分钟。最好采取少食多餐的方式，一天分4～5次进食。

糯米香菇饭

【原料】糯米400克，猪里脊肉100克，干香菇10克（泡软后成50克），姜25克，料酒2大匙，盐1小匙，虾米20克，麻油2大匙半，酱油半匙，水半杯。

【做法】

⬎ 糯米洗净泡一晚，隔天要蒸前先沥干水分，用热的蒸笼蒸40分钟。

⬎ 猪里脊肉切成5毫米宽的肉丝；泡发香菇去柄切丝；虾米洗净，在少量的水中泡软。

⬎ 生姜带皮用刷帚充分刷洗，用菜刀拍扁后切末。

⬎ 锅内下麻油加热，姜先炒，再加入肉丝，充分炒至变色为止；再将虾米、香菇放入继续炒香；然后放入料酒、酱油、盐煮开后，把蒸熟的糯米放入，仔细地混合，放在容器内。

【功效】益气健脾，补中养元。此饭有很强的改善血液循环、促进消化、增进食欲、促进蛋白质合成的功效。

第073天 孕前在外用餐的饮食指导

夫妻私房话：外面的饭菜油多、味重，吃起来比较腻人，老公，以后咱尽量在家做饭吃吧。

🍼 尽量避免在外就餐

外面的食物虽然美味可口，但往往脂肪和糖的含量过高，而维生素和矿物质不足，烹制时盐分、食用油、味精及一些辛香调料常常过量使用。如果经常在外就餐，人体所需的各种营养比例容易失衡，难免会引起身体的不适，同时对怀孕也不利。

对于职场人士来说，因工作应酬的需要，不可避免要与烟、酒打交道，如果经常在外就餐，导致饮酒过多，就有可能导致受孕困难，或受孕后导致胎儿畸形。而汉堡、鸡块、比萨等快餐虽然吃起来简单便捷，但因热量和盐分高，具有刺激性，经常食用对健康不利。

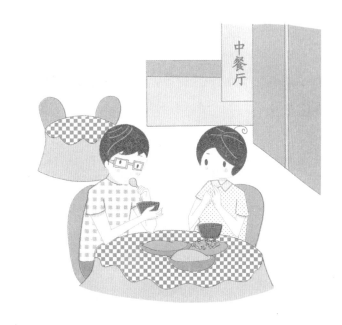

从受孕前开始，夫妻俩就应尽量减少外出就餐的次数，多在家烹制营养丰富的饭菜。

叫外卖的营养搭配技巧

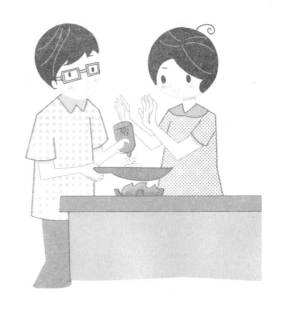

◎ 菜色多变化准没错。女性在选购外卖时，建议以菜色种类较多的自助餐为首要选择，这样不仅可以自己搭配喜欢的菜色，也能避免总是只吃到某几类食物的问题。如果工作或住家附近没有自助餐店，则不妨每天更换不同店家或点选不同餐点，让饮食内容有较多变化，均衡摄取各类营养。

◎ 避免油炸、油煎食物。一般在外用餐，大多是油炸或油煎类的食物，女性长期食用这类食物，容易发胖，对受孕和怀孕不利。建议在选购外卖时，应该以清蒸、清炖、水煮、卤等方式烹调的主菜为优先选择，若真的无法避免油炸或油煎类食物，可先将油炸外皮去掉再吃，并且控制在一餐以内，不要每餐都出现，以免吃进过多油脂。另外，除了油炸或油煎类的食物之外，绞肉类食物的油脂含量也比较高，如香肠、贡丸、肉丸子，建议女性最好能减少食用量。

◎ 少盐、少糖别忘记。吃太多盐和糖对备孕女性的健康及受孕不利。建议女性尽量挑选口味清淡的外卖。如果购买现煮的食物，可请店家少放一点盐；如果是已经烹调好的食物，不妨准备一碗开水，将食物先行过水后再吃。另外，常见的蘸酱大多口味偏重，含盐量也不低，女性应该减少用量或不要食用。

◎ 增加纤维质的摄取。在外用餐的女性应该多挑选蔬菜类食物，或是请店家调整配菜内容。尤其在吃面食时，最好额外点一份烫青菜或卤白菜，以增加蔬菜类食物的摄取；如果外食餐点的内容中没有水果，女性也可以自行准备，搭配外卖或当点心吃都是不错的方式。

另外，女性也可用高纤维食物来做替换，例如以糙米饭或五谷饭取代白饭，以全麦吐司取代白吐司，都有助于增加纤维质的摄取。

第072天 不同备孕女性的饮食指导

夫妻私房话：老婆，以后我每天照着菜谱做，多给你做些好吃的，好不好？

普通女性的饮食指导

原则上食物没有限制，但为了使身体更健康，为怀孕做好营养储备，要注意以下几点：

↘ 用餐时要注意情绪，不要边吃边想工作，应保持愉快的气氛。例如在餐桌上摆放喜爱的花做装饰，或吃最想吃的食物等。

↘ 事前已知将会忙碌，或有过分疲劳的倾向，就应避免吃辛辣等刺激性食物，可以以汤为主。这样不但能消除疲劳，也能预防疲劳。

↘ 将盛产期的水果连皮制成果汁，每次服用100～200毫升，早晚饮用2次。

↘ 早餐和午餐应尽量多吃，晚餐则少吃一点。睡前3小时不吃东西，那么第二天早上起床时，脑子会清醒些。

↘ 吃饭时，应遵守细嚼慢咽的原则。

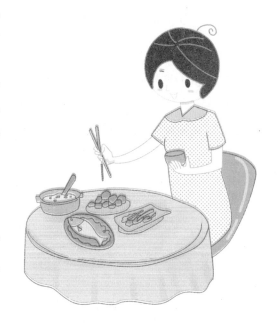

奶油牛舌

【原料】牛舌400克，马铃薯400克，红萝卜200克，海带1片，大蒜1个，豌豆或豆荚100克，味精适量，香油1大匙，水4杯，盐、奶油各少量。

【做法】

↘ 牛舌用刷帚洗净，放入适量的热水中煮，外皮呈白色后就取出，用菜刀把白色外皮削切干净，切成2厘米大小的丁；马铃薯、红萝卜切成较大块的丁，配合牛舌；大蒜切薄片。

↘ 平底锅下香油加热，按顺序放入牛舌、马铃薯和红萝卜炒，炒完取出，置于容器中。锅内放少量的水和味精，稍煮后，加海带、牛舌、马铃薯、红萝卜，用小火煮2小时，有时要搅拌一下。完成前加入豌豆或豆荚煮一下，下盐调味。

【功效】含有丰富的优质蛋白质、脂肪。强腰补肾。

肥胖女性的饮食指导

如果期望生一个健康优秀的宝宝，怀孕前就不要过胖。若你已是肥胖的体形，请按照以下的饮食建议，尽快采取措施。过去吃得过量的食物，留在体内成为不必要的东西，所以应避免过量的饮食，并减少营养价值高的食物。要摄取可使身体冷却的食物，使新陈代谢旺盛，这一点很重要。

另外，要调整排便功能，将多余的废物排出。食物要细嚼慢咽，不要因饥饿而狼吞虎咽。

平时尽量避免吃以下食物：

◎ 油腻的食物：油炸类、肥肉、奶油等。

◎ 甜食：砂糖、点心类。

◎ 烤焦的食物：锅巴、烤鱼、烤肉。

◎ 辣的食物：姜、辣椒、胡椒、咖喱。

◎ 其他：葱、红萝卜、火腿肉、香肠。

不论是煮菜还是汤类，都应以清淡为宜。

🍲 金针汤

【原料】干金针菜30克，干木耳2克（泡软约20克），金针菜泡汤5杯，料酒1大匙，盐1小匙，鸭儿菜少量。

【做法】

↘ 把金针菜硬的根部去掉，用水洗净，泡在适量的水中，泡软。取出沥干水分后轻轻打结（泡汤要留做高汤用）。木耳泡软、洗净。

↘ 锅内放水和金针菜泡汤烧开，加入金针菜和木耳煮5分钟，用盐、料酒调味，撒上鸭儿菜。

注：如金针菜买不到，用大芥菜（120克左右）和竹笋（20克左右）代替也可。

【功效】味道鲜美，热量低，含多种维生素。

🛒 贫血女性的饮食指导

孕前补铁非常重要。因为铁在体内储存的期限为125天，如果孕前体内缺铁，就容易导致缺铁性贫血。缺铁性贫血是因体内储备的铁缺乏，影响血红蛋白合成所引起的贫血，是贫血中最常见的类型。育龄期女性由于月经等因素，体内铁贮存往往不足，妊娠时铁需要量增加，如果孕前不补充足够的铁，怀孕后会加重铁的负平衡，产生贫血，从而给母子健康带来影响。

妊娠时血红蛋白增加20%，此时还需要为胎儿储备铁，以备出生后1~4月龄婴儿利用，因此铁需要量相应增加。围孕期缺铁或贫血将影响妊娠结局和母子双方的健康。如孕妇贫血可导致胎儿肝脏贮存的铁量不足，除影响婴儿早期血红蛋白合成而导致贫血外，缺铁也影响铁(血红素)酶的合成，并因此影响脑内多巴胺D_2受体的产生，对胎儿及新生儿智力发育产生不可逆的影响。

🍲 油菜鸡肝

【原料】鸡肝150克，油菜250克，精盐、料酒、味精、葱花、姜丝、猪油各适量。

【做法】

↘ 将鸡肝去杂洗净，入沸水锅内焯去血沫，捞出洗净，再放入锅内煮至熟；油菜去杂洗净，切段。

↘ 锅内放入猪油烧热，下葱、姜煸香，放入鸡肝、精盐、味精、料酒和适量水，烧至鸡肝入味，放入油菜炒熟，出锅即成。

【功效】含有丰富的维生素和矿物质，适宜缺铁性贫血女性食用。

不易受孕型女性的饮食调理

对不易受孕的女性来说，造成难以成功怀孕的原因比较复杂。因此，在去除体质方面的影响的同时，在饮食上应有所禁忌，烟、酒、浓茶、咖啡、辛辣刺激性食物、寒性滑胎类食物都应尽量避免。

还有的女性受孕后，在怀孕的前3个月便流产了，且反复多次。对这类体质的女性，在怀孕前注意饮食的调理是十分必要的。平时应多吃滋阴补肾的食物，如童子鸡、鹿鞭、益母草、当归、枸杞、鸡肝、菟丝子、鹌鹑、姜、虾、韭菜、苁蓉、陈皮、鹿筋、灵芝、鹿肾、熟地黄、鹿茸、紫河车、白木耳、蛤蚧、红参、茴香、黄花、茯苓、羊肉等。

猪肝粥

【原料】粳米200克，猪肝100克，干贝25克，盐、鸡精、葱花、姜丝、料酒、香油各适量。

【做法】

↘ 将猪肝洗净，切片；干贝洗净，用温水泡发后换少许清水，加入少许料酒蒸一下或用微波炉加热一下，撕碎备用。

↘ 将水烧开后放入粳米，待粥快煮好时放入姜丝、干贝和猪肝同煮，猪肝熟时熄火，再放入盐和鸡精拌匀，食用前加香油和葱花即可。

【功效】猪肝含有丰富的蛋白质、维生素A、维生素B_1、维生素B_2和铁等营养成分；干贝含有丰富的蛋白质和少量碘。孕前女性食用猪肝粥可滋阴补血、益气健脾，有助于优生。

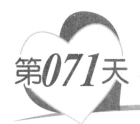

第071天 孕前素食女性的饮食指导

夫妻私房话：老婆，听说长期吃素食对怀孕不好，你是不是暂时不要吃素了呀？

长期素食容易缺乏的营养

不论是因宗教、环保或健康理由吃素，素食因为食材的限制，分为蛋奶素（吃植物来源食物、蛋及奶制品）、蛋素（吃植物来源食物及蛋）、奶素（吃植物来源食物及奶制品）、全素（只吃植物来源食物）、去红肉素（吃植物来源食物、蛋、奶制品、鸡、鱼等），由于饮食有限制，容易在营养素摄取上有所偏颇。

◎ 易缺乏维生素B$_{12}$。维生素B$_{12}$存在于动物性肉类、鸡蛋及乳制品中，蛋奶素者不会缺乏。

◎ 易缺乏牛磺酸。牛磺酸主要存在于动物性食物中，虽说人体自身亦能合成少量的牛磺酸，但如果全食素食，必然造成牛磺酸缺乏。

摄入更全面的蛋白质

一般而言，动物性肉类蛋白质具有氨基酸成分，含量较高，是人体的必需氨基酸，所以吸收到体内后，很易被身体利用，故称高生理价值的蛋白质；而素食中的蛋白质多为植物性来源蛋白质（如大豆制品、毛豆、五谷根茎类、蔬菜），其氨基酸含量少、质量差，不能满足人体的需要，故称低生理价值的蛋白质。

一般来说，素食限制越严格，营养素摄取越局限。为达到足够营养，食物搭配非常重要。准备怀孕的女性，不妨在自己可以放宽的范围内，尽量放宽限制。例如，可以吃奶素或蛋素，就不要选择全素食；能选择蛋奶素，就不要选择蛋素或奶素。

食物中有互补的植物蛋白质，只要菜式力求变化、相互搭配，也可以得到全部所需的氨基酸。譬如在吃壳类食物时（如米、麦、玉米），应兼吃脱水豆类、豌豆或一些硬壳果的果仁；煮食新鲜蔬菜时，也可加入少许芝麻、果仁或蘑菇来弥补欠缺的氨基酸。

素食女性在补充钙质、铁质、维生素D及维生素B$_{12}$方面尤须注意。平时要多吃海藻类食物、花生、核桃及各类新鲜果蔬。

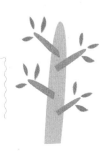

♥ 专家在线

如不能吃牛奶及鸡蛋，就要多吃海藻类食物、花生、核桃及各类新鲜蔬菜和水果，以补充钙及各种维生素。

素食女性的推荐食谱

素炒三鲜

【原料】竹笋肉250克，芥菜100克，水发香菇50克，麻油、精盐、味精各适量。

【做法】

↘ 将竹笋肉切成丝，放入沸水锅里烫一烫，入凉水洗净，沥干水分，待用。

↘ 把水发香菇用刀切去老蒂，清水洗净，切成丝，待用。

↘ 将芥菜择去杂质，清水洗净，切成末，待用。

↘ 把炒锅洗净，置于旺火上，起油锅，下入笋、香菇丝，煸炒数十下，加少许清水，大火煮开后，转用文火焖煮3～5分钟，下入芥菜末，炒15分钟，调味，勾芡，淋上麻油即可。

【功效】素炒三鲜是素食者的上佳食谱，内含蛋白质、脂肪、糖类、钙、磷、铁、维生素B$_2$、烟酸等成分，既富营养，又能增强食欲。

第070天 孕前纠正偏食的不良饮食习惯

夫妻私房话：老婆，你总不吃肉可不好，别让咱们的宝宝一出生就瘦小哦。

不爱吃肉的女性的饮食调理

有可能缺乏的营养：蛋白质、脂肪、各种矿物质及维生素B$_{12}$。

替代食物调理法：

◎ 多选用豆制品。豆类富含植物蛋白，并且其必需的氨基酸组成与动物性蛋白相似，比较容易被人体吸收利用。可以常吃豆腐、豆芽、豌豆、扁豆，平常多榨点豆浆喝。

◎ 选择全谷物粮食、鸡蛋和坚果。全麦面包和麦片都是全谷物粮食，可在早餐时适当增加。每天适当地吃几粒坚果和两个鸡蛋。

◎ 多吃海产品。如鱼、虾、海带、紫菜、海参、海蜇、蛏子、蛤蜊等，既可补充蛋白质，又可补充丰富的碘。

◎ 多摄取奶制品。不爱吃肉的女性可以每天喝3杯牛奶，或每天喝250毫升牛奶、1杯酸奶，也可以每天吃2~3块奶酪。牛奶含蛋白质丰富，更重要的是，它还能补充丰富的钙。

不爱吃鱼的女性的饮食调理

有可能缺乏的营养：蛋白质、脂肪和各种无机盐，尤其是碘。

替代食物调理法：

◎ 坚果是个不错的选择。很多坚果里富含脂肪，可以带在身边，饿了的时候食用。

○ 食用鱼油。最好是以深水鱼类为原料提炼而成的。

○ 做菜的时候使用含碘盐。

不爱吃蔬菜的女性的饮食调理

有可能缺乏的营养：各种维生素、矿物质及纤维素。

替代食物调理法：

○ 多吃高粱和燕麦，里面富含铁、B族维生素、纤维素，可以把它们作为早餐。此外还可以吃些全谷物粮食、新鲜的杏仁、芝麻和坚果。

○ 多喝鲜榨的橙汁能够帮助补充维生素C。早餐可以用鲜橙汁配谷物麦片，也可以在加餐的时候吃个新鲜的水果。

○ 叶酸是一种对孕前及孕期女性非常重要的维生素，能够帮助预防胎儿神经管发育异常，但叶酸一般都存在于蔬菜、水果当中，不爱吃蔬菜的女性可以通过服用叶酸（如斯利安片）进行补充。

不爱喝牛奶的女性的饮食调理

有可能缺乏的营养：钙。

替代食物调理法：

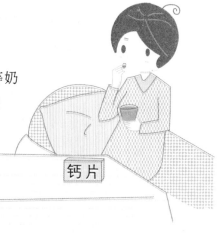

○ 可以利用酸奶和奶酪来代替。酸奶、奶酪等奶制品同样富含钙，而且酸奶中的乳酸菌对于孕妇在孕期可能发生的便秘也会有一定的改善作用。乳糖不耐受的女性可选择加了消化酶的牛奶。

钙片

○ 豆浆可以作为其次的选择。虽然豆浆中的钙质比不上牛奶的钙质丰富，但也是比较容易被人体吸收的。

○ 加服钙片。如果这类女性既喝不了牛奶，又不愿意喝豆浆和配方奶，且出现了一些缺钙的症状，此时可以在医生的指导下吃些钙片。不过钙片中钙质的吸收率比较低，而且容易导致便秘，所以要慎重选用。

第069天 孕前要特别注意饮食卫生

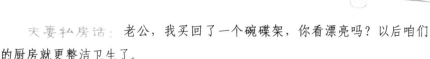

夫妻私房话：老公，我买回了一个碗碟架，你看漂亮吗？以后咱们的厨房就更整洁卫生了。

改变不良的烹调习惯

有些习惯平时不为我们所注意，但当你想孕育一个健康聪明的宝宝时，司空见惯的厨房习惯，也潜伏着危机。

◎ 塑料饭盒。用聚氯乙烯材料包装食品或盛放食油和饮用水时，每人每天至少吸入0.1微克聚氯乙烯。用泡沫塑料饭盒盛热的饭菜，会产生有毒物质二噁英。这些物质不光对人体危害特别大，对男性生育能力也产生直接影响。最好选择无色玻璃或不着色的陶瓷制品。

◎ 冰箱。冰箱里的制冷剂对人体也是有害的，所以冰箱里拿出来的东西，吃前一定要热一下。

◎ 微波炉。微波炉专用聚乙烯餐具中的化学物质在加热过程中会释放出来，融入所盛的饭菜中，这些物质对精子十分有害。

◎ 洗菜。有些人洗菜马虎，随便洗洗泡泡就下锅了，认为反正要经过高温消毒的。实际上这种想法是错误的。高温可以杀掉一些细菌，却杀不"死"

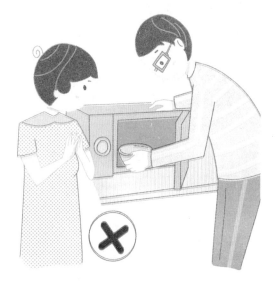

农药。所以，得先把菜洗干净，用盐水或洗洁精浸泡几分钟，然后用流水反复冲洗干净。

◎ 切菜。最好准备两块砧板，一块切生食，一块切熟食。为了避免营养流失，有些蔬菜可洗净后再切，但千万不要先切生食再切熟食。

注意厨具卫生

为了更好地通过饮食调养身体，各种厨房用具应保持良好的卫生状况。除了做好清洁工作外，存放的环境也非常重要，其基本的要求就是通风、干燥。

↘ 在洗碗池旁边设一个碗碟架，清洗完毕，顺手把碟子竖放，把碗倒扣在架子上，很快就能使碗碟自然风干，既省事又卫生。

↘ 选择不锈钢丝和透气性良好的筷筒，并把它钉在墙上或放在通风处，这样能很快把筷子上的水沥干。

↘ 菜刀也要选择透气性良好的刀架置放。

↘ 长柄汤勺、漏勺、锅铲、打蛋器、抹布、洗碗布和擦手毛巾，给它们都准备好地方，在清洗之后把它们挂起来。如果有更结实的挂钩能把菜板也挂起来，就更好了。这样不但能使厨房保持整洁，各种用具拿起来也很顺手。

需要注意的是，悬挂、放置在橱柜外的物品在自然风干的同时，也会沾染尘埃，再次使用前应认真冲洗干净。

把好入口关

另外，还要把好入口关，谨防食入弓形虫感染的食物及腐败变质的食物。

↘ 只吃十成熟的肉食，特别是猪肉、牛肉和羊肉。

↘ 加工生肉后、吃东西前都要洗手。

↘ 切过生肉的切菜板和刀要用烧开的水清洗。

↘ 清洗蔬菜和水果要彻底，除去全部残留的泥土及其他污染物。

↘ 不喝未消毒的牛奶和其他奶制品。

↘ 买市售的食品时，要留意贩卖场所保存食物的温度，热食应保持在65℃以上，冷食则应控制在冷藏温度7℃。常见的有菜市场贩卖的熟食或时下流行的寿司，通常无法得知其制备时的流程及时间，如果吃了遭细菌污染、不新鲜的熟食而发生食物中毒，则对健康影响很大。

第068天　孕前吃零食要做到精挑细选

夫妻私房话：老婆，马上准备怀孕了，你以后吃零食可要注意了，别再吃那些垃圾食品了。

海苔

海苔含有丰富的维生素和矿物质，含碘量尤其高，女性经常食用，可以防止碘缺乏；而且海苔几乎不含什么脂肪，也没有什么能量，怎么吃都不会发胖，非常适合孕前肥胖的女性食用。

魔芋果冻

魔芋果冻的热量极低，而且还含有丰富的膳食纤维，可以抵达肠内，促进通便，并向体外排出废物，同时还能够延缓糖分的吸收，非常适合瘦身者食用。

牛肉干、酱牛肉

牛肉是高蛋白、低脂肪食物，所以牛肉干、酱牛肉适合在饥饿的时候吃，每次吃上2~3块，能充饥且不会发胖。

豆腐干

真空独立包装的五香豆腐干含脂肪量少（每100克豆腐干中脂肪的含量不足16克），多吃不会发胖，且能补充全天所需钙量的40%。作为零食吃上2~3片，既解馋又解饿。

即食麦片

一些早餐的即食麦片，可当作瘦身零食来食用，因为很多麦片都含有高纤维、低脂肪，而且含有维生素和矿物质，营养丰富。如果觉得光吃麦片太单调了，可以与脱脂牛奶同食。

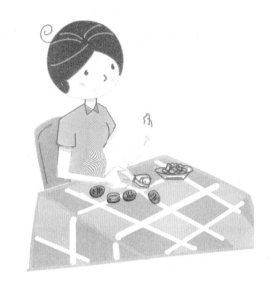

坚果类

坚果类零食如花生、松子、杏仁、核桃、大豆、南瓜子等，含有胡萝卜素及超氧化物歧化酶等成分，它们会阻止脑血管的病变而保护大脑，保证大脑的血流量，保持大脑的健康和兴奋状态。

另外，坚果一般都含有丰富的B族维生素、维生素E及矿物质和微量元素，尤其是含锌较多。人体缺锌会导致皮肤迅速生出皱纹，经常吃种子食物可以使皮肤光洁嫩滑。

专家在线

核桃、花生、开心果等都是女性宜吃的零食，不过一次不要吃得太多，核桃以3个为宜，花生与开心果每次10～15粒即可，且只可选其中一种。

酸奶

酸奶含丰富的优质蛋白质、多种维生素和矿物质，是天然钙质的最好来源，并且钙的消化吸收率较高。酸奶的营养成分与鲜奶相近，但其中约30%的乳糖被分解，因此对有些喝完牛奶就拉肚子的人来说，可以以酸奶代替鲜奶补充营养。酸奶还可以增加胃内的酸度，增强胃消化酶的活性，抑制肠道大肠杆菌的生长。

孕前不能吃的零食

如薯片、果冻、果脯、肉干、饼干、爆米花、冰激凌、烧烤食品等，这些零食不是油炸就是高脂肪、高糖的，而且有些还含有致癌成分，它们往往会对肌肤造成刺激，使肌肤难以维持良好的状态，导致肥胖，甚至诱发疾病。

第067天 孕前注意给身体补水

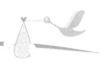

夫妻私房话：老婆，每天要注意多喝水哦，这样会让你的皮肤看起来更光滑、水嫩。

喝水对健康的好处

水是每个人每天都不能缺少的，尤其是对于准备怀孕的夫妇来说，更是不可缺少。水对于人体的新陈代谢有着极其重要的作用。

◎ 洗涤机体，清除污染。各种有害有毒物质，通过生物链条的连锁反应、浓缩积累，最终进入一日三餐所必需的粮、菜、果和肉、蛋、奶中，通过呼吸道、皮肤直接侵入机体，在体内积蓄起来，造成潜在的危险。按时喝水能够保证新陈代谢的正常进行，有效地清除这些有毒物质。

◎ 滋润机体，避免疾患。起床就喝水，对机体既是极大补偿，又是一种有效的净化，这是医学公认的健康生活习惯。早晨饮水，能够稀释血液，降低血黏度，有效避免心脑血管疾病在上午发生，预防心脏病和脑卒中；能够稀释尿液，使积蓄一夜的固体毒物溶解于尿液中排出，既冲洗了尿道，预防尿路感染，又可预防尿路结石，还能及时排出致癌物质，避免膀胱癌的发生。

◎ 保护皮肤，美容养颜。当人体缺水时，不但正常的新陈代谢受到影响，而且还会使皮肤失去光泽，人显得干瘪、枯萎。经常饮水，能够保持微小脂肪颗粒滋润而富有弹性，保护皮肤，达到美容的目的。一般以每天饮1 500毫升的水为宜。

孕前养成勤喝水的习惯

◎ 清晨起床后喝1杯新鲜的凉开水是非常好的习惯。早晨喝水可补充一夜所消耗的水分，降低血液浓度，促进血液循环，维持体液的正常水平。

◎ 用餐时不宜喝水。进餐时喝水会冲淡消化液，不利于食物的消化吸收。定时饮水，不要等到口渴时再喝，渴是体内已严重缺水的信号。

◎ 上班后、下班前，都要先给自己倒1杯水。外出办事时也别忘了带水。

◎ 太渴勿过饮。古人主张"不欲极渴而饮之"，人在太渴时一次性饮水过多，会使胃难以适应，造成不良后果。一旦出现口渴难耐的情况，应缓缓进水，少量多次饮水，可以避免身体受到伤害。

◎ 睡前不宜多饮。当人处于睡眠状态时，人体只是维持基础代谢，各种代谢都进行得非常缓慢，不需要过多的水分。另外，睡前饮水过多，会使夜尿增多，不利于休息。

几种不能喝的水

◎ 久沸或反复煮沸的开水不能喝。如大锅炉里的开水，水在反复沸腾后，水中的亚硝酸银以及砷等有害物质的浓度相对增加，喝了久沸的开水以后，会使血液中的低铁血红蛋白结合成不能携带氧的高铁血红蛋白，从而引起血液中毒。

◎ 没有烧开的自来水不能喝。常喝未完全煮沸的水，患膀胱癌、直肠癌的可能性增加21%～38%。自来水中的氯与水中残留的有机物相互作用，会产生一种叫三羟基的致癌物质。

◎ 保温杯沏的茶水不能喝。将茶叶浸泡在保温杯的水中，多种维生素被大量破坏而营养降低，茶水苦涩，有害物质增多，饮用后可能会引起消化系统及神经系统的紊乱。

快乐驿站——开心一笑

有位张姓朋友，某日约到心仪已久的一个女孩一起吃饭。两人边吃边聊天，突然，女孩叫了一句："张郎！"他几乎幸福得晕过去了。美梦醒来甚快，原来女孩说的是他身上有只蟑螂！

第066天 孕前男性要重点补充的营养

夫妻私房话: 老公，别让我一个人调养，你也要注意补充营养呀。

优质蛋白质可提高精子的质量

充足的优质蛋白质可以提高精子的数量和质量。富含优质蛋白质的食物包括三文鱼、牡蛎、深海鱼虾等，这些海产品不仅污染程度低，还含有促进大脑发育和增进体质的DHA、EHA等营养元素。除此之外，各种瘦肉、动物肝脏、乳类、蛋类也是优质的蛋白质食品。但蛋白质不能超量摄入，要根据实际情况及适量原则，均衡营养，维持良好的营养状态。

维生素C是男性精子的"保护伞"

美国学者报告，维生素C可使成年男子的精子免受有害物质引起的基因损伤。而此种损伤极可能使其子女罹患可怕的遗传病或癌肿。

一项对成年男子饮食的研究发现，当减少维生素C的摄入量时，其精子中脱氧核糖核酸的损伤几乎成倍增加。维生素C在精液中有较高的浓度，而精液中的维生素C可使精子内的重要成分免遭氧自由基的损伤。

美国食品药品管理局推荐每人每天至少摄入60毫克维生素C，相当于一个橘子中的维生素C的含量。这种剂量不足以保护吸烟者的精子，但它是防止非吸烟者精子受损的最低剂量。

补充叶酸可提高精子质量

最新的调查结果显示：男性精子含量低也与体内叶酸缺乏有关，因为叶酸可以帮助DNA的合成。因此，男性精子含量低时，要考虑补充叶酸含量高的食物。补充叶酸最简单、最直接的途径就是多吃粗粮，因为在五谷杂粮中，叶酸含量是很高的。

专家建议年轻的丈夫们多食用一些含有高维生素的食物，这对提高精子的成活率有很大的帮助。妻子也可以根据不同的季节，为丈夫挑选一些时令蔬果，比如春天可以多吃一些新鲜的蔬菜、野菜；而秋天正是水果成熟的季节，可以多多享用。为补充叶酸，平时可让丈夫多吃动物肝、红苋菜、菠菜、生菜、芦笋、龙须菜、豆类、苹果、柑橘、橙汁等食物。

补锌有助提高精子活力

现代医学认为，锌元素是人体中70多种合成酶的重要成分，并与200多种酶的活性有直接关联。特别是直接并广泛参与男性生殖生理过程多个环节的活动；维持和助长性功能，提高精子数量，参与睾酮的合成；提高精子的活力；参与人体蛋白质的化合。

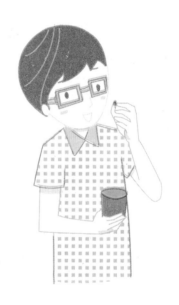

医学专家们所做的无数临床实验表明，正常男性精液中的锌含量必须保持15～30毫克/100毫升的健康标准。如果低于这个标准，就意味着缺锌或失锌，从而造成锌缺乏症。

要有效地防治锌缺乏症，关键在于平衡膳食，通俗地讲，就是样样都吃。一般来说，只要不挑食、偏食、节食，就可以从平常膳食中摄取足够的锌。我国的锌供给量规定成人为每日15毫克，如果每人每天吃动物性食物120克，即可得到所需要的锌。

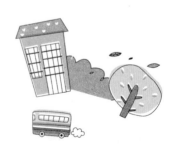

第065天 有助于提高生育能力的食物

夫妻私房话：老婆，我爱死你了。看你今天做的菜，都是我喜欢吃的。

枸杞子

本品甘平，能养阴补血、益精明目，久服延年益寿。对枸杞子有延寿作用的认识由来已久，在殷代的甲骨文、《诗经》《山海经》中均有记载，一些医书还述及其有明显增强人体性功能的作用，故民间有"去家千里，勿食枸杞"之说。

蛤士蟆油

此属高级强壮滋补品，它是雌性蛤士蟆的干燥输卵管。具有补肾益精、滋肺养阴的功效。对于体虚乏力、神经衰弱、精力不足、肺虚咳嗽及其他消耗性疾病，有很好的补益和治疗效果。其一般吃法是：将蛤士蟆油3～6克用1碗清水泡1夜，翌日加冰糖适量炖服，或与白木耳一起蒸服。但本品对于胃脘满闷、食欲缺乏、痰多、苔厚腻者忌用。

羊肾

羊肾即羊腰子。中医认为，其性温味甘，能补肾气，益精髓。适用于肾虚劳损、腰脊疼痛、耳聋、消渴、阳痿、尿频等症。

专家在线

日常所见的鳙鱼（胖头鱼）也具有温肾益精、补脾暖胃功效。其肉味鲜美，尤以鱼头为佳。平时不妨用鱼头炖萝卜吃。

鸽肉

鸽肉味咸，性平，具补肝肾、益精气、解毒消痈作用。鸽肉中含粗蛋白以及少量脂肪及无机盐等。鸽肉细嫩鲜美，尤以乳鸽为上。因鸽肉补肾益精力强，对老年人肾精不足所致的体弱无力或肾虚引起的腰膝酸软以及消渴症等，尤为适宜。健康人食之可保肾。炖全鸽尤适用于肾虚阳痿、早泄、性功能低下等，也适用于女性由于气血两虚引起的性功能减退。

鹌鹑肉

鹌鹑肉性平，味甘，有补中益气、养血填精的功效。它的肉营养丰富，有"动物人参"之称，由此可见其补益作用之强。其肉味鲜美，是保肾佳品，男女皆宜。可用于肾精不足引起的腰膝酸软、夜尿频多，以及阳痿、早泄、遗精等病。该品不温不燥、不寒不凉，故应用范围很广泛。

海参

海参味甘、咸，性温，具有补肾益精、养血润燥、除湿利尿的功效。海参是高级滋补品，营养滋补力甚强。

海参营养价值很高，而胆固醇含量却少于其他动物性食物，因此有益于高血压患者。一般多用于肾精亏损、阳痿、遗精、小便频数等虚劳患者。

《本草从新》中曾说其能"补肾益精、壮阳疗痿"。《随息居饮食谱》中说其具有"滋阴补血、健脾润燥"之功效。现代药理研究发现，海参中所含的海参素是一种抗霉剂，能抑制各种真菌。粗制海参素溶液还能抑制某些肉瘤，具有一定的抗癌功效。本品尚能养血润燥，故肺结核咳嗽咯血患者、产后便秘的产妇，亦可食之。

第064天 孕前有些食物最好不要吃

夫妻私房话：老婆，下面这几种食物都对怀孕不利，咱们还是少吃一些吧。

辛辣食物

过量食用辛辣食物可以引起正常人消化功能紊乱，出现胃部不适、消化不良、便秘，甚至发生痔疮。由于怀孕后胎儿的长大，本身就可以影响孕妇的消化功能与排便，加之孕妇有进食辛辣食物的习惯，其结果会加重孕妇的消化不良与便秘或痔疮的症状；另一方面，影响孕妇对胎儿营养的供给，甚至增加分娩的困难。因此，在怀孕前3~6个月，女性应尽量少吃辛辣食物。

熏烤食物

熏烤食物味美，又能帮助消化，但却有害。熏烤食物通常是用木材、煤炭做燃料熏烤而成的。在熏烤过程中，燃料会发散出一种叫苯并芘的有毒物质，污染被熏烤食物。苯并芘是目前已知的强致癌物质，进入人体后，会使细胞核的脱氧核糖核酸分子结构发生变异，从而导致癌变。据测定，每千克烤羊肉中含苯并芘1~20微克，每千克熏鱼和烤肉中含苯并芘数十微克，每千克烤肉饼中含苯并芘79微克，烧焦的鱼皮每千克含苯并芘50~70微克。

此外，研究者还发现，在烟熏火烤的食物中，还含有亚硝胺化合物，其具有强烈的致癌作用。如以熏鱼为主食的波罗的海沿岸及冰岛的渔民，其消化道癌的发病率特别高。为了健康生育，孕前要少吃或不吃熏烤食物。

胡萝卜

研究发现，女性过多吃胡萝卜后，摄入的大量胡萝卜素会影响卵巢的黄体素合成，抑制卵巢的正常排卵功能，有的甚至会造成无月经、不排卵、月经紊乱，从而影响受孕的正常进行。因此，准备生育的女性不宜多吃胡萝卜。

臭豆腐

臭豆腐在发酵的过程中极易被有害微生物污染，带有杂菌；并且含有大量挥发性的盐基氨和硫化氢等，它们都是蛋白质分解出来的腐败物质，对人体健康有害。

大蒜

大蒜吃得过多，有明显的杀灭精子的作用。育龄男性如食用过多，对生育有着不利的影响，所以孕前不宜多食大蒜。

碳酸饮料

美国哈佛大学医学院的专家们发现：男性饮用可乐型饮料，会直接杀伤精子，从而影响男性的生殖能力。受伤的精子一旦与卵子结合，可能会导致胎儿畸形或先天性不足。

医学专家们也奉劝育龄女子少饮或不饮可乐型饮料，因为多数可乐型饮料中都含有较高成分的咖啡因。咖啡因能影响到女性生理变化，改变女性体内雌、孕激素的比例，从而间接抑制受精卵在子宫内的着床和发育。

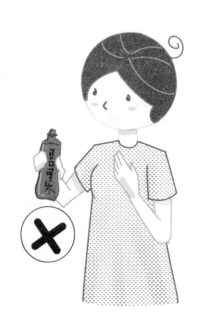

第063天 别让不良饮食习惯伤害精子

纠正多食高蛋白肉类食物的习惯

大多数的年轻男士都比较偏爱肉食，"大碗喝酒，大块吃肉"的确是男性豪爽的一种表现。虽说精子的生成需要优质蛋白质，但如果高蛋白物质摄入过多，维生素摄入不足，就容易造成酸性体质，因而难以受孕。

吃壮阳菜应审时度势

韭菜、洋葱、泥鳅、鸡蛋、海藻……这些日常饭桌上的普通食物，有的确实有壮阳补肾的功效。但在食疗时该如何正确进食？又有什么是需要特别注意的？这些都很有讲究。假若食用者没有根据自身具体情况正确食用，不仅不能达到食疗的目的，还可能对身体造成其他伤害。也就是说，食用壮阳菜要审时度势。

所谓审时，也就是要根据时令做适当的选择。比如，广州气候炎热，尤其夏季很多人易上火，而壮阳菜大部分都是温补类型，食用时必须掌握好量，不宜过量或者连续多次食用。尤其是鞭类食物，由于自身所含激素多，较适宜秋冬进补；如果夏季实在要进补的，可选择西洋参等凉补型食材。

所谓度势，即必须根据自身具体情况而定。个人由于年龄、体质等方面的差异，在食疗进补时也会出现不同。比如，年纪大的人不宜过补，燥热体质的人不宜在夏季食用过多补品。如果是对某些食物有过敏性反应的，就更应该注意了。

不要错把番茄当壮阳菜

番茄的确对男性有好处，能预防前列腺癌，改善精子的浓度和活力。但错把提高精子质量、生育能力等同于壮阳，并因此认为吃番茄能壮阳，那就大错特错了。一般来说，食物几乎没有直接强壮生殖器官的作用。

激素催熟的茄子要少吃

现在长得又肥又大的茄子，是用植物激素催化而成的，常吃对精子生长有害，最好不要多吃。

孕前尽量不吃芹菜

虽然芹菜富含维生素、微量元素和膳食纤维，是很好的保健蔬菜，但资料证实，健康男性连续多日食用芹菜，精子数量会明显减少。这对于备孕阶段的男性来说，绝对不是好事。

当然，芹菜对精子的不良影响并不是永久性的，只要停吃几个月后，就能恢复正常。因此，在孕前准备阶段，男性最好不吃或少吃芹菜，等妻子怀孕以后再吃也不迟。

避免长期食用棉子油

棉子油中含有棉酚，能抑制睾丸产生精子，男性长期食用，将导致睾丸生精能力完全丧失，而且很难治愈。

孕前男性不要吃葵花子

葵花子的蛋白质部分含有抑制睾丸成分，能引起睾丸萎缩，影响正常的生育功能，故育龄男性不宜多食。

❤ 专家在线

孕前男性吃海鲜要适可而止。海鲜中含有的水银不但会影响精子的活力及数量，长期在体内积聚亦会损害身体。

第062天 别让自己吃进毒素

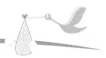

夫妻私房话：老婆，以后洗菜要多用水漂一会，听说现在很多菜都有农药残余，好吓人呀。

远离食物污染

食物从生长到成熟，从贮存、加工、运输、销售、烹调，到食用前的各个环节，都有可能遭受各种农药、化肥、致病微生物或有毒物质的污染。一旦摄入被污染的食物，就会影响身体的健康，而对准备怀孕的年轻夫妇危害更大。这一点要值得重视。

◎ 含铅食品。如含铅松花蛋等食品里的铅会使脑内去钾肾上腺素、多巴胺和5-羟色胺的含量明显降低，造成神经质传导阻滞，引起记忆力衰退、痴呆、智力发育障碍等症。人体摄入铅过多，还会直接破坏神经细胞内遗传物质脱氧核糖核酸的功能，不仅易使人患痴呆症，而且还会使人脸色灰暗，过早衰老。

◎ 腌制食品。在腌制鱼、肉、菜等食物时，容易使加入的食盐转化成亚硝酸盐，它在体内酶的催化作用下，易与体内的各类物质作用，生成亚胺类致癌物质，人吃多了易患癌症，并促使人体早衰。

◎ 霉变食品。粮食、油类、花生、豆类、肉类、鱼类等发生霉变时，会产生大量的病菌和黄曲霉素。这些发霉物一旦被人食用后，轻则发生腹泻、呕吐、头昏、眼花、烦躁、肠炎、听力下降和全身无力等症状，重则致癌致畸，并促使人早衰。

尽量选择绿色食物

人和食物都是生物链上的生物，食物吸收了毒素，当人们吃食物时，这些毒素就会被人体全部吸收，从而对人体的健康构成危害。

当然，人们也不可能生活在一个真空的世界之中，因而无法避免许多物质对食品造成的污染，但是有没有办法可以避免或尽量减少这些污染，给自己一个健康的机体呢？一般来说，有机食品、绿色食品是相对安全的，它们是品质优良的食品，购买时尽量选择这些类型的食物。

避免农药残留

鉴于多种农药均有致畸和致突变倾向，女性在孕前及妊娠期都应避免接触农药。特别是水果、蔬菜上残存的农药，女性吃后，有致癌、致畸、致基因突变的危险。那么，怎样避免食入农药残留的食物呢？这里教你几个好方法。

◎ 煮：如青椒、芹菜等蔬菜，在下锅烹调前，如果先煮一下，将所煮的汤水倒掉，这样则可以清除蔬菜上90%的农药残毒。

◎ 泡：对于一些不宜水煮的蔬菜，如韭菜、菠菜、小白菜等，食用前在加有少量洗洁精的清水中浸泡1～2小时后捞出，再用清水漂洗干净，大都可清除蔬菜上的农药残毒。

◎ 洗：对于那些花类蔬菜，如黄花菜、花椰菜等，可将其放在水池中冲洗。注意要一边冲洗，一边排水，这样可清除蔬菜上残留的大部分农药。然后再将蔬菜浸泡在1%的食盐水中洗一次，以彻底清除这些蔬菜上残留的农药。

◎ 削皮：对于那些根茎类蔬菜，如胡萝卜、萝卜、甘蓝和马铃薯等，最好先用清水冲洗干净，然后进行削皮，削皮后再用清水漂洗一次，这样基本上可以清除其农药残毒。另外，吃水果最好削皮。

♥ 专家在线

平时要多食绿色蔬菜，在食用蔬菜和水果时，要清洗干净，该去皮的一定要去皮，避免农药残留。

第061天 巧用食物排出体内毒素

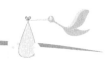

动物血

动物血有鸡、鸭、鹅、猪血等，以猪血为佳。现代医学证实，猪血中的血浆蛋白经过人体胃酸和消化液中的酶分解后，能产生一种解毒和润肠的物质，可与入侵肠道的粉尘、有害金属发生化学反应，使其成为不易被人体吸收的废物而排泄掉，所以有除尘、清肠、通便的作用，将这些血做成汤喝，能清除体内污染。孕前应该安排每周吃1～2次动物血。

蔬果汁

鲜果汁和不经煮炒的鲜菜汁是天然的人体清洁剂，能有效清除体内积存的毒素和废物。当一定量的鲜果汁或鲜菜汁进入人体消化系统后，便会使血液呈弱碱性，将积聚在细胞中的毒素溶解，再经过排泄系统排出体外。

绿豆汤

绿豆性寒凉，可清热解毒祛火，是我国广大地区暑天的饮用佳品，常饮用则能帮助排泄体内的毒素，促进机体正常代谢。绿豆发芽时产生的多种维生素都能够消除体内的致畸物质，并且促进性激素生成。准备怀孕的年轻夫妇，在日常饮食中应多吃些绿豆汤、绿豆粥、绿豆芽。

菌类食物

菌类食物特别是木耳，有清洁血液和解毒的功能。过去很多有污染的工种，单位都发木耳给工人当劳保，就是防止有毒物质长期驻留体内。蘑菇也能帮助排泄体内毒素，促进机体的正常代谢。

海藻类食物

海藻类食物有海带、紫菜等，由于其成分中的膳食纤维能促使体内放射物质随同大便排出体外，故可减少放射性物质对身体的伤害。

萝卜

萝卜也是有效的解毒食物。它不仅含有丰富的营养，食后能增加人体抵抗力，而且含有大量的果胶，这种物质与体内重金属结合，能有效地降低血液中重金属的浓度，加速体内毒素的排除。

春韭

又称起阳草，富含挥发油、硫化物、蛋白质、纤维素等营养素。韭菜温中益脾，壮阳固精。其粗纤维有助吸烟、饮酒者排泄体内的毒物。但孕妇应慎食韭菜。

海鱼

海鱼含多种不饱和酸，能阻断人体对香烟的反应，增强身体的免疫力。海鱼有"脑黄金"之称。

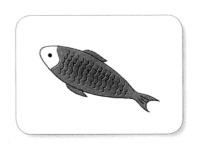

食醋

食醋是一种很好的排毒食物，对于提高肝脏的排毒和新陈代谢功能十分有效，能够抑制人体衰老过程中过氧化物的形成，减少人体毒素，延缓衰老。尽管味道是酸的，但食醋是一种碱性食物，能够帮助酸性体质的人实现酸碱中和，维持人体的酸碱平衡。但食用时，一定要选择酿造醋。

第五篇
孕前2个月，
幸"孕"渐行渐近

离计划受孕的日子更近了，为怀孕做的准备也要落实到具体的行动上了。这时候，女性不仅要做好自我保健，监测自己的基础体温和宫颈黏液，以准确预测排卵期，而且还要结合自身情况，做好怀孕的物质准备，并安排好怀孕后的休假。

　　当然，越接近受孕的日子，越要注意保持身体的健康，更不可因感染疾病就私自乱用药物。如此，幸"孕"才更有保障，怀孕后也无后顾之忧。

第060天 选择最佳怀孕月份

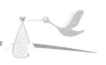

夫妻私房话：老公，这个国庆节咱们就不出去旅游了，好吗？我想那时候正好可以怀孕。

怀孕最好避开春季

从优生优育的角度来说，早期妊娠（3个月内）应避免在春季。这是因为春季是传染病的高发季节（尤其是早春）。春季空气湿度大，温度升高，有利于各类病毒的生长，病毒性疾病在人群中迅速流行，尤其是流感病毒、风疹病毒、巨细胞病毒、肝炎病毒等多种病毒活动最为猖獗。此时怀孕，将导致孕妇的免疫系统功能低下，使孕妇的感染概率大大增加，直接影响胎儿大脑神经系统的发育，后患无穷，很容易诱发成年后的可怕的精神分裂症。

春季怀孕，易发生早产。调查发现，在春天受孕的女性较在其他季节受孕的女性更容易在妊娠时间不足37周时就生下早产儿。这可能是因为随季节不同，人们的饮食、日照、锻炼习惯都会发生变化，影响到人体免疫系统，从而给怀孕带来潜在影响。

冬季受孕对优生不利

若早孕发生在空气污染较严重的冬季，胎儿缺陷的相对危险性就会明显高于其他季节。室内外空气污染与早孕胚胎致畸显著相关。冬季大气中二氧化硫、总悬浮颗粒浓度最高，冬季怀孕者的胎儿出生缺陷率也较其他季节为高，尤其在空气污染较重的工业城市，则更应注意。冬季取暖、家庭生活用燃料造成的室内空气污染对出生缺陷也有影响，烧煤者出生缺陷率为0.86%，用液化气者为0.74%，用煤气者为0.55%。空气中的二氧化硫也可以使人体细胞内的遗传基因染色体发生异常，导致胎儿畸形。

冬末是一些疾病流行的时期，病毒性传染病较多。病毒有可能引起胎儿的先天性缺陷。怀孕头3个月是胚胎的敏感期，如果受病毒感染，容易导致畸胎。孕妇在病毒感染后会出现发热、流涕、头痛等上感症状，或者合并细菌感染，必须去医院就诊。就诊时，如果临床医生未问明早孕病史，往往给患者服用阿司匹林、氯苯那敏、四环素等药物，这又增加了药物致畸的机会。因此，从健康方面来考虑，最好不要在冬季怀孕。

🍼 夏末秋初最适宜

夏末和秋初是人类生活与自然最适应的季节，也是受孕的最佳季节。此时气候温和适宜，风疹病毒感染和呼吸道传染病较少流行，既可使胚胎在前3个月避开流行性病毒感染，又有利于孕妇多在室外散步，充分吸收氧气，还有大量的水果和蔬菜供应，以保证母子合理的营养结构和营养量。这样可使胎儿在最初阶段有一个安定的发育环境，对于预防畸胎、保证优生最为有利。

由于室内外空气污染对孕早期胚胎致畸影响显著，而夏、秋季大气中二氧化硫和悬浮颗粒浓度最低，所以出生缺陷也较其他季节低。

另外，此时期受孕，来年春季分娩，为产妇和婴儿提供了良好的恢复和生长的气候条件，所以，夏、秋季可以说是最佳的怀孕季节。

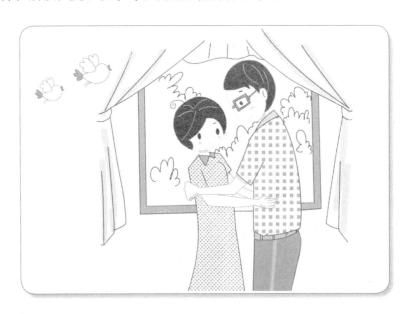

第059天 莫为生男生女太纠结

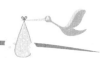

夫妻私房话：老婆，其实我更喜欢女孩，咱们就生一个女孩吧？

🚼 重男轻女的思想要不得

新婚夫妇不想生孩子或暂时不要孩子，这是个人自由。但是，如果打算生育，就要正确对待这个问题：是生男生女一个样，还是有所选择？是顺其自然，还是孤注一掷？

按理说，生男生女还是顺其自然好，但现实生活中并非如此。由于受传统观念的影响，很多家庭都存在重男轻女的思想。这往往会导致孕妇心情紧张、焦虑不安，不知自己怀的是男孩还是女孩，为此容易产生情绪波动。

《齐鲁晚报》曾登了一则消息：为了能抱上孙子，婆婆为怀孕两个多月的儿媳妇讨来了"转胎药"，结果胎没转成，反而导致儿媳妇流产后大出血，几乎丢掉性命。现实生活中，类似的例子并不少见，有想依靠偏方生个儿子的，有想服用促排卵药生双胞胎的；有的人重男轻女，不惜多次流产，严重损害了女性的身心健康；也有的人为了"多子多福"，被双双开除公职；还有的人为生儿子不顾身家性命等，不一而足。

因此，女性一定要从重男轻女的思想桎梏中解脱出来，加强自我保健，孕前就调整好身心状态，做好充足的怀孕心理准备，不再有思想包袱，这样对优生大有好处。

🚼 树立生男生女都一样的观念

从遗传的角度来看，女孩与男孩一样，同样继承了父母一半的基因，并且这种基因依旧可以一代一代传下去。从法律角度来看，女孩与男孩一样，同样有继承权和赡养义务。从观念转变来看，女儿、女婿和儿子、儿媳同样可以照顾和赡养父母。从社会保障来看，社会福利事业和保险事业的发展，保障了老有所养，使生男生女都无后顾之忧。

一项关于"你认为生男生女是否一样"的调查显示，被调查的2 572人的回答中，认为"生男生女一个样"的高达92.9%，"生男生女不一样"的仅占6.8%。这说明改革开放以来，当代青年的生育意愿已发生了深刻的变化，大多数人的生育行为已不再受重男轻女的封建传统观念的影响。

所以，新婚夫妻在准备怀孕前，在子女性别的选择上，要树立正确的生育观，最好能顺其自然，健康就好。

相信自己可以生一个漂亮的宝宝

要想生出一个漂亮的宝宝，最主要的是要保持良好的情绪，并相信自己一定可以生一个漂亮的宝宝。

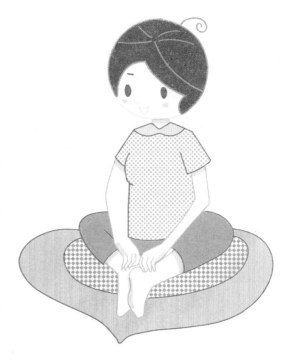

在母腹中的胎儿并非与外部隔绝，对内外环境的变化和刺激表现得十分敏感。通常，女性的不良情绪会对胎儿的心理发展造成一定的不良影响；同时，这些情绪也会对宝宝的外貌形成起一定的作用。

所以说，女性从计划怀孕开始就要相信，只要自己保持一种乐观自信的心态，宝宝就一定会长得健康又漂亮。要知道，你的担忧起不到任何好作用，反而会将这种担忧传给胎儿，影响胎儿的"心情"。

第058天 孕前女性应避免的保健误区

夫妻私房话：老婆，过来看看，你知道这些保健误区吗？好像有几项就是你平时的习惯哟。

误区一：不了解家族病史

你知道自己的祖父母、外祖父母死于何种疾病吗？如糖尿病、心脏病以及某些癌症都会遗传。了解自己家庭成员的病史，能帮助你提前关注相关脏器的健康。实际上，很多恶性疾病如果及早发现，治愈机会还是很大的。

误区二：忽视妇科常规检查

最新医学报道发现，近年来，及早发现的宫颈癌死亡率降低了70%，所以定期做妇科分泌物检查很重要。医生建议所有18岁以上的女性，特别是已有性经验的女性，每年至少要进行一次妇科常规检查。

误区三：卫生棉条超期用

忙碌的你也许会忘记卫生棉条的存在。长时间不更换棉条，容易导致阴道炎症以及其他妇科疾病。卫生棉条的最长负荷时间是8小时，所以睡前务必要更换新棉条。

误区四：避孕方式一贯制

避孕方法应随着身体状况的改变而变化。即使你比较习惯目前的避孕方法，也要在体检时向医生询问是否仍适合你现在的状况。5年前常用的避孕药未必仍适合你现在的身体。

误区五：常年穿着高跟鞋

高跟鞋问世以来，一直备受女性的青睐。鞋跟在7厘米以上的高跟鞋使人体重心自然前移，给膝关节造成压力。研究发现，膝部压力过大是导致关节炎的直接原因之一。如果身体重量过多集中在前脚掌上，趾骨也会因为负担过重而变粗，因挤压而变形。科学证明，过高的高跟鞋还是跟腱和脊椎骨变形的罪魁祸首。

误区六：将香水喷在皮肤上

香水中的檀香油、麝香和柠檬香及酒精等化学成分，在阳光照射下可分解出有害物质，使皮肤灼痛、出疹甚至发炎，所以在喷香水时，应尽量避免直接喷在皮肤上，喷在衣服上也同样可以香气袭人。

误区七：锻炼模式一成不变

如果多年不改变锻炼模式，很容易造成常锻炼的那部分肌肉劳损，而没有运动到的肌肉一直被忽视。长此以往，有可能使身体不成比例地发展。另外，从心理上来看，常换锻炼方式不仅使锻炼更加有效，而且有新鲜感，也更容易坚持。

误区八：等口渴再喝水

身体轻微缺水会导致疲劳，因为缺水时血流量减低，而这时心脏不得不增加跳动的次数和力度，以确保有充足的供血量。所以，不要等到口渴的时候才喝水，因为当你感到口渴时，身体已经处于缺水状态。平时吃饭的时候应多喝汤，或吃些含水丰富的水果和蔬菜，以确保每天6～8杯水的摄入量。

误区九：减肥只吃水果不吃饭

一种比较流行的减肥观念认为，蛋白质和糖类混合后会在体内滞留较长时间，如果只摄取一点，就会减少其在体内滞留和被吸收的时间，从而达到减肥的效果。然而糖类是身体能量的主要来源，如果缺乏，会导致疲劳和脱水。无论用什么办法减肥，都必须保证每天摄入的谷物、蔬菜和水果占到总摄入量的一半以上。

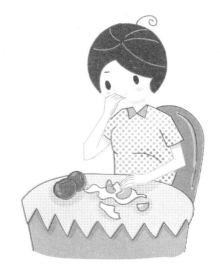

第057天 孕前女性多留意自己的白带

夫妻私房话：老婆，你看上去精神不太好，是不是身体不舒服啊？
要不要去医院看看？

白带是生殖系统是否健康的预报器

女性进入青春期后，下身总会湿漉漉的，内裤从此不再干净，不是透明无色的分泌物，便是奶酪般的乳白色分泌物，有时还略带黄色、血色、褐色，这在医学上被称为白带。

白带的成分主要包括：一是阴道上皮的分泌物，它是使阴道保持湿润的主要物质；二是宫颈腺体和子宫内膜的分泌物，量较少，性质随月经周期的阶段不同而改变；三是阴道上皮的脱落细胞及白细胞；四是小阴唇皮脂腺的分泌物；另外还有前庭大腺的分泌物等。

正常白带无味、无刺激性，它不仅能保持阴道的湿润，还是女性保健的一道天然屏障。因为阴道脱落的上皮细胞含有糖，被阴道杆菌分解为乳酸，使阴道保持酸性环境，所以多种致病菌，如大肠杆菌、真菌等无法在阴道内生长繁殖。

白带可以说是女性生殖系统健康与否的预报器。通过观察白带的变化，可以检查激素是否平衡及身体的状态、疾病等各种问题。但因白带有个体差异，因此从量和颜色、气味来掌握自己的情况很重要。尤其是以往从不留意白带的女性，孕前不要忽略对白带的自查。

专家在线

从内裤上观察白带量及颜色是不正确的，因为内裤上所沾的分泌物不仅有阴道分泌物，也包括贮存在尿道口的尿液。正确的观察方法是用卫生纸擦拭后再观察。

影响白带多少的因素

白带分泌的多少以及性状、黏稠度等，通常与月经周期息息相关。青春期少女，月经不稳定，卵巢的功能尚未健全，白带稀少淡薄。性发育成熟的女子，在排卵期白带极度稀薄而清澈透明，如鸡蛋清样。排卵后2~3天，白带逐渐变得黏稠、浑浊，量也大大减少。

另外，白带的多少与性意识、性活动也密切相关。比如热恋中的女子在与情侣亲昵时，或者频繁出入社交场合的青年女性，都可能因为性意识增强，引起体内雌激素水平的升高，使白带有所增多。蜜月期的女性因性生活频繁、情欲高，也会出现白带增多。

及时发现白带异常

正常的白带分泌和白带增多的现象，都是女性身体健康的生理显示，有些变化也不必担忧。但是，如果出现病理性带下，即阴道内分泌物异常增多，或色、质、味发生改变，或伴有某些症状，就是疾病的表现，甚至会影响受孕，故应在准备怀孕时进行治疗。

◎ 脓性白带。呈黄绿或灰黑色泡沫状，有腥臭味，大多为滴虫或化脓性细菌感染所致。常见于滴虫性阴道炎、慢性宫颈炎、子宫内膜炎和阴道异物等，不利于受孕。

◎ 豆腐渣样白带。呈豆腐渣样或凝乳状小碎块，同时，外阴瘙痒难忍，常见于真菌性阴道炎。

◎ 血性白带。白带内含有血，血量多少不定。对这类白带应警惕恶性肿瘤，如宫颈癌的可能。此外，宫颈息肉时也可能出现血性白带。

◎ 黄色水样白带。多由于病变组织的坏死或变性所致，常见于子宫黏膜下肌瘤和宫颈癌等。

◎ 泡沫样白带。多由于滴虫性阴道炎引起，常伴有外阴和阴道瘙痒，若合并细菌感染，则呈黄脓样泡沫状。

◎ 无色透明黏性白带。多见于身体虚弱的女性，或者存在某些慢性疾病者。

第056天 开始每天测量基础体温

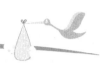

夫妻私房话：老公，你对我真好！如果帮我把体温计拿过来，那就更好了。

制作自己的基础体温表

◎ 横坐标是日期，每天一格，共35格。如果你的月经周期比较长，可以多做5～10个格子。

◎ 纵坐标是温度，可以从35.5℃开始，由下向上逐渐升高，每0.1℃升高一格，最高到39℃就足够了。

◎ 在横坐标的最下面，多留出一点空白，用来记录相应日子发生过的对体温有影响的事件，如饮酒、感冒、紧张、熬夜等。

◎ 每天早上醒来，在尚未进行任何活动前测量体温，将体温标记在基础体温表上，并描成温度变化曲线。

正确使用体温计测基础体温

基础体温，是指除运动、劳动、进食或精神方面的原因引起的体温升高外，在安静时所测得的体温。一日当中，清晨醒来时是测量基础体温的最佳时机。

◎ 使用笔式电子液晶体温计的时候，只要在早上一醒来，打开体温计的电源开关，夹在腋下，等到体温计做出振动提示，就可以读取温度了。

◎ 皮肤粘贴式体温计，需要别人帮助读取温度，或者自己照镜子观察温度，所以不适合用来测量基础体温。

◎ 使用红外线电子体温计的时候，只要在早上一醒来，打开电源开关，将红外线探测头贴在自己耳朵的皮肤上10秒钟左右，听到提示声音，就可以读取温度了。

🛒 测量基础体温的要点

◎ 用来测量基础体温的体温计，显示温度最好能精确到0.05℃，精确到0.1℃的也可以。

◎ 在晚上睡觉前，把体温计的水银刻度甩到35℃以下，放置在床边容易拿取、夜里翻身也不会被碰到的地方，体温计周围不能有热源。

◎ 第二天醒来，不要翻身、伸懒腰、上厕所，把温度计夹在腋下静卧5分钟后，就可以读取温度了。

◎ 经常倒班、上夜班、不能睡整夜觉的女性，可以将一次睡眠满6小时醒来时测量的体温数值作为基础体温。

◎ 最好从月经来潮第一天开始，坚持每天按时测量。

🛒 基础体温表的使用方法

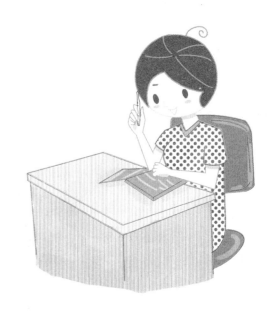

◎ 判断排卵状态，确定容易怀孕的时间。通常，女性在来月经之前基础体温较高，处于高温期。从月经第一天开始，基础体温降低，处于低温期（体温在36.6℃以下）；月经结束以后，如果某天基础体温增高了0.3~0.6℃，则表示处于排卵的状态，也就是容易怀孕的时间；排卵后的基础体温，将持续高温，到下一次月经的第一天下降0.3~0.6℃，然后就开始一个新的周期。

◎ 判断自己是否怀孕。如果基础体温的高温期持续2周以上，就该去医院检查一下了，因为你有可能是怀孕了。

如果你已经怀孕了，以往的基础体温记录要保留好，第一次产前检查的时候要带上它，它可以提供推测预产期的准确依据。

第055天 学会观察自己的宫颈黏液

：老公，我今天看了一下宫颈黏液，感觉这几天就要排卵了。你准备好了吗？

宫颈黏液的变化规律

宫颈黏液由子宫颈管里的特殊细胞所产生，随着排卵和月经周期的变化，宫颈黏液分泌的量和性质也同时发生周期性的变化。

◎ 月经干净后，宫颈黏液常稠厚而量少，甚至没有黏液，称为干燥期，此时期不易受孕。

◎ 月经周期中期随着内分泌的改变，宫颈黏液增多而稀薄，阴道分泌物增多，称湿润期。

◎ 接近排卵期时，分泌的宫颈黏液清亮、滑润而富有弹性，如同鸡蛋清状，拉丝度高，不易拉断。出现这种黏液，在前后24小时之内，会发生一次排卵。

在1个月经周期中，先后出现不易受孕型、易受孕型和极易受孕型3种宫颈黏液：

◎ 不易受孕的宫颈黏液。为月经周期中的早期黏液，在月经干净后出现，持续3天左右。这时的宫颈黏液少而且黏稠，外阴部呈干燥状而无湿润感，内裤上不会沾到黏液。

◎ 易受孕的宫颈黏液。这种黏液出现在月经周期中的第9天以后，随着卵巢中卵泡发育，雌激素水平升高，宫颈黏液逐渐增多、稀薄，呈乳白色。这时外阴部有湿润感。

◎ 极易受孕的宫颈黏液。排卵前几天，雌激素进一步增加，宫颈黏液含水量多且更加清亮，如蛋清状，黏稠度最小，用拇指和示指可把黏液拉成很长的丝状（可达10厘米以上）。这时外阴部感觉有明显的湿润感和富有弹性。一般认为，分泌物拉丝度最长的1天很可能是排卵日，在这天前后各3天为排卵期。

卵巢排卵后，黄体形成并产生孕激素，从而抑制子宫颈细胞分泌黏液，所以宫颈黏液又变得少而黏稠，成为不易受孕型宫颈黏液，直到下次月经来潮。下个月经周期宫颈黏液又可出现上述变化。

 ## 观察宫颈黏液的方法

观察宫颈黏液，每天需要数次。一般可利用起床后、洗澡前或小便前的机会用手指从阴道口取黏液，观察手指上的黏液外观、黏稠程度以及用手指做拉丝测试等几方面检查。

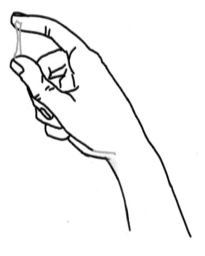

重点观察黏液从黏稠变稀的趋势，一旦黏液能拉丝达数厘米长时，就应认为处于易受孕期（排卵期）。

虽然不同的人有不同的月经周期，易受孕型黏液出现的时间也不尽相同，但如果坚持记录和观察，就会发现并了解易受孕型黏液的基本特征和出现规律；而掌握了宫颈黏液的观察方法，也可用于指导受孕。

观察宫颈黏液的注意事项

◎ 观察宫颈黏液前，一定要将手洗干净。

◎ 以前一天晚上没有同房时，观察的结果比较准确。

◎ 对宫颈黏液的观察需要经验，应进行2～3个月的练习，才能判断得比较准确。

◎ 阴道内宫颈黏液的变化受多种因素影响，如阴道内严重感染、阴道冲洗、性兴奋时的阴道分泌物、性交后黏液、使用阴道内杀精子药物等。

第054天 学会正确使用排卵试纸

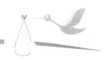

夫妻私房话 老婆，现在有一种排卵试纸，可以准确预测排卵期，你要不要买回来试一试？

 使用排卵试纸的时间

建议于月经来潮的开始之日算起，从第12天开始测试，也可在第13天或第14天开始测。每天测一次，如果发现在逐渐转强，就要增加测试的频率，最好每隔4小时测一次，尽量测到强阳，抓住强阳转弱的瞬间。排卵一般发生在强阳转弱的时候。如果发现快速地转弱，说明卵子要破壳而出了，那就要抓紧时间了！24小时之内一定会排卵。

 排卵试纸的使用方法

用洁净、干燥容器收集尿液，注意不可使用晨尿。

收集尿液的最佳时间是早10点至晚8点。尽量采用每一天同一时刻的尿样。

收集尿液前2小时内应减少水分摄入，因为稀释的尿液样本会妨碍促黄体生成激素（LH）高峰值的检测。

手持测试纸，将有箭头标志线的一端浸入尿液中，液面不可超过MAX线。约3秒钟后取出平放，10～20分钟观察结果，结果以30分钟内阅读为准。

最好是在月经干净后的第3天开始测，要天天测。一直测到两条杠一样深或第二条杠比第一条杠还深，就说明将在24～48小时内排卵。在排卵前3天（精子等卵子）至排卵后3天（卵子等精子）内同房，都有怀孕的可能。测到两条杠，就可以在排卵当天同房，然后隔一天再同房一次就可以了。

发现强阳转弱后继续测排卵试纸，不要怕浪费试纸，一直测到阴性为止。这时候可以休息几天，到排卵后第10天开始，再每天测排卵试纸。如果发现强阳，好"孕"的希望就大了，可以用早早孕试纸测了，一般这个时候的早早孕试纸是弱阳。

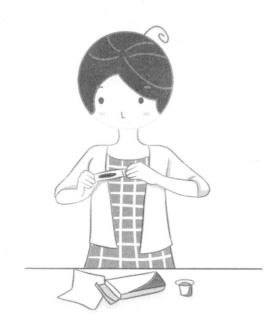

🍼 结合B超监测和基础体温测量更精确

排卵试纸测到强阳不一定有排卵。要确认是否排卵，一定要结合B超监测和基础体温测量。一般建议排卵试纸测到阳性后，马上去医院做B超监测，看是否有优势卵泡。如果没有优势卵泡，排卵试纸显示值转弱后，继续测体温和用排卵试纸检测。如果体温上升了，会来月经；如果体温没有上升，请继续认真用排卵试纸检测，有可能会延迟排卵，不要轻易放弃。

选用的排卵试纸不同，结果也会有所差异。建议用两种以上品牌的试纸检测，或者结合基础体温测量、宫颈黏液性状观察等来判断。

第053天 准确预测排卵期的其他方法

夫妻私房话 老婆,如果你月经周期规律,日程表推算法是最简单的预测排卵期的方法了。

日程表推算法

生育期女性中,大部分人的排卵时间在下次月经前12~16天(平均14天)。推测排卵日可以从下一次月经的大概日期向前倒数14天。这种方法简单,但不同的人误差不同,因此专家推荐使用它的改良方法。

改良方法的计算公式:

易孕期第1天=最短一次月经周期天数-18天

易孕期最后1天=最长一次月经周期天数-11天

采用此公式计算之前,要求你连续8次观察、记录自己的月经周期,掌握自己月经周期的最长天数和最短天数,代入以上公式,得出的数字分别表示易孕期的开始和结束的时间。

月经周期的计算是从此次月经来潮的第1天到下次月经来潮的第1天。例如,某育龄女性前8个月的月经周期最长为30天,最短为28天,代入公式为:

易孕期第1天:28天-18天=10天

易孕期最后一天:30天-11天=19天

即这位女性的易孕期为开始于本次月经来潮的第10天,结束于本次月经来潮的第19天。

如果通过观察,你的月经很规律,为28天1次,那么你可将月经周期的最长天数和最短天数均定为28天,代入公式,可计算出你的易孕期为本次月经来潮的第

10～17天。

改良方法是以本次月经来潮第1天为基点，向后顺算天数，而不是以下次月经来潮为基点，倒算天数，因此不易弄错。找出易孕期后，如想怀孕，可从易孕期第1天开始，每隔一日性交1次，坚持数月，就有可能怀孕。

经间痛感觉法

女性的卵子每个月一次从一侧卵巢中发育成熟，挤出卵巢，释放出来，游向输卵管。这是一种动力学过程。离开卵巢的这一过程需要1～2分钟。卵泡破裂，卵子脱颖而出时，会造成轻微的出血。

如果这时的出血部位正好对着腹膜，就可产生一种不舒服的感觉，即一种隐隐约约的疼痛，称为经间痛。各人的经间痛感觉不完全一样，有的人并不感到疼痛，而只在一侧腰部一阵阵发酸；也有的女性感到腰部胀；还有一些女性甚至无任何不适。有这种感觉体验的女性，可以根据以往的经验，在估计的排卵期前后注意自己的感觉，预测自己的排卵日。

避孕优生镜检测法

用避孕优生镜检测唾液来测定排卵日，其方法简便、快捷，效果也很好。每天清晨用舌尖将1滴唾液滴到镜片上，风干或在灯下烤干。如果看到"羊齿状"图像，即为排卵日，因为只有在排卵期才会出现这样典型的图像。这种检测方法十分新颖，操作起来也简单方便。

B超法

对婚后久不怀孕的女性，可采用B超监测卵泡的发育、排卵及子宫内膜的增生程度。方法为：从末次月经的第1天算起，第9天开始通过B超检查，可见到卵巢内有多个卵泡发育增大，直径为4～7毫米。随后隔天或每隔2天复查1次。等到最大的卵泡长到10毫米以上时，就必须每天复查1次。通常卵泡长到16毫米左右，便有排卵的可能。此时，子宫内膜也将达到最大限度的增生，此种现象表明卵巢就要排卵，可在医生的指导下安排同房时间。

这种方法的优点是较为准确。

🍼 不要盲目使用促排卵药物

促排卵药可以帮助那些因为月经不调而无法排卵，导致无法怀孕的女性怀孕生子。但是，正规医院对这类药物的使用有严格限制，如果没有内分泌专业的医生指导，绝对不能私自乱用。

克罗米芬（氯米芬）：是临床最常使用的促排卵药物，有利于卵泡发育及排卵，适用于轻症下丘脑—垂体—卵巢轴功能失调，可单独或联合使用。

三苯氧胺：既有抗雌激素作用，又能产生雌激素样效应，具有雌激素激动剂的分子机制。对部分不孕患者可成功诱发排卵。

促性腺激素释放激素激动剂：临床应用较多的有达菲林、达必佳等。

♥ 专家在线

由于药理作用下的怀孕、生产违反了正常的生理反应，所以女性应当在医生严格的诊断、指导下，慎服促排卵药物。

◎ 促排卵药不良反应大。以克罗米芬为代表的促排卵药物属于激素类药物，人为地使用促排卵药物，促使卵巢多排卵，其结果最终会引发卵巢过度刺激综合征，如头晕、恶心，造成肝肾功能损害等。

另外，使用促排卵药物的不良反应十分明显，卵巢在药物的刺激下不断排卵，容易造成女性月经不调、卵巢早衰，出现卵巢过度刺激综合征，少数人则会患卵巢肿瘤。

◎ 用促排卵药生双胞胎风险大。在临床上医生并不提倡患者随意使用促排卵药物，即使女性通过药物形成双胞胎或多胞胎，孕妇在孕期也将承担巨大的风险，容易造成各种产科的并发症，胎儿也容易出现营养不良、体重偏低、生存能力差等问题。

第052天 了解有利受孕的性爱姿势

夫妻私房话：老婆，你用你的爱，我用我的情，把我们的生活构筑得更幸福美满，等待我们宝贝的降临，好吗？

男上女下体位

总是保持男上女下体位似乎是件很乏味的事，但这却是女性受孕的最佳体位。采取这种体位时，位于上方的男性一次次冲刺都能更深更近地接触到女方宫颈，等于无形中帮助精子更快、更容易地找到卵子结合。对女方而言，平躺仰卧的姿势方便精液射在宫颈口周围，当宫颈外口浸泡在精液中时，给精子进入子宫创造了有利条件。而男方在最后冲刺的时候，尽量接近深处，也能使精子游动路程缩短。

采取这个体位性交时，为了达到更好的效果，女方可以两条腿伸直仰向肩部。还可以用枕头把臀部抬高，使子宫颈最大限度地接触精液。

屈膝体位

这种体位需女性弯曲双腿，把双腿放在男性肩上更好，这样可以使阴道大为露出，使阴茎更加深入。同时，由于后阴道腔的位置较低，可以贮存射出的精液，不会使精液倒流出来。为了提高受孕率，最好在妻子臀部垫一个小枕头，这样可以帮助精子游向子宫颈口，增加进入子宫的机会。男方射精后，应等阴茎完全变软后再抽出。

胸膝位

女性跪着，放低胸部，并抬高臀部，男方从女方后面进入。这种体位阴茎固然无法深入，但后阴道腔的位置降低，有贮存精液的作用，可以使精液靠近子宫颈，有助于受孕，而且特别适合子宫呈后倾后屈式的女性。

采用这种体位时，最好在射精后仍保持原姿势约30分钟，让精子进入子宫。

第051天 营造浪漫的性爱环境

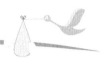

夫妻私房话：我是一条小小的船，船上装满了对你的爱。老公，你永远是我停泊的彼岸，你永远是我避风的港湾。

营造温馨的卧室环境

正如人们在工作、吃饭、睡眠时需要有一个与之相适应的良好环境一样，受孕也需要良好的环境。良好的环境能使女性情绪稳定、乐观。宜人的气候、环境的整洁清爽、空气的清新，均有利于精卵结合着床和胎儿的发育成长。因此，受孕最好在家中进行。

卧室的环境应尽量安静，不受外界条件的干扰。家中比较安静、卫生，夫妻对家庭环境又比较熟悉和放心，能做到精神放松、情绪稳定，利于优生。

◎ 床铺。孕前女性适宜睡木板床，铺上较厚的棉絮，避免因床板过硬而缺乏对身体的缓冲力。

◎ 枕头。以9厘米（平肩）高为宜。枕头过高迫使颈部前屈而压迫颈动脉。颈动脉是大脑供血的通路，受阻时会使大脑血流量降低而引起脑缺氧。

◎ 被褥。理想的被褥是全棉布包裹棉絮。不宜使用化纤混纺织物做被套及被罩。

◎ 蚊帐。蚊帐的作用不仅在于避蚊防风，还可吸附空中飘落的尘埃，过滤空气，利于安然入睡。

用暖色调营造温馨的环境

卧室的色彩、摆设、光线是构成性和谐最佳环境的必要条件。卧室的色调要以妻子的需求为宜。一般来说，热情、开朗的妻子，应使用细腻、表现力丰富的软色彩；拘谨、内向的妻子，宜选择明朗、欢快的色彩。

床上的被褥、床单和枕巾等物品应该是新的或干净的，最好是刚洗晒过且能散发出一股清新的味道。床上用品与家具的摆设，最好以暖色调为主，以增强温馨、甜蜜的气氛。卧室里的灯具尽量选用亮度可调的壁灯、台灯或吊灯。这种恬静舒适的环境往往能对人产生良好的心理暗示作用，使夫妻双方能以最佳的状态播下爱情的种子。

借助音乐来助"性"

莎士比亚在《第十二夜》中有一句名言："音乐是爱情的食粮。"性心理学家研究发现，一定的音乐刺激会带来性的诱惑和兴奋，特别是那种情调绵绵的柔和音乐，能赋予夫妻双方缠绵的情意，从而为双方进一步的性行为做好充分的身心准备。音乐的节拍、韵律能刺激神经与肌肉系统的活动，轻快的音乐会提高人类性兴奋的强度，使沐浴爱河的男女产生极快的性唤起。

适合助"性"的音乐有如下几种。

◎ 节奏布鲁斯。节奏布鲁斯就是在蓝调音乐中加入舞蹈节奏的一种音乐。它节奏多变，优美的歌词最能打动人。因此，当夫妻有些深情的话想讲又不好意思讲时，可借助歌声表达出来。

◎ 电子音乐。如果想改变性爱的速度，可以选择电子音乐。有时候它并没有歌词，节奏也很简单，但是这类音乐能营造出与众不同的性爱氛围。

◎ 民族音乐。如果夫妻双方喜欢尝试新鲜事物，那么可以选择在性爱时放些阿拉伯民族音乐，因为这类曲子往往能让人自我感觉很性感。

第050天 孕前夫妻性生活有禁忌

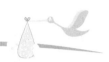

夫妻私房话：懂得珍惜爱情的人，才会了解爱情的可贵。老婆，我的生命因你而精彩。

排卵期前适当禁欲

排卵期性交是提高受孕率和优生的关键因素。精子可以在女性生殖道内存活72小时，卵子在未受精的情况下只能存活12小时。实际上受孕的关键时间仅有几个小时。因此，这就需要选择最佳的性交时间，以保证在排卵的同时或排卵后的短时间内，在输卵管和子宫内有精子存在。

在排卵期前减少性生活的次数，可使男方养精蓄锐，以产生足够数量的高质量精子。性交次数过疏或过频，都不利于受孕，通常要在排卵期前节欲3~5天，养精蓄锐，以增加精子和卵子的生命活力，提高受孕成功率。

如果打算怀孕，就应尽量安排在最接近排卵日的时间性交。排卵之前过早性交，精子在生殖道里停留时间过长；排卵后过迟性交，卵子等待时间过久。这两种情况都影响受精卵的质量，不利于优生。

忌性生活不规律

如果夫妻性生活不规律，如性交中断、手淫或长期分居等性生活不当，也不利于优孕。因为，不规律的性生活会导致男性慢性前列腺充血，发生无菌性前列腺炎，造成前列腺分泌异常，直接影响到精液的营养成分、数量、黏稠度等，可诱发不育或精子异常。

如果想要宝宝，夫妻的性生活以每周1~2次适中。

同房前忌不刷牙漱口

一般我们每天早晚都要刷牙，饭后漱口，这个习惯在夫妻生活前更为重要。夫妻同床共枕，头靠头，脸对脸，说些悄悄话以及亲热、接吻都是零距离接触，如果满嘴异味，难免会使对方有所不适，从而降低性欲，引起性生活不和谐。

同房前忌忽视性器官的卫生

每次性交前，男性除擦洗阴茎和阴囊表面外，同时还要把阴茎包皮翻起，使阴茎头完全暴露，再用水冲洗，因为包皮和龟头之间有一些腺体分泌物和尿混合的污垢，如长期不清除这些污垢，会造成细菌繁殖，引起发炎，使局部痒痛，影响性交。性交后第2天晨起也应清洗外阴。

女性的外生殖器皱襞较多，附近除汗腺、皮脂腺外，还有尿道、肛门，距离都很近，而宫颈和阴道分泌物均经过阴道口流出，局部污垢较多，易产生臭味，所以女性性器官的清洁更为重要。性交前仅冲洗外阴，阴道内不必冲洗；性交后第2天早晨也要冲洗外阴。平时可每天或隔日用温水清洗外阴1次，特别是经期，更要注意保持局部清洁卫生。

 ## 忌忽略前戏，匆忙而就

有的丈夫不懂得女性性生理特点，不做好准备工作就急于性生活；或因时间仓促，匆匆而就，草率收兵。这些做法都不能使女方达到性高潮，不仅不会使女方对性生活产生兴趣，反而带来了痛苦，是女性产生性冷淡的主要原因。这样必然会降低受孕的成功率。

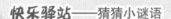 **快乐驿站**——猜猜小谜语

①卷卷宗宗藏里面，一本大书不写字。（打一办公用品）

②闲时抱自己，用时抱别人。（打一生活工具）

③圆圆溜溜不是轮，卷卷长长不是绳，都说我是好孩子，哪里脏来哪里抹。（打一清洁用品）

第049天 不可不知的怀孕优生禁忌

夫妻私房话：老公，其实我很喜欢孩子，但我们不要那么急着要孩子，好吗？

🍼 婚后忌马上怀孕

新婚期间，家庭事务多，既要操办又要应酬，夫妻双方都很劳累，身体状况难免有所下降；再加上在新婚蜜月里，精神兴奋，性生活频繁，精子和卵子的发育不太理想，如果这时怀孕，势必造成胎儿发育不良。一般来说，新婚夫妇在婚后半年再怀孕比较好。

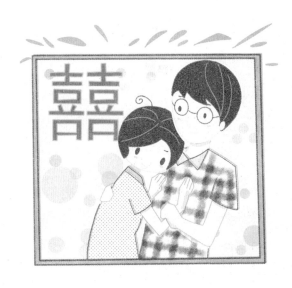

🛒 春节期间忌怀孕

春节正值寒冬季节，天气寒冷，室内空气不新鲜，如果用煤炭取暖，空气中二氧化碳含量较高，会使胎儿致畸率上升，因而会增加缺陷儿的出生率。

春节是各种病毒性疾病流行的季节，如风疹、水痘、疱疹、腮腺炎、流感等，孕早期孕妇感染病毒，可直接伤害胚胎，导致流产、死胎和胎儿畸形。

春节期间，夫妻频繁地熬夜、走亲串门、待客，奔走劳累、迎来送往，体力超负荷消耗，降低了精子和卵子的质量，就会影响受精卵的质量，从而不利于优生。

春节会友待客，烟酒频频，而烟酒对生殖细胞或胚胎都有不良影响。

精子的质与量不仅关系到能否受孕，也影响受精卵的发育，甚至胎儿的健康成长。新春佳节之际，夫妻都忙忙碌碌，睡眠少，疲乏时多，若酒后同房，一旦受孕，胎儿畸形或智力低下者居多。若女方也饮酒，则更为可怕。法国专家报告：孕妇酗酒是胎儿先天性畸形、先天智力低下等缺陷的原因之一。专家们还发现，酗酒者比不酗酒者生出畸形儿的概率高2倍。因此专家提醒人们，春节期间因饮酒频繁，切莫怀孕。

🛒 压力大时不宜怀孕

现代医学研究证明，压力过大在很大程度上影响女性的生育状况，人的心理因素可能抑制排卵，使子宫和输卵管痉挛及宫颈黏液分泌异常等，这都对女性的生殖功能有很大影响。因此，一些生活和工作压力比较大的女性，要想怀孕，一定要提前调整好精神状态，减轻压力，从而更好地受孕。

🛒 忌在恶劣的天气受孕

国外专家研究发现，太阳活动所产生的物理效应及有害辐射，会使生殖细胞的畸变概率增大。因为，太阳黑子在爆发时放射出的强烈紫外线、高能带电粒子流会产生X线辐射，从而引起地磁暴、电离层扰动及自然界中的大气、温度、环境的一系列改变，这一切对人的身体会造成很大冲击，尤其对年轻夫妇生殖力的影响更大。

在雷电交加、山崩地震或日食、月食时，自然界中会产生强烈的X线，这样易使精子和卵子由于受到辐射而发生畸变，会阻碍受精卵的着床及生长发育，使获得高智商宝宝的概率变小，甚至导致宝宝出生后智力不良。

孕前忌多次人工流产

人工流产是避孕失败后一种迫不得已的补救措施。一般来讲，偶尔做一两次人工流产对女性的身体健康并没有什么不良影响。但由于流产手术不是在直视下进行的，吸宫和刮宫等操作只能凭手的感觉来体会，因而是导致宫内环境恶劣的"罪魁祸首"，尤其是多次人工流产，会使孕育宝宝的"土地"变得越来越"贫瘠"，短期频繁流产的女性，很容易造成习惯性流产。

◎ 手术流产。流产手术时，必须先使用金属器械扩开紧闭的宫颈，因宫颈扩张过度，为细菌入侵打开了方便之门，轻者引起子宫内膜炎或输卵管炎，重者可造成盆腔炎，这些疾病很容易造成不孕。人工流产若操作不慎，还可能损伤宫颈，以致子宫颈肌肉及纤维断裂而形成瘢痕，多次人工流产常会引发难以治愈的习惯性流产。

多次人工流产还会使子宫受到破坏，即使孕卵着床，也会因子宫内膜多次被吸刮遭受创伤而影响胎盘的种植，胎盘的血液循环也会受到影响，使胎儿缺氧，生长迟缓，造成流产和早产。

◎ 药物流产。药流后往往阴道流血时间比较长，易致输卵管发生炎症，从而引起输卵管的不通畅，以致将来不孕。药流次数越多，发生不孕的可能性就越大。未育女性如反复妊娠、反复流产，可造成子宫内膜反复受损。由于子宫内膜有损伤，一旦妊娠，易发生前置胎盘，可引起产前大出血。也有些女性由于多次流产而出现习惯性流产。

人工流产后忌马上怀孕

人工流产作为一种人为终止妊娠的手段，可干扰正常妊娠带给母体的一系列生理变化，女性的身体和心理都会受到不同程度的损害，特别是生殖器官。

流产以后，子宫等生殖器官需要一定时间的恢复和调整，如在短时间内再怀孕，由于子宫恢复不良，则很容易出现自然流产、胎儿发育不良、早产、胎膜早破等并发症。因此，应在人工流产术后半年以上才可考虑再怀孕。

要想生育健康的宝宝，就得耐心等到体力恢复，内分泌系统调整平衡，子宫内膜长得良好后再怀孕。

专家在线

人工流产后，多数女性在1个月左右就会恢复排卵，随后月经来潮。因此，人工流产后只要恢复性生活，就要采取避孕措施，避免再次怀孕。

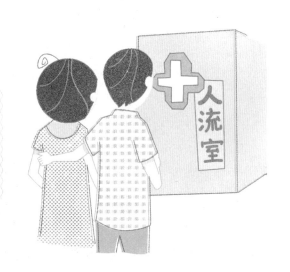

子宫肌瘤术后忌意外怀孕

因为子宫肌瘤挖除时损伤了子宫，子宫愈合后会遗留下瘢痕，而瘢痕的弹性、伸展性及承受能力较正常子宫肌纤维要低得多。如在术后短时间之内怀孕，随着妊娠的进展，很可能经受不住子宫的膨胀、伸展，发生子宫瘢痕裂开，称之为子宫破裂。一旦发生子宫破裂，则可导致孕妇、胎儿的死亡。因此，子宫肌瘤挖除术后，一定要严格避孕两年。即使怀孕，也应在早期行人工流产术，切不可存有侥幸心理。

第048天 了解职业女性怀孕后的权利

夫妻私房话：老婆，工作有时很忙碌，充实就好；生活有时很辛苦，快乐就好；幸福有时很飘渺，珍惜就好。

孕妇享有不被辞退和不降低工资的权利

《中华人民共和国女性权益保障法》明确规定："任何单位不得以结婚、怀孕、产假、哺乳等为理由，辞退女职工或单方解除劳动合同。劳动合同的期限应自动延续至医疗期、孕期、产期和哺乳期满为止。"在我国，工资分配实行男女同工同酬，不得在女职工怀孕期、产期、哺乳期降低其基本工资。

流产假期

劳动部《关于女职工生育待遇若干问题的通知》第一条规定：女职工怀孕不满4个月流产时，应当根据医务部门的意见，给予15～30天的产假；怀孕满4个月以上流产时，给予42天产假。产假期间，工资照发。

孕妇享有不加班的权利，并有一定的休息时间

《女职工劳动保护规定》第七条："女职工在怀孕期间，所在单位不得安排其从事国家规定的第三级体力劳动强度的劳动和孕期禁忌从事的劳动，不得在正常劳动日以外延长劳动时间；对不能胜任原劳动的，应当根据医务部门的证明，予以减轻劳动量或者安排其他劳动。怀孕7个月以上（含7个月）的女职工，一般不得安排其从事夜班劳动；在劳动时间内应当安排一定的休息时间。"

孕期产前检查时间也算做劳动时间

《女职工劳动保护规定》第七条："怀孕的女职工，在劳动时间内进行产前检查，应当算作劳动时间。"

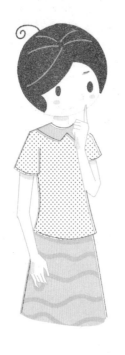

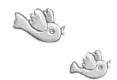

专家在线

女性在休假之前最好事先向人事部门咨询清楚，以免因为不了解情况而与公司产生矛盾。

分娩假期

《中华人民共和国劳动法》第六十二条规定："女职工生育享受不少于98天的产假。"《女职工劳动保护规定》第八条："女职工产假为98天，其中产前休假15天。难产的，增加产假15天。多胞胎生育的，每多生育1个婴儿，增加产假15天。晚婚晚育夫妻双方中，有一方可申请增加30天产假。"

哺乳期女职工享有的权利

《女职工劳动保护规定》第九条："有不满1周岁婴儿的女职工，其所在单位应当在每班劳动时间内给予其两次哺乳（含人工喂养）时间，每次30分钟。多胞胎生育的，每多哺乳1个婴儿，每次哺乳时间增加30分钟。女职工每班劳动时间内的两次哺乳时间，可合并使用。哺乳时间和哺乳往返途中所花的时间，算做劳动时间。"

第047天 根据工作情况做好休产假规划

夫妻私语录 老婆，要是你怀孕了就不要再上班了，好吗？免得太辛苦。

怀孕后不要急于辞职

一般来说，工作与怀孕并无冲突，怀孕后继续从事一些轻松的工作，对怀孕还有帮助。但为了母婴健康，女性应避免有毒有害的工作环境。如果女性所从事的工作对怀孕没有不良影响，工作比较轻松，就不要急于辞职做专职孕妇。

是否辞职一定要考虑清楚

家里的经济情况是否允许？

毕竟即将有一个新生命要来到你的身边，要养好他可是需要花不少的钱哦！如果你在考虑不周的情况下辞职的话，很可能会造成丈夫独自承担所有的压力，对夫妻关系可能会产生不好的影响。

辞职后如何打发时间？

辞职后，你就会放松下来，有可能会觉得整天无所事事，非常无聊。朋友和家人也不可能天天在家陪你，所以只能每天在家躺着或坐着，时间无法打发，甚至导致生活作息规律紊乱，这样对你的心理状态也不好。

不妨来做一个小测验

↘ 工作的地方可能存在污染：化工企业、印刷厂等；

↘ 工作时间每周超过32小时；

↘ 离年底的指标还很远，担心怀孕会影响工作，无法达到指标；

↘ 工作的地点离家很远，也没有私家车可以使用；

↘ 同事之间关系紧张；

> 患有低血糖、心脏病等医生建议静养的疾病；

> 脾气不算好，而且怀孕以后似乎更糟糕；

> 丈夫和家人都反对你继续工作；

> 工作对你来说是一种自我提升，而不是家中的经济依赖。

如果你在以上的选择中，"是"的选项超过5项的话，那还是乖乖回家，安心度过妊娠期吧。

事先确定休产假的时间

虽然休产假是法律赋予的基本权利，但在行使这些权利时还要多加考虑，尤其是那些不想放弃工作的女性，更需要提前为产假制订一份计划。

女性可以只工作到孕期的第36～38周，也有权一直工作到临盆。不过，女性在孕期休假的时间越长，就意味着产后照顾宝宝的休假时间越短。这时丈夫一定要和妻子好好商量一下，在充分考虑她的身体状况和工作性质的同时，合理安排产假。

确定要请产假后，女性要与主管沟通，确定代理人。女性也可以推荐合适的人选。属于自己负责部分的工作，可先详细制订一份计划表，告知主管工作进程。

休假前做好交接工作

与工作代理人交接工作是一个很重要的环节。在产假前，让代理人了解你工作的脉络与流程，并提前进入工作状态，这样万一你出现早产症状，可轻松离开。同时，让代理人同与工作有密切联系的同事熟悉，并告知同事，代理人将在产假期间接替你的工作。

女性在休产假前要将每一项与自己相关的工作细节仔细记录下来，之后列出工作明细表，例如"例行事务表""每天工作流程"等，这样代理人会根据表中的安排，很快接手工作。

快乐驿站——猜猜小谜语

①小小姑娘满身黑，秋去江南春来归，从小立志除害虫，身带剪刀满天飞。（打一动物）

②头戴红帽子，身披五彩衣，从来不唱戏，喜欢吊嗓子。（打一动物）

③身子像个小逗点，摇着一根小尾巴，从小就会吃孑孓，长大吃虫叫哇哇。（打一动物）

第046天 根除办公室内的不良习惯

老公，你好吗？我非常想你，感觉你不在身边，心里很落寞的！你想我了吗？

每天化精致工作妆

每天早上，哪怕牺牲吃早饭的时间，你都要在化妆镜前多待一会儿。但在封闭的写字楼里，过厚的粉底会堵塞毛孔，阻碍皮肤的正常呼吸和新陈代谢。粉底中的汞元素长期刺激皮肤角质层，还会让脸部肌肤增厚甚至老化。

另外，口红中的油脂成分吸附了空气中的尘埃、金属分子和病原微生物，它们不知不觉进入你的口腔，身体吸收毒素不说，还会引发口腔过敏和传染性疾病。而金属色眼影的危害最严重，澳大利亚医学专家发现，在患有结膜炎、干眼症等常见眼科疾病的女性中，42%都是因为这种粉末状化学物质反复刺激黏膜引起的。

长期穿高跟鞋

一套得体的职业装配上又细又挺的高跟鞋，的确让你的白领形象有款有型。但那些鞋头尖尖、细细的硬高跟鞋，其实很容易损伤脚趾和脚面。在你的脚趾甲和两侧皮肤之间，有一条细细的缝隙，医学上叫作甲沟。甲沟很狭窄，长时间挤压会引发炎症。当你穿着尖尖硬硬的鞋子走路时，脚趾被挤在鞋子前方一个很小的三角区里，久而久之，趾甲会嵌入肉里，引发甲沟炎。

穿不同高度的高跟鞋是避免脚趾同一部位持续受力的好办法。你还可以在办公室里放一双轻软、舒服的平底鞋，在办公室里走路时，用便鞋代替又细又尖的高跟鞋。

常跷二郎腿

跷二郎腿的姿势不仅不雅，还会使腿部血流不畅。如果患有静脉瘤、关节炎、神经痛、静脉血栓等疾病，那么这个姿势势必会使病情更加严重。尤其是要提醒那些腰瘦腿长者和孕妇，静脉血栓也许会就此缠身。

关键还有一点，跷二郎腿时如果正好穿裙子，那就很容易走光。为了健康，为了文雅，这腿还是不跷为好。

🛒 空腹吃糖

有些人特别是女士们，习惯在办公桌上放一些糖果，不时地往嘴巴里填。这些人认为，在享受美好滋味的同时，还能缓解饥饿感，达到减肥的目的。

越来越多的证据表明，空腹吃糖的嗜好延续时间越长，对各种蛋白质吸收的损伤程度越重。由于蛋白质是生命活动的基础，所以长期空腹吃糖，就会影响人体的各种正常功能。

🛒 依赖咖啡提神

晚上长时间熬夜，白天又要坚持工作，于是，许多职场人士会选择喝咖啡提神。如果适当控制咖啡的每日饮用量，对正常人的健康没有大的影响，但对准备怀孕的年轻男女来说，咖啡及含咖啡因的食品都是禁品。

因此，准备怀孕的年轻人最好不要依赖咖啡提神。如果你对咖啡的痴迷还没到无法自拔的地步，只是用它来提神，不妨用绿茶代替咖啡。茶叶中的儿茶素能帮你提高新陈代谢速度，增强身体免疫力，比喝咖啡要健康得多。

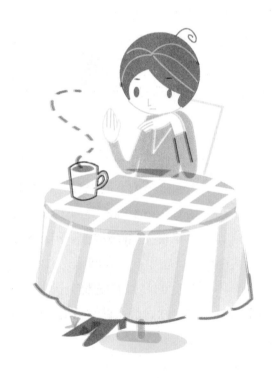

第045天 营造一个安静的居室环境

夫妻私房话：爱情不仅是鲜花、微笑、亲吻和春风，同时又是长途跋涉中手和手的相互搀扶。

避免人为噪声

事实证明，人能够忍受的噪声声级的限度，平均不超过65分贝。噪声越大，对人体危害也越大。当声级仅在50分贝时，就会使人出现入睡困难；超过80分贝，就会使人的听觉细胞受损。长期经受高噪声刺激，可使人出现头痛、头晕、耳鸣、疲倦、失眠、记忆力减退等症状；若长时间在噪声环境下生活，还会使人血压升高、心跳呼吸增快、血脂升高、消化不良，以及大脑皮质兴奋与抑制活动失去平衡，加重原有的抑郁或焦虑症状。

对噪声进行治理，要根本解决问题，就要控制噪声的产生，因此，我们应该从自己和家人做起。

在购置家用电器时，要选择质量好、噪声小的。尽量不要把家用电器集中于一室，冰箱最好不要放在卧室；尽量避免各种家用电器同时使用；一旦家用电器发生故障，应及时排除，因为带病工作的家用电器产生的噪声，比正常工作的家用电器声音要大得多。

此外，家庭成员和邻里之间要和睦相处，不争吵、不喧哗，适当控制娱乐时间，严格控制声音较大的家用电器的使用时间，尤其是电视和音响的使用，为大家创造一个安静、温馨、文明的家庭和社会环境。

如果你遇到室内噪声污染的情况，可根据污染源采取相应的措施。如果是由外界造成的噪声污染，可与相关部门联系解决。

所以，为了女性健康，一定要控制噪声的产生。

如何营造安静的居室环境

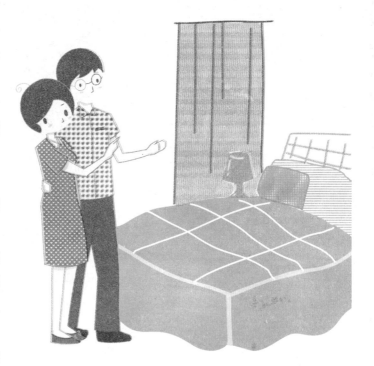

◎ 安装双层玻璃窗。这样可将外来噪声减低一半，特别是临街的住宅，效果比较理想。

◎ 安装隔声门。隔声门对隔音有一定的帮助，特别是塑钢门使用中空玻璃，使得无论室内或室外的声音都难传送。此外，塑钢一类推拉门附有胶边，与门身碰合时并不会发出噪声。

◎ 在室内多用一些布艺装饰和软性装饰，以便吸声。房间越空，回声越大，为避免噪声反射，可多用软性装饰。

◎ 注意室内不同功能房间的封闭性。

♡ 专家在线

电器工作时一般都会产生噪声。人类最适宜的音量为18～35分贝，而一些常用的电器的工作噪声远高于这个数值，如电风扇为40～50分贝，洗衣机为60～80分贝，电视机为50～70分贝，电吹风为65～85分贝。

第044天 居室里的空气污染要警惕

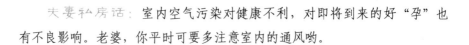

装修及家具污染

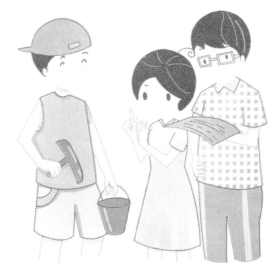

家庭和楼宇装修中及工作场所中各种油漆、涂料和胶黏剂释放的苯污染容易影响女性健康，甚至直接影响腹中胎儿发育。北京大学基础医学院陈大方教授历时5年，以1 500名妊娠分娩的女工及其新生儿作为对象进行研究，结果表明，低浓度的芳香烃有机溶剂污染对新生儿出生体重存在不良影响，可使新生儿出生体重降低和新生儿孕周期明显缩短。

另外，调查发现，装饰材料和家具中的各种人造板和游离甲醛不仅是可疑致癌物，而且还有可能造成女性月经紊乱和月经异常。当室内空气中甲醛浓度每立方米在0.24～0.5毫克时，有40%的适龄女性月经不规则。

厨房油烟污染

厨房是女性经常活动的场所，也是家庭居室环境中最大的污染源。我国饮食文化讲究煎、炒、烹、炸，而这些烹调方式可产生大量油烟，并散布在厨房这个小小的空间内。厨房中排放的油烟气体含有一氧化碳、二氧化碳、氮氧化物以及具有强烈致癌性的苯并芘等许多对人体有严重危害的物质。常用食油加热到270℃左右产生的油雾凝集物，可导致细胞染色体的损伤，这也是家庭主妇容易衰老和多病的原因之一。美国一家癌症研究中心最近指出，中国女性患肺癌比例高的原因是所处的居室环境污染所致。

所以，不管你家厨房是什么条件，抽油烟机和换气扇绝不可少，哪怕是买一个廉价电扇放在厨房窗户上向外吹也行。其次，要把握好炒菜用油的烹调温度，一般不宜将炒菜油加热至冒烟，否则不仅破坏了油中所含的脂溶性维生素，散发出的油烟也会更多。

总之，不能让有害的油烟毁了你的健康。

生活垃圾污染

现代生活使生活垃圾量增多，不及时清理，也会污染居室环境。如很多包装用品，留之无用，丢之可惜，放在家里，藏污纳垢，污染环境。

♥ 专家在线

日常生活中的生活垃圾，如扫地的灰尘、择菜后的垃圾及剩饭剩菜等，都应及时清理，以免放在室内滋生蚊虫、细菌。

冬季要注意室内通风防燥

冬季在保暖的同时，要注意使室内空气流通，并保证居室的温度、湿度适宜。可通过集体供暖取暖，如果没有集体供暖，则可采用电暖器取暖。避免采用燃煤炉取暖，以免引起煤气中毒。

冬天天寒，人们因怕冷而常将门窗紧闭，不注意换气，这样易造成室内空气污浊。冬季空气中二氧化硫的浓度高于其他季节，特别是工业城市。由于冬季空气质量比较差，如果房屋内苯、二氧化硫含量比较高，对女性健康是不利的。

另外，室内湿度以50%左右为宜，冬天如果空气过于干燥，可采用加湿器加湿，或是在室内放置两盆水；也可以种些绿色植物，来调节室内的温度和湿度。

第043天 春季注意室内潜藏的尘螨

尘螨易引起过敏性疾病

在众多的过敏原中，由尘螨引起的过敏性疾病最为普遍。据统计，约90%的儿童哮喘起因于尘螨过敏。尘螨是一种肉眼不易看见的微型害虫，虽然只有30～300微米，但却是一种很强的过敏原。螨虫的尸体、分泌物和排泄物都是过敏原。粉螨能引起肠螨症和肺螨症，甜食螨可使人患上各种各样变态反应性疾病。一些螨虫尸体还会引起人体过敏的病原，如湿疹、哮喘、鼻炎等。

春天是过敏性疾病的高发期。因为当春天变得暖和起来的时候，也就是这些小小螨虫开始兴风作浪的时机。尘螨在温暖潮湿的地方活动频繁，如果活螨虫直接侵入人体，可以使人患哮喘病、支气管炎、肾炎、过敏性鼻炎和过敏性皮炎等症。

尘螨在室内的分布图

科学统计表明，室内螨虫多达16种，以尘螨数量最多，分布最多的地方依次是地毯、棉被、床垫、枕头、地板、沙发等。随着人们整理卫生的活动，如扫地、铺床叠被等，它们就进入室内空气中，并分散到室内各个角落和地面；粉螨则滋生于饼干、奶粉等食品和粮食中，甜食螨则喜欢在白糖、片糖、麦芽糖、糖浆中取食，这两类螨，大多是通过人们饮食被吃进体内而使人患病的；此外，还有一些螨直接叮咬吸血，使人染毒得病，如革螨、羔螨等。

防螨第一招：经常通风换气

螨虫喜欢潮湿、高温、有棉麻织物和有尘土的环境，温度20～25℃、相对湿度65%～80%，极适宜尘螨的发育及繁殖。所以，干燥、勤通风就是消灭它们的最佳武器。

为了彻底防治家中螨虫危害，一定要经常打开门窗，坚持通风、透光。特别是在使用空调时，更要注意室内的通风、换气。

🚼 防螨第二招：远离宠物和花肥

在家里养些花花草草，是一种不错的生活方式，但最好不用养花的肥料，因为肥料中有许多螨和真菌。最好在花草的根部施上花肥，这样不仅给花草的养分多，也会抑制螨虫的生长速度。

🚼 防螨第三招：勤晒洗衣物

螨虫无处不在，特别喜欢在棉麻织物上安家，所以一定要经常给衣物清洁除尘，每2周可以用约50℃的热水清洗一次床上用品。另外，尽量简化卧室的布置，以方便除尘。室内最好不要铺地毯，不要在家中摆放挂毯及其他容易堆积灰尘的物品。

🚼 防螨第四招：不贮存过多的食物

螨虫也很偏爱食品：饼干、奶粉等食品是粉螨滋生嚣张的地盘；而白糖、片糖、麦芽糖、糖浆等含糖量高的食物是甜食螨的最爱，如果不小心让它们进入体内，都会成为患病的隐患。所以，家中贮存的食品不宜过多，时间也不要过长，砂糖、糖饴、糖浆及含有糖浆成分的药物服食后要拧紧瓶盖。

🚼 湿式清洁可除螨

藏在床铺、沙发中的螨虫及其排泄物随着人们整理房间时，有可能飞扬在空中，然后被人吸入支气管中，容易引发明显的过敏症状。因此，打扫卫生时，一定要注意用湿抹布或特制的除螨抹布，养成湿式作业的习惯，千万不要让灰尘扬起，以减少螨虫借助空气分散的机会。

❤ 专家在线

如果选择定期喷洒杀虫剂去除螨虫，安全有效的植物性杀虫剂是不错的选择。

第*042*天 频繁逛街是健康的一大隐患

夫妻私房话：老婆，以后没事少逛街，如果因为逛街而生病的话，我会很心疼的。

多逛街会挤出病

逛街的女性，无论是步行还是乘公交车，或者在大商场，都会经常遇到人多拥挤的局面，尤其是节假日人流量大时，更挤得厉害，这对人体健康会有一定的负面影响。一方面会使人精神紧张，并有可能导致心理上的拥挤恐慌症；另一方面会引起机体的不适，如头昏脑涨、心跳加快、血压升高、恶心呕吐、疲劳困倦等，并可诱发疾病。

此外，人流带来的噪声大多也超过国家规定的应控制在60分贝以下的要求，有的已达80分贝以上。

如必须上街，可避开乘车的高峰期，减少拥挤。喜欢逛街的女性要减少上街次数，并尽量选择购物环境好的商场、超市。

购物场所的空气污染严重

有些商场或专卖店曾进行装修，室内装饰材料和用品器具以及一些正在出售的商品，其所含的有毒物质会造成室内空气污染，比如油漆、胶合板、刨花板、泡沫填料、塑料贴面板等材料中，含挥发性有机化合物300多种。这些化学污染物产生的刺激性气体会刺激眼、鼻、咽喉及皮肤，引起流泪、咳嗽、喷嚏、发痒等反应，产生全身不适，如头痛、眩晕、恶心、咳嗽等。

此外，大气污染可破坏皮肤组织中的酸碱平衡，从而刺激皮肤，使青年女性细腻光滑的皮肤变得干燥，出现糠状脱屑。死亡细胞堆积会出现毛孔阻塞，形成黑头粉刺，甚至引起皮炎，称为城市皮肤病。

📎 购物场所的细菌、病毒伤害

据卫生、环保部门对大型商场环境进行的监测显示，大型商场中的空气不仅含菌量大，而且悬浮颗粒物浓度超过规定限度，多者超过10倍；二氧化碳浓度高于室外3倍。按国家公共卫生标准，商场每平方米空气含菌量应少于600个，实际测定，大型商场普遍超过规定标准几倍至几十倍，有的每平方米空气含菌量高达10万个，是标准的180倍。

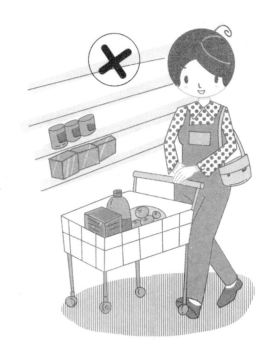

在人多拥挤的场所，什么东西都有，有的地方还不卫生。因此，肝炎、结核等传染病毒、细菌都可以随行人中的患者、带菌者排到空气中。另外，机动车排出的废气中所含的多种致癌物质以及其他污染物等都停留在空气中。漂浮在面前的空气中肉眼看不到的小微粒，就有十亿个以上细菌及病毒，人在街道上呼吸，就如同一个吸尘器，把很多病菌、病毒吸收，这样会感染各种流行传染病，如麻疹、流感、百日咳、肺结核等，造成"逛街传染病"。

📎 易导致视觉污染综合征

城市里有许多五颜六色的广告条幅、海报以及杂乱的车辆，如果经常逛街，会令人产生不愉快的感觉，会使眼睛疲劳、视物不清。科学家把这种因环境污染而导致的眼疲劳称为视觉污染综合征。

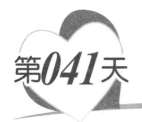

第041天 孕前不要频繁去歌舞厅

夫妻私房话：老婆，愿我们能够彼此理解和忍让，希望我能成为你一辈子的伴侣！

经常泡舞厅容易生病

舞蹈之所以有益于健康，在于它不仅是一种娱乐活动，还是一种全身性的肢体运动，而且是在一种愉快情绪支配下的运动，因此能够起到锻炼身体、增进健康的作用。

需要提醒孕前女性的是，适当跳舞可以愉悦心情，锻炼身体，既是娱乐，也是运动。但是，如果经常泡舞厅，则会导致疾病。

舞厅内人群密集，高峰时舞池内平均1.5平方米面积就有一对舞客在运动，加之舞厅通风条件较差，空气污染的严重程度可想而知。同时人体本身每时每刻都在不断地散发着各种气体，其中有害气体占1/3以上，这些有害气体不易消除，也会污染空气。舞厅的温度较高，空气不能对流，有利于病菌的繁殖和生存，加上人体频繁接触，也为病菌传播提供了条件。

舞厅里的噪声污染严重

科学研究表明，音响超过80分贝就能对人体产生危害，一般舞厅无论是轻歌曼舞的国标，还是声嘶力竭的迪斯科，其音响大多超过90分贝，有的高达120分贝。在这样强劲的音响下跳舞，会不同程度地影响听力，导致神经系统、消化系统和内分泌系统等方面的损害，造成头晕、耳鸣、恶心、呕吐、心跳过速、血压升高等症状。

快乐驿站——开心一笑

深夜，睡着的孩子又哭了起来。父亲决定唱一段催眠曲。刚开了个头，隔壁人家就抗议了："还是让孩子哭吧！"

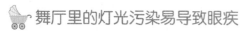

舞厅里的灯光污染易导致眼疾

舞厅中的灯光色彩杂乱，忽明忽暗，会透过眼睛的晶体集中于视网膜上，导致眼内温度明显升高，伤害眼角膜、眼结膜、晶体，使视力模糊、眼睑痉挛、结膜充血。如果经常泡舞厅，有的人会出现头痛、目眩、失眠、精神涣散、食欲不振等反应。紫外线灯是舞厅必备之物，有治疗皮肤病和杀菌的作用，但若控制不当，紫外线灯也会成为污染源之一，长时间紫外线照射，可使人体的蛋白质、酶等发生改变，从而导致某些疾病的发生。

当心歌厅里的健康隐患

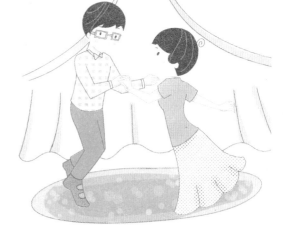

卡拉OK是年轻人释放压力、放松心情的一种休闲方式。整天处于压力下的上班族，下班后去卡拉OK唱上几句宣泄情绪，也不失为一种休闲减压的方法。但是，如果唱卡拉OK不当，也会给人体健康带来影响。

卡拉OK厅空间密闭，空气污浊，灯光暗淡，闪烁的屏幕以及转动的五颜六色灯光，还会强烈刺激视网膜，造成视觉的疲劳，产生头昏、心悸、视力短暂衰竭等症状。

过度K歌易导致咽喉疾病

卡拉OK厅一般场地不受限制，自演自唱，再配上高调音乐，使唱者难以自控，往往放声高唱，手舞足蹈，而且唱起来就难以收场，连唱不止，结果就容易导致咽喉疾病。

在正常情况下，人的声带每秒钟震颤50～100次，演唱时则高达80～120次。如果持续不断地演唱，声带可能会充血、水肿、发炎，以致血管破裂、出血，久而久之就会造成结疤性增生、肥厚。患这种病时，除声带发生上述病理变化外，临床上还会出现咽干、发音嘶哑，甚至呼吸困难等症状。

第040天 孕前不要染上打麻将的恶习

夫妻私房话：经过这么多坎坎坷坷，打打闹闹，我没有放弃你，你也没有离开我。老婆，我爱你！

久打麻将易导致腰肌劳损

打麻将在我国是一种非常受欢迎的娱乐方式，但对于准备怀孕的女性来说，还是尽量少打麻将比较好。

对于年轻人来说，本来就在办公室里坐了8小时，回家后还要坐着打麻将，不变的坐姿过久，会使脊椎韧带和附近肌肉处于不平衡的紧张状态，很容易得颈椎病、腰肌劳损、坐骨神经痛、痔疮等疾病。由于静坐不动，腿部压迫微循环，使循环受阻，易引起下肢麻木。久坐后，突然站起，由于血液涌向下肢动脉，还会一时造成大脑供血不足，引起头晕眼花。

高度紧张当心大脑供血不足

大脑是人体对血液和氧气最依赖的器官，正常人脑耗氧量占全身总耗氧量的20%。人若长时间玩麻将，经常处于精神紧张状态，会使血管收缩、血流阻力增加、脑血流量减少。当脑血流量明显减少时，则会出现脑缺血症状。加之冬季室内空气不通畅和吸烟污染，会使室内空气缺氧。以上两种情况同时存在，就会导致脑严重缺氧，出现头昏眼花、脑短暂供血不足。

常打麻将易导致胃肠疾病

人在打麻将时，高度紧张的情绪常通过几种途径来影响胃肠。首先是导致胃酸分泌过多。如果在打牌时为了刺激神经再饮用浓茶、咖啡或抽烟，这些刺激性物质往往还会破坏胃黏膜屏障。同时，总在打麻将的人，到户外参加运动的时间少，就进一步使胃肠消化不良。以上几种情况都会对胃肠造成很大伤害，久之，就会导致消化不良、便秘，甚至溃疡病。当然，这种对胃肠的伤害是经过长时间逐渐形成的。

久打麻将有突发心脏病的隐患

心脏是维持全身血液循环的重要脏器。正常人的血压是靠心脏、血管、血液来维持，而心脏和血管都受人体的交感和副交感神经等因素调节。人在长时间过度打麻将时，特别是带有一定刺激方式玩耍时，必然会导致强烈的精神紧张，使交感神经兴奋，神经介质释放量和活性增加，引起心脏兴奋、血管收缩，出现心跳加快、血压升高，增加了心肌耗氧量，造成缺血，很可能突然发生心绞痛、心肌梗死、心律失常、高血压、脑出血等病症。

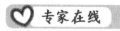

专家在线

如果将打麻将当作一种娱乐，最好是适可而止。千万不要为了打麻将而影响了正常的生活和工作。

当心染上麻将综合征

打麻将是一种坐着不动的娱乐活动，往往有人通宵达旦，久坐不动。除以上所述的危害外，还会引起人体多种疾病的发生。比如影响休息，妨碍睡眠，扰乱了正常的饮食起居规律，造成自主神经功能紊乱，出现恶心、呕吐，还会造成失眠、多梦、精神萎靡不振等情况，称为麻将综合征。如果用麻将赌博，则危害更大，会造成人际关系紧张，助长个人私欲。赌博时精神高度紧张，赢时异常兴奋，输时沮丧失望，长时间会引起神经系统和心血管系统疾病，身心都会受到严重伤害。

第039天 孕前养成午睡的好习惯

老婆，平时上班不要太累着自己了，那样我会心疼的。中午有时间就休息一会吧。

午睡"充电"，让身体更舒适

养生学家认为，人在白天的睡眠节律往往被繁忙的工作和紧张的情绪所掩盖，或被酒茶之类具有神经兴奋作用的饮料所消除。所以，有些人白天不显困乏感。然而，一旦此类外界刺激减少，人体白天的睡眠节律就会显露出来，到时便会有困乏感，到了中午很自然地想睡觉。

不少女性朋友，尤其是从事脑力劳动的女性朋友都体会到，午睡后工作效率会大大提高。国外有资料表明，在一些有午睡习惯的国家和地区，其冠心病的发病率要比无午睡习惯的国家低得多。这与午睡能使心血管系统舒缓，并使人体紧张度降低有关。所以，午睡是对人体"充电"，对工作和健康都极为有益。

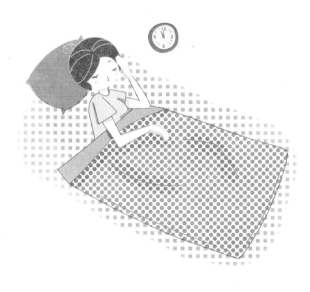

孕前女性，特别是职业女性，应坚持每天都午睡，即使春、秋、冬季也应午睡一会儿。午睡可使精神放松，消除疲劳，恢复体力。但午睡时间最长不要超过2小时，一般半小时到1小时或再长一点。午睡要有规律，不要什么时候想睡就睡，应适当安排在午后固定的时间。

如果在公司无法保证午睡时间，也要尽量在午休时打个盹。午睡时，最好脱下鞋子，把双脚架在坐垫上，抬高双腿。为了舒适，可在身体两侧垫上靠垫，保持全身放松。不要为了工作就不顾睡眠，这样不仅会影响工作效率，而且对孕前准备也极为不利。

如果无条件午睡，可躺下稍加休息，而在晚上早点睡觉。

不要趴在办公桌上睡午觉

趴在桌子上睡觉，醒来时会发现枕着的手臂被压得又红又麻。虽然几分钟后这种不适可以消失，但必然带来了伤害，主要是桡神经可能已经被压迫，如果长此下去，就会演变成神经麻痹。不少在办公室里工作的人有肩痛、手臂酸痛等问题，就可能与用胳膊当枕头睡觉和久坐有关。眼科医生指出，在办公桌上趴着睡觉对眼球有压迫，眼睛容易充血，会造成眼压升高，尤其是高度近视的人更应注意。

在办公桌上趴着睡觉还会影响消化。一般上班族午饭后就趴在桌上睡觉，可是午饭吃进胃内的食物需要3个小时左右才能消化，因此胃的消化功能很容易受到影响，会造成胃部胀气、打嗝。如果饭后活动一下再睡觉，就好得多。尤其是人在入睡后心律逐渐减慢，流经各组织的血液速度也相对减慢，流入大脑的血液会比平时减少。午餐后较多的血液要进入胃肠道，帮助消化，趴在桌子上睡觉会加重脑部缺血状况，最终导致头晕、耳鸣、腿软、脚麻等症状出现。

趴在桌子上睡觉还会影响呼吸。趴在桌子上时，身体弯曲度增加，导致呼吸不通畅，胸廓受压也不舒服，体内氧气供应自然不足。女性趴在桌子上睡觉还会使乳房受压，导致乳房疾病。

第038天 女性孕前注意预防感冒

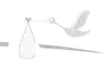

夫妻私房话：老婆，最近是流感的高发期，外出一定要注意戴口罩哦。

感冒对怀孕的影响

感冒分为细菌性感冒和病毒性感冒，而病毒性感冒占到90%以上。导致感冒的细菌主要有肺炎链球菌和溶血性链球菌；导致感冒的病毒种类繁多，如鼻病毒、柯萨奇病毒、埃可病毒、冠状病毒、单纯疱疹病毒、呼吸道合胞病毒、流感病毒、副流感病毒、腺病毒等，都可以引起病毒性感冒。

对普通人来说，感冒会导致身体不适，影响正常生活和工作；而对于备孕阶段的年轻夫妇来说，感冒不仅会影响身体健康，而且会对怀孕造成一些不良的影响。

如果在月经期感冒，因经期用药必须慎重，服用不当将使血气错乱、血行瘀滞，诱发痛经、闭经、虚劳等疾患；如果在排卵期感冒，就有可能不得不放弃该次受孕的机会；如果在受孕后感冒，则有可能对受精卵的着床、胚胎的发育造成不良影响。比如在孕3周时感冒，病毒就可通过血液循环而影响正在进行器官分化与形成的胎儿，尤其可影响胎儿的心血管系统。我们在生活中见到的先天性心脏病的孩子，其大部分原因是母亲在怀孕早期感染了风疹病毒。因此，处于备孕期的女性一定要预防感冒，一旦发现感冒症状，要立刻到医院就诊。

专家在线

由于病毒的类型较多，人体对各种病毒感染后产生的免疫力较弱且短暂，因此一个人可多次感染，发生病毒性感冒。

导致感冒的原因

◎ "吃"出来的感冒：不良的饮食习惯与感冒关系紧密，过多地进食高盐餐饮，可导致唾液分泌减少，使口腔黏膜水肿、充血、病毒增多，易引起上呼吸道感染，最终导致感冒发病；过多地进食高糖餐饮，可消耗体内水分和维生素等营养物质，引起口干舌燥，使免疫力低下，进而诱发感冒；过多地进食高脂肪食物，如奶油、肉类、肉汤等，可降低机体的免疫细胞抗病毒能力，易引起感冒。

◎ "刷"出来的感冒：有些牙刷用筒密封，牙刷时常处于潮湿状态，病菌容易滋生繁殖。感冒久治不愈的人除了个人体质较弱、抵抗力较差之外，就是由于病毒借刷牙造成的牙龈伤口而反复感染的。

◎ "愁"出来的感冒：多愁善感的人免疫功能容易降低，杀伤病原微生物能力减弱，干扰素水平下降，相应呼吸道防御功能减退，使感冒病毒有机可乘。据国外研究资料统计，时常忧虑的人比正常开朗者易患感冒。

◎ "关"出来的感冒：保证室内空气的清洁是防止感冒的关键。在门窗紧闭、室内没有一氧化碳等污染源的情况下，室内空气也会随人数的增加和时间的延长而受到污染。常开窗，人体排出的废气及屋里的烟雾可以随流通的空气飘走，有利于预防感冒。

◎ "摸"出来的感冒：感冒病毒在手帕上能存活1小时左右；而手的温度很适宜它的存活，可长达70小时。感冒患者擤鼻涕或打喷嚏时将病毒弄到手上，再通过手把病毒转移到人们时常接触的地方，如门把手、桌椅、电话机等处，健康人接触这些带感冒病毒的手或物品，极易感染。

◎ "坐"出来的感冒：坐办公室、泡网吧、坐着打麻将和运动较少的人，患感冒的机会比正常人要高2~3倍。

◎ "药"出来的感冒：滥服药物可导致感冒。许多药物，特别是磺胺类、抗生素、抗结核药、抗癌药，甚至解热镇痛药（如扑热息痛）等，对机体免疫系统都有不同程度的抑制作用，时常服用这类药物，可降低人体的抗病能力，从而易诱发感冒。

◎ "抽"出来的感冒：抽烟有害健康，尤其易损害呼吸系统的器官。长期吸烟还会影响内分泌系统及全身的新陈代谢，进而抑制机体免疫功能，易诱发感冒。

孕前预防感冒的方法

女性在孕前就要注意保护好自己，在感冒流行的季节，尽量不要去公共场所，外出要戴口罩。平时多运动，以增强体质，并注意保暖，预防感冒。

↘ 勤洗手。

↘ 经常做搓手动作。双手对搓，掌心热后按摩迎香穴十余回，有防治感冒的作用。

↘ 用冷水洗脸洗鼻；用热水浴足。

↘ 常用盐水漱口。

↘ 在感冒流行期间，尽量不去公共场所，减少串门、看病人等活动。

↘ 无论天气多寒冷，都应开窗透气，尤其在密闭的办公室内，以免流感病毒传播。

↘ 每天注意收看天气预报，及时按气温变化增减衣物。空调房间与外面环境的温差不可过大，以免引起感冒。

↘ 感冒流行期间喝一些清热解毒的草药，如用大青叶、板蓝根熬水喝。

女性感冒后的应对措施

在感冒初起时，如仅有鼻塞、轻微头痛的症状，一般不需用药，应多喝白开水，卧床休息，并注意保暖，口服感冒清热冲剂或板蓝根冲剂等；感冒较严重并伴高热者，应尽快降温，可在额部、颈部放冰块或服药降温，但一定要在医生指导下进行，避免乱用阿司匹林之类的退热药。

如果感冒比较严重，出现咳嗽、头痛等症状且长久不愈时，应去医院就诊，并告诉医生你正在备孕，有可能怀上，他会针对你的情况开些合适的药，一般很快会痊愈。

孕前感冒后要谨慎用药

感冒后在考虑用药物治疗时，要加倍小心。因为，许多抗生素在怀孕早期对胎儿的器官分化有不良影响。虽然一些中成药的作用不如抗生素那么强烈，但有些中成药对胎儿仍然有一定的影响。对于怀孕早期的孕妇而言，尽可能不要自己滥用药物，因为目前还很难评估感冒药对体内胎儿会产生何种程度的影响。正确的做法应该是去请教医生，并遵医嘱服药。

第037天 别让高温成为精子的杀手

夫妻私房话：老公，听说洗桑拿会影响怀孕，你以后不要去外面洗桑拿了，好吗？

不要常处高温环境

睾丸是产生精子的器官，精子必须在35.5～36.5℃的恒温条件下才能正常发育，比正常体温低1～1.5℃。男子不育症中，有相当一部分人是由于睾丸温度高于正常温度所致，高温环境正是精子的大敌。

某些职业人士的工作要求他们长时间处在过热环境中，因此睾丸温度常高于正常温度，从而影响精子计数，如卡车司机和出租车司机以及电焊工，都是常见的例子。

过紧的内衣也可影响男性生育能力。事实上，精子在睾丸处于比体温更低的情况下，往往会在最佳状态下生产出来。太紧的三角裤会使睾丸处在离身体太近的位置，导致其温度升高，从而干扰精子的形成。

因此，准备做爸爸的男性，一定要注意自己的穿戴和工作环境，必要时，可暂时调整自己的工作。

不要用很热的水洗澡

有资料表明，连续3天在43～44℃的温水中浸泡20分钟，原来精子密度正常的人，精子密度可降到1 000万/毫升以下，这种情况可持续3周。

当阴囊局部受热时，会引起睾丸生精功能的障碍。如果用很热的水洗澡，尤其是像桑拿浴那样坐在很热的小屋里，等于给阴囊频繁加热，精子的产量会骤然减少。因此，孕前男性最好不要过频、过久地洗热水浴。

# 第036天 孕前不要私自滥用药物

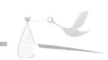

夫妻私房话：老公，你就是我的灵丹妙药。我身体不舒服时，你可要多陪陪我哟。

孕前女性不要私自滥用药物

许多人不注意孕前用药对胎儿的危险性。以连续的关系看，有些药物在孕前使用，如激素、抗生素、止吐药、抗癌药、精神病药物等，会对生殖细胞产生影响。卵细胞发育成成熟卵子约需14天，此期间卵子易受药物的影响。此外，药物残留也会对胎儿造成一定的影响，如胎龄第一周死亡或胚胎细胞数减少等，可造成流产、畸胎、死胎及智力障碍。

已明确有害的药物包括以下几种：

◎ 奋乃静、氯丙嗪和致幻药等。可能会引起染色体损害。

◎ 硫唑嘌呤、环磷酰胺等。有细胞毒性作用。

◎ 四环素类药物。可导致胎儿骨骼发育障碍、牙齿变黄。

◎ 链霉素和卡那霉素。可导致先天性耳聋、肾脏损害。

◎ 氯霉素。可抑制骨髓功能，导致新生儿肺出血。

◎ 磺胺类。可导致新生儿胆红素脑病。

◎ 阿司匹林或非那西汀。可导致骨骼畸形、神经系统损害或肾脏畸形。

◎ 巴比妥类。可导致胎儿的手指或脚趾短小，鼻孔通联，精神萎靡。口服苯巴比妥（片）、司可巴比妥（胶囊）、戊巴比妥钠（片）、异戊巴比妥（片）及注射用苯巴比妥钠都属于此类。

◎ 各种激素类药物。激素类药品在治疗哮喘、慢性肾炎、皮炎等疾病方面有不可替代的疗效，同时它也会对全身器官组织产生不良刺激，而且某些激素类药品会直接影响精子或卵子的质量，导致胎儿先天性缺陷。孕前因治疗需要服用激素类药物的女性，可以先请医生检查，如果可以停药，也应至少停药6个月以后再怀孕，以免使妊娠受到影响。平时也不要使用含雌激素的护肤脂。

孕前男性不要随便用药

孕前不仅女性用药会影响怀孕，男性滥用药物也会影响优生。很多药物毒性作用强，可直接扰乱精子DNA的合成，容易使遗传物质成分改变、染色体异常和精子异常等。

药物对男性生育能力的影响与药物的种类、剂量、疗程、患者的年龄等因素有关。一般使用药物的剂量越大、疗程越长、患者的年龄越小，对生育功能的损害就越严重，恢复生育功能所需要的时间也越长。药物中的镇静剂、安眠药、抗癌药物、化学药物中的白消安、激素类药、性保健品等药物，会损害男性性腺功能，造成精子数量和质量下降，或通过影响性腺的内分泌功能，导致性功能障碍；一些免疫调节剂，如环磷酰胺、氮芥、顺铂等，可直接扰乱精子DNA的合成，容易使遗传物质成分改变、染色体异常和精子异常等。

一些男性不育症的原因就与男性精子受损有关。因此，未婚未育男性在选择药物时要小心谨慎。

第035天 孕前物质准备——防辐射服

夫妻私房话：老公，你看我成天坐在电脑堆里，今天是不是陪我去买一件防辐射服呀？

有必要提前准备防辐射服

怀孕后到底有没有必要穿防辐射服，这是近年来争议较多的问题，没有一个绝对的答案。但对于那些需要整天面对电脑或复印机等办公设备的怀孕女性来说，还是穿上防护服好些。

有关专家介绍，防护面料的防护性能指标一般在10～40分贝，个别做得比较好的可以达到50分贝。近距离在电脑、复印机前工作，穿着电磁防护服能起到部分防护作用，但防护服防电磁辐射能力不可能达到100％，而且其防辐射功能有一定的寿命，一般半年或一年后就失去了功效，最短的只有3个月。

选购防辐射服的基本原则

◎ 选用黑色防护服。目前防护服通常有绿色、咖啡色、黑色等色调，而根据测试，绿色的寿命不如其他颜色的长，黑色的比较好。

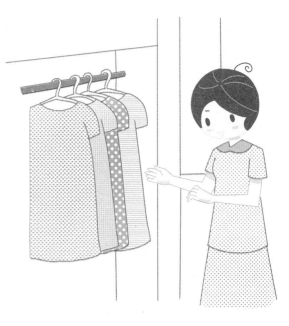

◎ 最好选择交织纤维。目前市场上既有不锈钢纤维，也有多离子纤维的防辐射布料。因不锈钢纤维多为反射辐射，而非吸收掉，容易产生二次电磁污染，所以最好选多离子纤维。多离子纤维又分混纺和交织两类，混纺成本低，面料可以制作得比较精美，但是功能不如交织纤维。

◎ 注意生产时间。购买时，要注意面料的出厂日期，因为布料的防护效能也会随时间的延长而降低。

♡ 专家在线

准备怀孕的女性，千万不要图省事向亲朋好友借来已经使用过的防辐射服，这样的防辐射服不仅防辐射的效果大打折扣，而且容易传播细菌。

检验防辐射效果的简易方法

作为普通的消费者，在没有专业的检测仪器检验自己将要买的防辐射服是否有效的情况下，可通过以下几种简单的方式来判断。

◎ 借助手机检测。用手机在电脑屏幕前拨打电话，手机所发出的电磁波会干扰电脑显示器，造成杂波和杂音。这时用防辐射服挡在手机与电脑屏幕之间，杂波和杂音立刻消失，表明防辐射服可以屏蔽掉手机发出的近区场辐射。

◎ 燃烧面料的方法。一般防辐射服的包装袋内均附有一小块面料供用户检测，选购时可以采用火烧的方法检测。用火点燃后，检查未烧化的部分，成网状的是防辐射纤维，采用的是第三代最新的工艺，防辐射服就是靠防辐射纤维来屏蔽辐射的。因此，防辐射纤维越多越好。

◎ 测衣服的导电性。防辐射面料区别于普通面料的本质在于其有良好的导电性能，购买后可以把衣服拿到家电维修部，让师傅用万能表检测衣服的导电性。如果没有导电性，那就是普通衣料。

第034天 孕前物质准备——孕妇装

夫妻私房话："老公，要是我穿上孕妇装，会不会变丑啊？""老婆，你看这些孕妇装都好漂亮，你穿上一定别有韵味。"

怀孕后不能再穿紧身衣

现在有些青年女性喜欢穿紧身的衣服，以显示体形美，甚至在怀孕以后，还不愿穿对身体有利的宽大舒适的衣服。其实这是不对的。

女性怀孕以后，由于胎儿在母体内不断发育成长，会使得母体逐渐变得腹圆腰粗，行动不便。同时为了适应哺乳的需要，孕妇的乳房也逐渐丰满。此外，孕妇本身和胎儿所需氧气增多，呼吸通气量也会增加，胸部起伏量增大，孕妇的胸围也会增大。如果再穿原来的衣服，特别是紧身的衣服，就会影响呼吸和血液循环，甚至会引起下肢静脉曲张和限制胎儿的活动。

选购孕妇装的基本原则

怀孕以后，女性体形的变化主要表现为腹部日益增大，乳房逐渐丰满，胸围亦增大。因此，孕妇的衣着应以宽大舒适为原则，式样简单，易穿也易脱，防暑保暖，清洁卫生。

衣服的款式主要以身体的活动不受拘束及方便为原则。家常的服装以舒适为第一前提，而工作时的孕妇装则多少要透些职业装的气息。

孕妇装样式的选择

选择孕妇服时，必须优先考虑的方面是舒适和便于活动。衣服应避免套头样式，尽量选择披肩和开襟上衣，这样可以方便孕妇自己穿和脱。

上衣胸、腹、袖口要宽松，宜前开襟或肩部开扣、V字领。传统的上小下大的连衣裙装，也因为适合不同月龄的孕妇而经久不衰；上下身分开的衣装非常易于穿脱，适合孕妇的笨重身体。

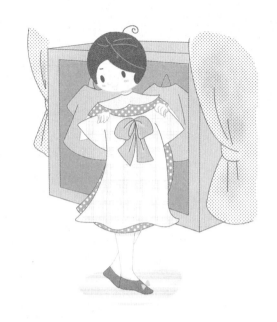

◎ 无袖连衣裙：在腹部隆起比较明显的时候，如果希望自己保持端庄，那么穿无袖连衣裙是最佳选择。在平时穿过的无袖连衣裙外面再加穿套衫或开襟毛衣，这样既舒适又保暖。

◎ A字形连衣裙：A字形连衣裙上小下大，由于腹部非常宽松，适合不同月龄的孕妇穿着，因此可以一直穿到妊娠末期。

◎ 背带装：背带装非常适合孕妇日渐臃肿的体形，腹部和胯部的设计宽松流畅，背带裤的带子较宽，不会紧勒胸部；背带长度可自行调节，四肢伸展自如，比较适合孕期腹部膨隆的变化，又不会勒到腰部，穿在身上可以掩盖腹部、胸部、臀部的粗笨臃肿体形，给人以宽松自然的美感。

孕妇装材质的选择

怀孕以后由于激素的变化，汗水骤然变多，因此，孕妇服最好选择吸汗性强且能够水洗的棉质材料。

裤子的选择

裤子应当选择弹性大的孕妇专用长裤或者可以任意调节裤腰尺寸的裤子。运动装的裤子既舒服又无约束，只需将裤腰的松紧带改为布带，就可以适应逐渐变大的腰围。

第033天 孕前物质准备——孕妇内衣

怀孕后忌穿化纤类内衣

妊娠期女性最好不要穿化纤类内衣，尤其是不要戴化纤类乳罩，也不要贴身穿腈纶衣、人造羊毛衫等，而应选用长纤维织成的质地柔软的纯棉织品。如果经常穿化纤内衣，在身体与内衣接触的地方，如胸部、腋窝、后背、臀部、会阴等处的皮肤就会出现散在的小颗粒丘疹，并伴有瘙痒和不适的感觉，严重时必须用药，这就可能影响胎儿的发育。

孕期要勤换勤洗内衣，临睡前抖掉内衣上可能残留的纤维，避免纤维因摩擦脱落后进入乳腺管，导致乳腺管堵塞。

内衣材质的选择

由于孕妇的内衣要勤洗勤换，因此应选择易洗及柔软的衣料。对于内裤的材料，应当选择吸湿性、弹性都很好的纯棉制品。

由于怀孕以后，孕妇的体表温度要比平常提高2～3℃，所以怕热不怕冷。而且由于新陈代谢加速，腹部、胸部和皮肤都会有膨胀的感觉。因此，孕妇的内衣应选择比以往轻薄、质地更柔软的面料。

不管是内衣还是内裤，最好选用纯棉制品，尽量不用化纤制品。尤其在夏天，纯棉更是首选，它不仅透气，而且柔软、吸汗、耐洗。

应配戴合身的乳罩

孕妇的乳房在孕期会变得膨大沉重，因此怀孕期间应该戴乳罩，但大小一定要合适。最好选择具有扶托作用的乳罩，肩带要宽，罩杯要大些、深些（罩杯应当选择既能够保护乳房又不会压迫乳头的）。乳罩的大小应随乳房的变化随时更换。原则是宁大勿小，宁松勿紧，晚上睡觉时脱下，白天再戴上，不能嫌麻烦。

在样式上，应当选择从底部到侧部的领扣可调节的乳罩。而前开扣的乳罩方便产后给婴儿哺乳。

怀孕后不能再穿三角内裤

女性平时大多喜欢穿三角内裤，因为其舒适而贴身，还可显示出女性的形体美，但是腹部逐渐变大的孕妇再穿三角内裤就不合适了。为了避免腹部着凉，最好选用能把腹部全部包裹的肥大短裤。

尽早选择孕妇专用内裤

怀孕初期，虽然孕妇的腹部外观上没有明显的变化，但自己可以明显感到腰围变粗了。这期间就应尽快将自己的内裤更换成孕妇专用内裤。大部分的孕妇专用内裤都有活动腰带的设计，方便孕妇根据腹围的变化随时调整内裤的腰围大小，十分方便。而裤长往往是加长的，高腰的设计可将整个腹部包裹，具有保护肚脐和保暖的作用。

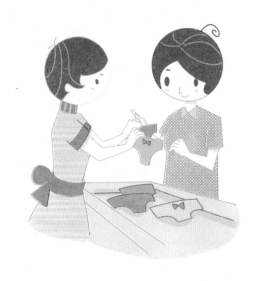

♥ 专家在线

孕妇内裤的裤腰和裤腿不要用松紧带勒紧，最好用布带子宽松地系上裤腰，并根据腰部的变化随时调整松紧。

孕妇专用塑身裤

孕妇专用塑身裤的里面添加了紧腹带，在设计上可以根据腹部的大小任意调节腰身。专用塑身裤可以使腹部保持温暖，其专业的设计也使隆起的腹部感到舒适。因此，从妊娠第3个月到分娩都可以穿。

第032天 孕前物质准备——舒适的鞋

怀孕后不能再穿高跟鞋

年轻女性大多喜欢穿高跟鞋，认为高跟鞋不仅能体现女性的曲线美和姿态美，而且行走起来显得具有青春活力。但女性怀孕后，因子宫增大，孕妇身体重心前移，孕妇的肩要向后仰，腰要向后缩，才能保持身体的平衡。由于这个原因，孕妇最好不要再穿高跟鞋。怀孕后穿高跟鞋不但容易摔跤，而且容易造成腰酸背痛、脚尖痛、小腿痛。

提前选择一双合适的鞋

怀孕时身体的重心前移，常需改变姿势才能平衡，一双舒适的鞋子会让孕妇的行动更加安全。

孕妇应选择鞋跟较低、穿着舒适的便鞋，但不能穿容易脱落的凉鞋或拖鞋。软底布鞋、旅游鞋、帆布鞋都是较好的选择，这些鞋有良好柔韧性、弹性和弯曲性，穿着舒服、轻便，并可防止摔倒。到妊娠晚期，脚部水肿，则要穿稍宽大一些的鞋。

穿鞋首先要考虑安全性。选择鞋时应注意以下几点：

◎ 鞋的宽窄、大小合适，透气性好，宽松、轻便，富有弹性，帮底柔软的鞋，有助于减轻脚部的疲劳。避免穿松软的拖鞋或帮底较硬的皮鞋或高跟鞋。

◎ 鞋后跟宽大。

◎ 鞋后跟高度不超过2～3厘米。

◎ 鞋底上要有防滑波纹，具有防滑性。

第031天 孕前要做好胎教准备

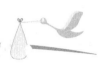

夫妻私房话：老公，听说经过胎教的宝宝都很聪明，我怀孕后一定要做好胎教，让我们的宝宝最聪明，好不好？

 胎教从孕前3个月开始

有些年轻夫妇认为，胎教要等到怀孕后再开始，其实，这种思想就有些落伍了。

从广义上来说，胎教应该从择偶时就开始。择偶时就应该为下一代着想，要选择那些形象、教养、性格、气质、思想品德、健康状况等都比较好的对象，因为父母在各个方面都对子女有深刻的影响。

从优生学的观点来讲，胎教应从孕前3个月开始，以确保优良的"种子"和"肥沃的土壤"。怀孕是精子和卵子的结合，新生命在此刻开始。而精子和卵子的发育和成熟在此之前就已经开始。科学研究显示，精子从细胞分裂、形成到成熟大概需要90天，那么，要使得精子质量最佳，孕育出健康的后代，胎教必须在孕前3个月时开始。

女性子宫内的温度、压力决定着胎儿生长的环境，良好的环境也需要提前创造，俗话说："好的开始等于成功的一半。"当然，这并不是说其他时期的胎教不重要，事实上，产前各个时期的胎教都有不可忽视的作用。

♡ **专家在线**

自古以来，人们就为胎教蒙上了一层神秘的面纱，往往觉得胎教有点玄，甚至感到高深莫测，可望而不可及。其实，胎教一点都不神秘。

了解胎教的两种形式

◎ 直接胎教。是根据胎儿各感觉器官发育成长的实际情况，有针对性地、积极主动地给予适当合理的信息刺激，使胎儿建立起条件反射，进而促进其大脑功能、躯体运动功能、感觉功能及神经系统功能的成熟。即以光照、音乐、对话、拍打、抚摩等胎教方法，使胎儿大脑神经细胞不断增殖，神经系统和各个器官的功能得到合理的开发和训练，最大限度地发掘胎儿的智力潜能，达到提高人类素质的目的。

直接胎教偏重于孕妇的品德、精神、涵养的陶冶和教育，进而促进胎儿智力、情绪、品质等方面的良好发育。

◎ 间接胎教。是指为了促进胎儿生理上和心理上的健康发育成长，同时确保孕妇能够顺利地度过孕产期所采取的精神、饮食、环境等方面的保健措施，包括环境胎教、情绪胎教、智力胎教、品格胎教，以及源自中国古代的气血胎教。所有这些胎教方法的关注点不是教育胎儿本身，而是通过教育与胎儿有着直接联系的孕妇来影响胎儿的身体、感情、智力和性格。

间接胎教有利于母亲和胎儿的身体健康和精神健康，有利于保胎、养胎和护胎等保健措施的实行。

科学胎教的目的

◎ 优生受孕。优生受孕是指健康的父母在最佳年龄、最佳身心状态下，使精子和卵子结合成受精卵的过程。专家指出，女性的最佳生育年龄在24～29岁。

◎ 优境养胎。优境养胎是指为胎儿创造一个良好的内外环境，使胎儿受到更好的调养调教。胎儿通过母体中化学物质的变化来感知母亲的情感意图，母亲的情绪会直接影响胎儿神经系统的发育和性格的形成，这正是优境养胎的基础。

◎ 为早期教育打下良好基础。现代科学证明，在妊娠期间对胎儿反复实施良性刺激，可以促进胎儿大脑的良好发育。如果在怀孕期间，母体始终保持平和、安乐的心境，就可使胎儿的感觉器官——大脑皮质能受到良性的刺激，有利于胎儿在智力、个性、感情、能力等方面的发育，为孩子拥有智慧和好性情奠定基础，以便孕育出健康聪明的下一代。

孕前做好胎教的心理准备

准备怀孕的年轻夫妇最好把怀孕安排在经济宽裕，学习和工作都不太紧张，心情愉快、情绪稳定的时期。在安排好怀孕的时间以后，夫妻俩应一起想象宝宝降临后的幸福生活，把对将来一家三口的美好憧憬作为最初的胎教，然后怀着欣喜期盼的心理迎接新生命的降临，这是孕前胎教的一项重要内容。

制订好胎教计划

一份好的胎教计划应包括胎教方法、安排好胎教时间、准备好胎教教材、记录好胎教日记等几个方面。

◎ 掌握好胎教方法。随着对胎教学的深入研究，目前出现了各种各样对胎儿进行训练的项目，如听力训练、运动训练、记忆训练、语言训练、呼唤训练、做操训练、游戏训练，并由此而延伸出各种胎教方法。

◎ 记好胎教日记。孕育生命的近10个月，对于准父母来讲，既短暂又漫长。在这一段非同寻常的日子里，准父母付出了全部的爱心，寄予了无限的希望，同时孕妇和胎儿都发生了巨大的变化。如能把这一过程中准父母所有的关爱、呵护和母胎身心变化记录下来，会是多么有意义的一件事啊!

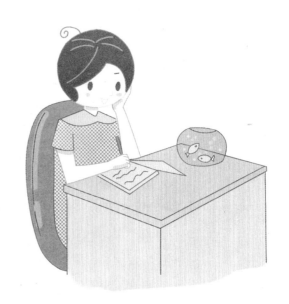

◎ 准备好胎教工具。胎教工具主要有手电筒、有声磁带、播放机、胎教传声器等。

◎ 准备好胎教资料。胎教资料主要包括音乐、有声教材、可供朗读的故事书、孕妇阅读的作品、欣赏的画作等几大种类。

第六篇
孕前1个月，幸"孕"就要降临了

幸"孕"就要降临了，你们准备好了吗？心里会紧张吗？其实，经过长时间的准备之后，在最后的紧要关头，有些紧张也很正常，不妨放轻松些，也许幸"孕"就会如期而至了。这时候一方面要注意调整自己的情绪，做好月经期和排卵期的心理保健；另一方面还要注意为受孕进行的性生活应科学、适度，从而提高受孕的成功率。

第030天 孕前加强自我心理调节

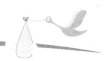

夫妻私房话：亲爱的，我们每天早上迎接明媚的阳光，快乐的一天就要开始啦。

学会平衡自己的情绪

精神心理因素在女性怀孕过程中具有双重作用，即良好的精神心理因素能促进健康妊娠；低调的精神心理因素会影响受孕，也会影响妊娠过程。

女性朋友在生活和工作中经常会遇到一些坎坷、挫折和大大小小的不顺，为了自己的身心健康，女性朋友应学会平衡自己的情绪。

◎ 加强修养。平时可以阅读一些有助于精神心理调适及平衡的书籍，看一些相关的影视作品，增强自控能力和对刺激甚至是挫折的心理承受能力。

◎ 健忘法。女性朋友要善于忘记，忘记烦恼，可以轻松地面临再次考验；忘记忧愁，可以尽情地享受生活所赋予的种种乐趣；忘记痛苦，可以摆脱纠缠，体味人生的五彩缤纷。忘记他人对你的伤害，忘记朋友对你的背叛，忘记你曾有过的被欺骗的愤怒、被羞辱的耻辱，你就会觉得自己变得豁达宽容，在生活中就会更加主动，也更加有力量。

◎ 转移法。遇到不如意、不愉快的事情，可以通过做另一件事来转移注意力，如有意识地去听音乐、看电影等，这是积极地接受另一个刺激，即转移大脑兴奋灶的好方法。或者变换一下环境，也能起到调控情绪的作用。当你情绪激动的时候，扭身走人，换个环境，就会产生意想不到的效果。俗话说"眼不见心不烦"，道理就在这儿。

准备怀孕的女性一定要保持愉悦的心情，主动调节不利于受孕的不良情绪，使自己的心理有一个良好的状态，为怀孕创造条件。

心情不好时善于自我调节

↘ 在不顺心的时候，甚至在逆境中要学会安慰自己、鼓励自己。只要努力，曙光就会出现。

↘ 要有意识地做些自己平时感兴趣的事情，或者独自散散步，进行一次旅游活动等，逐渐淡化消极情绪。

↘ 遇到情绪不好时，要尽量想办法缩短坏情绪的时间，尽快重新找到自己的定位与自信。研究发现，自信的女人免疫细胞中T细胞比较活跃，这种细胞的活跃，不但可以增强人体的免疫功能，还可以提高对压力与挫折的承受力。

↘ 哭是人类的本能之一，是不愉快情绪的直接外露。在现实生活中，除了激动得热泪盈眶之外，哭是与不愉快的情绪联系在一起的。在感觉内心委屈时，不妨哭出来，以疏泄不良情绪。从医学的角度来讲，短时间内的痛哭是释放不良情绪的最好方法，是心理保健的有效措施。

↘ 在遇到不愉快的事情时，不要闷在心里，要主动向丈夫、知心朋友、同事、单位领导或者父母倾诉内心的郁闷和痛苦，轻松愉快地迎接下一次挑战。

↘ 孩子是夫妻爱情的结晶，是夫妻生命的延续，为了夫妻间诚挚的爱，为了人类的不断繁衍，做妻子的应当有信心去承担孕育、生育的重担。有了强烈的责任感和坚定的信念，就一定能克服所遇到的一切困难，迎接小宝宝的诞生。

第029天 以愉快的心情迎接好"孕"

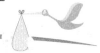

夫妻私房话：老婆，看到你开心的脸蛋，我的心里也充满了微笑。今生有你，真好！

放松心情有助顺利受孕

当你想怀孕的时候，急迫的情绪往往会占据你整个大脑，失去了做爱的浪漫感觉。如果想让你的受孕过程充满浪漫，终身难忘，那就放轻松，尽情地享受吧！

未来宝宝的健康与女性孕前和孕后的精神健康有着密不可分的微妙关系。乐观的心态、健康的心理对未来宝宝的成长大有助益。所以，夫妇双方在决定要孩子之后，要努力调整自己的情绪，以一种积极乐观的心态面对未来，把忧愁抛在脑后，让希望充满生活中的每一天。

在打算怀孕的日子里，夫妇双方应尽可能放松身心，多找些乐子，多做一些有趣有益的活动，尽量减轻生活所带来的心理压力，让彼此都宽心、开心、顺心、安心。要相信，如果整日开心快乐，就会带来一个同样开心快乐的孩子；相反，如果整日愁眉苦脸，就可能会带来一个同样愁眉苦脸的孩子。

每天都有快乐的心情

你有责任让自己快乐，这包含减少负面情绪、增加正面情绪。很多方法都可以达到这两方面的需要。例如，避免独自承受怀孕带来的情绪负担，让丈夫或好友分担你的压力。另外，常常找一些有趣的事情来做也很重要，如听音乐、阅读、逛街购物、洗头做脸、散步游玩，或是与好友喝咖啡、聊天都可以。

在生活中经常微笑

微笑时面部松弛，不露牙齿，嘴角微微向上扬起，形成一个好看的弧度。这种淡然、柔和、洒脱、美丽、自信的外在表达，是以内心世界中的魅力、博爱、坚强、智慧、成熟为依托的。女性朋友只要有了真诚的微笑，心灵中就有了豁达、坦荡、宽容、博爱。

没有人喜欢和一个愁容满面的人在一起，而愁容满面的女性朋友若是照镜子，也一定不会喜欢自己那张忧郁的脸。生气、忧愁、痛苦、悲伤都会产生伤害，从而使身体的各种功能受到损害，影响健康。只有微笑这个良方，才可以使身体恢复健康，展现一个新的自我。

微笑也是有感染力的。这种感染力不但能感染别人，更能感染自己。那么，在日常生活中，应何时微笑呢？

↘ 微笑着列出购物清单。想想自己要买的美味：香喷喷的面包、嫩绿的青菜和各种颜色的水果。只要微笑，一件极平常的事也能变得令人心情愉快。

↘ 走进商店，看着售货员，微笑着和她打个招呼。离开的时候，微笑着说声"谢谢"和"再见"。

↘ 如果有人替你把门打开，微笑着说声"谢谢"，并为走在你身后的人撑一下门。

↘ 读文件时，把你平常由于聚精会神而略显阴郁的面容换成笑容。你的表情会感染身边的人，使他们对这份严肃、枯燥的文件的内容产生兴趣，无形之中，这份文件就变得有意思了。

开心时不妨开怀大笑

仅仅是期盼一件开心、有趣的事情发生，都会使大脑释放出更多内啡肽和快乐激素，从而减少压力激素的产生。"笑一笑，十年少；愁一愁，白了头。"乐观地看待人生，幽默地面对生活，微笑着迎接困难。这种乐观的心态对怀孕很有帮助。

第028天 吃对食物宝宝将来更漂亮

夫妻私房话：老公，今天休息，咱们一块去买菜吧！外面真热闹！

🚼 告别粗糙的肤质

有的夫妻皮肤粗糙，女性应该经常食用富含维生素A的食物，因为维生素A能保护皮肤上皮细胞，使日后宝宝的皮肤细腻有光泽。这类食物有动物的肝脏、蛋黄、牛奶、胡萝卜、番茄以及绿色蔬菜、水果、干果和植物油等。

🚼 改善偏黑的肤色

有的夫妻肤色偏黑，女性可以多吃一些富含维生素C的食物。因为维生素C对皮肤黑色素的生成有干扰作用，可以减少黑色素的沉淀，日后生下的宝宝皮肤会白嫩细腻。含维生素C丰富的食物有番茄、葡萄、柑橘、菜花、冬瓜、洋葱、大蒜、苹果、刺梨、鲜枣等蔬菜和水果，其中尤以苹果为最佳。

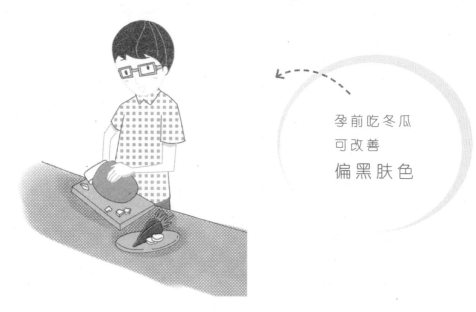

孕前吃冬瓜
可改善
偏黑肤色

培育有光泽的乌发

有的夫妻头发早白或者略见枯黄、脱落，可多吃一些含B族维生素的食物，比如瘦肉、鱼、动物肝脏、牛奶、面包、豆类、鸡蛋、紫菜、核桃、芝麻、玉米以及绿色蔬菜，这些食物可以使孩子的发质得到改善，不仅浓密、乌黑，而且有光泽。

让宝宝的眼睛更明亮

视力不佳或患有近视的夫妻往往会有这样的忧虑，担心小宝宝遗传上自己的眼疾。处在这种情况下的女性，可以多吃些富含维生素A的食物。

维生素A又称抗干眼病维生素，对人眼视力有着非常重要的作用。当维生素A缺乏时，人眼对弱光敏感性就会降低，使暗适应时间延长，甚至造成夜盲症及眼干燥症。富含维生素A的食物有动物肝脏、蛋黄、牛奶、鱼肝油、胡萝卜、苹果等。其中尤以鸡肝含维生素A为最多，胡萝卜还可以促进血色素的增加，从而提高血液的浓度。

提高身体的"海拔"

决定身高的因素35%来自父亲，35%来自母亲，后天因素只占30%。如果夫妻个头儿不高，女性应适当多吃富含维生素D和钙的食物。

维生素D可以促进骨骼发育，促使人体增高，这种效果尤其对于胎儿、出生后的宝宝最为明显。此类食品有虾皮、蛋黄、动物肝脏以及蔬菜。

钙和维生素D的摄入量要充足。孕妇严重缺钙时，会影响胎儿的骨骼、牙齿的构成，甚至可能导致胎儿畸形。另外还应注意补充铁等微量元素，常吃蔬菜、海虾等。

吃出宝宝聪明的大脑

相信所有的父母都想提高孩子的智力，那么，女性就应该在怀孕期间多吃些含碘丰富的食物，比如海带、紫菜等海产品，用以补充胎儿对碘的需要，促进胎儿甲状腺的合成，有利于胎儿大脑的良好发育。这类食品中尤以海带为最佳，海带含有丰富的蛋白质、脂肪酸和钙、铁等微量元素。食用海带不仅可以补碘，还可以促进人体新陈代谢，提高机体抗感染能力，起到补脑健脑的作用。

第027天 备孕期间要少吃垃圾食品

垃圾食品是受孕的隐形杀手

垃圾食品是指含人体所需营养成分，经过炸、烤、烧等加工工艺，使营养成分部分或完全丧失，或在加工过程中添加、生成有害物质，或长期过量食用在人体内产生有害物质潴留的食品。如含苯并芘的油炸类食品、含亚硝酸盐的熏制类食品以及易造成水钠潴留的腌渍类食品等。

很多女性喜欢吃甜品、油炸类食品，这类食品很容易使人变胖，不利于怀孕。研究发现，垃圾食品中含有的反式脂肪导致女性患不孕症的概率增加70%以上，已成为女性受孕的隐形杀手。

另外，除了多食油炸食品、甜品可能会引起不孕不育外，长期吃麻辣食品和饮酒也会导致不孕。虽然麻辣食品能够解馋、开胃，但长期吃、大量吃，也会造成不孕。因麻辣食品多吃会出现消化功能障碍，引起便秘，停留在大肠内的各种细菌就会通过血管进入输卵管、卵巢，导致妇科病的发生，甚至可能引起输卵管的阻塞，造成女性不孕不育。

备孕期间不宜吃的垃圾食品

世界卫生组织公布的十大垃圾食品包括：油炸类食品、腌制类食品、加工类肉食品（肉干、肉松、香肠、火腿等）、饼干类食品（不包括低温烘烤和全麦饼干）、汽水可乐类饮料、方便类食品（主要指方便面和膨化食品）、罐头类食品（包括鱼肉类和水果类）、话梅蜜饯果脯类食品、冷冻甜品类食品（冰激凌、冰棒、雪糕等）、烧烤类食品。

孕前女性可以对照一下自己每天吃的食物中，有多少属于垃圾食品。当然，要绝对一点垃圾食品都不吃似乎是不可能做到的事情。但是，为了怀一个聪明健康的宝宝，女性一定要尽量少吃垃圾食品。其实，垃圾食品之所以如此招人青睐不是因为好吃，而是因为丰富多样，孕前女性完全可以自己在家动手做一些美味、营养的健康食品。

♥ 专家在线

在孕前还要注意尽量少吃膨化食品和速冻食品，罐头食品也应该少吃。因为这些食品中含有添加剂和防腐剂，是导致畸胎和流产的危险因素。

备孕期间宜多吃的健康食品

◎ 最佳水果：木瓜、草莓、橘子、柑子、猕猴桃、芒果、杏、柿子和西瓜。

◎ 最佳蔬菜：红薯既含丰富维生素，又是抗癌能手，居所有蔬菜之首；其次是芦笋、卷心菜、花椰菜、芹菜、茄子、甜菜、胡萝卜、荠菜、金针菇、雪里蕻、大白菜。

◎ 最佳肉食：鹅、鸭肉化学结构接近橄榄油，有益于心脏。鸡肉、新鲜鱼虾类也是不错的选择。

◎ 最佳汤类：鸡汤最优，特别是母鸡汤还有防治感冒、支气管炎的作用，尤其适用于冬春季饮用。

◎ 最佳食用油：玉米油、米糠油、芝麻油、橄榄油、花生油等，植物油与动物油之比以1：0.5为宜。

◎ 最佳护脑食物：菠菜、韭菜、南瓜、葱、椰菜、柿椒、豌豆、番茄、胡萝卜、小青菜、蒜苗、芹菜等蔬菜，核桃、花生、开心果、腰果、松子、杏仁等壳类食物，以及糙米饭、猪肝等。

简而言之，只要是新鲜的，经过健康方式加工的蔬菜、水果、肉类、主食等，都是健康食品。

第026天 勤洗澡保持个人卫生

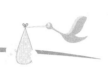

夫妻私房话：老婆，我们一起洗鸳鸯浴，好吗？这样我可以帮你搓背。

洗澡的保健作用

洗澡不仅可以清洁皮肤，促进血液循环和新陈代谢，有利于消除乳酸等导致疲劳的废物，还能改善睡眠。

可采取的洗澡方式

洗澡根据水温情况，可分为热水浴、温水浴、冷水浴3类，其保健功效各有千秋。

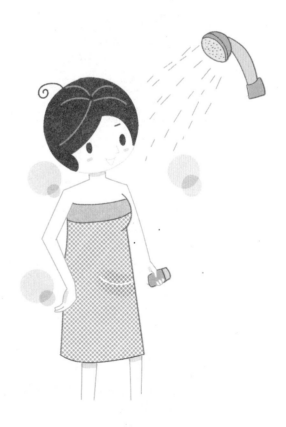

◎ 热水浴。水温在38~40℃，这种温度可引起血管扩张、促进血液循环、减轻肌肉痉挛并具有镇静作用。患有失眠症的人，睡前热水浴对睡眠有帮助。如冬天皮肤干燥发痒，热水浴还可减轻痒感。

◎ 温水浴。水温在34 ℃ 左右。正常人的体温是36.5~37.0℃，皮肤的温度在32~33℃。34℃的水温比皮肤温度略高，但比体温低，用手试，稍微温一点点，泡进去后，体温不会改变，不会觉得冷，也不会觉得热。

心肺功能不好的患者、烫伤的患者洗温水浴对恢复健康比较适宜。

◎ 冷水浴。就是用10～20℃冷水洗澡。一般来说，冷水浴对身体具有明显的保健作用。它可使皮肤毛细血管收缩，出现反射性充血，从而促进皮肤新陈代谢、皮脂分泌，增强皮肤营养，使皮肤能保持嫩滑、红润、富有弹性，显示出健康之美。此外，冷水浴还能增强呼吸器官、消化器官的功能，对预防上呼吸道感染、风湿病、关节炎以及肥胖等病症的发生都有积极作用。

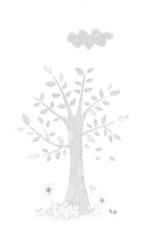

特殊时期最好不要冷水浴

冷水浴并不是对所有人都适合的。女性因其特殊的生理原因，特别是在经期、哺乳期、怀孕期，遇到冷水的刺激，会引起内分泌失调、闭经、腹痛，而且许多细菌也会进入阴道，从而引发阴道炎等妇科疾病，严重的对女性怀孕、生理健康都有一定的影响。身体体质较差的女性朋友就更不能用冷水洗澡，否则，本来抵抗力就差，再加上冷的刺激，会引发感冒、发热等疾病。

冷热水交替浴可增强男性性功能

冷热水交替浴是一种很古老的增强男性性功能的锻炼法。其具体方法是，先在澡盆内用温水浸泡身体，待充分温热后再出澡盆，将阴部施以冷水，待3分钟左右，阴茎、阴囊收缩后再入澡盆，如此反复3～5次即可结束。需要注意的是，温差不宜过大，热水以40～50℃为宜，冷水用室温下的自来水即可。

男性若每日坚持做冷热水交替浴，可使中年以后精力充沛、性功能增强、疲劳感减轻。

第025天 孕前要注意保养乳房

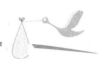

夫妻私房话：亲爱的，你的胸部好像更丰满了，该换个合适的乳罩了，明天陪你去挑。

佩戴合适的乳罩

在怀孕前，对乳房进行保健是非常必要的。乳房不仅是女性美的体现，更是宝宝将来的"粮仓"。

根据自己乳房的情况佩戴质地柔软、大小合体的乳罩，使乳房在呈现优美外形的同时，还能得到固定、支撑。乳罩可以使乳房较稳定地固定在胸前而不下垂。乳房下垂不仅影响美观，而且会使乳房下部血液瘀滞，引起乳房疾患，甚至造成局部坏死。乳房长期因乳罩太小受压、束紧，容易造成胸部畸形，妨碍乳房的发育。所以，选择乳罩宜宽不宜紧。

另外，不要长时间穿戴紧身的胸衣，因胸部长期被压迫，会影响血液循环，阻碍胸部的发育和健康。

注意坐姿和睡姿

据统计，女性伏案工作时，若忽略乳房的保健，约有20%的人可有乳房闷胀刺痛、胸背组织酸涩等症状。这些病症日趋加重，对双乳健康的危害甚大，因而要引起重视。

当女性斜着靠或趴在桌上，使双乳处在挤压的支点上，如果受桌沿等硬物压迫近1小时，可干扰乳腺内部的正常代谢，造成不良后果。女性应该保持正确的坐姿，即上身基本挺直，胸离开书桌10厘米，使胸背肌张力均衡，刺激大脑轻微而规律性兴奋。这对解除胸部疲劳、提高伏案工作效率、保护乳房的生理活性颇有益处。

另外，大部分女性由于工作节奏紧张，往往不由自主地就会塌腰，这不仅会增加腰椎的负担，还会阻碍血液循环，从而影响胸肌的发育。所以，经常直一直腰、靠墙站立等，会让人的心情和胸部都十分舒畅。

睡觉的时候，要尽量少压迫乳房。睡觉的姿势以仰卧为好，微向右倾，以免侧身挤压乳房。俯卧睡觉属不良习惯，不但不利于身体健康，而且还会影响面部的美丽，对乳房养护则更为不利。

洗澡别忘护胸

淋浴前，可以用体刷对胸部进行一次按摩。以乳头为中心，做旋转式按摩。这可以刺激血液流通，同时可轻微去掉一层表皮，以便保养品更快更好地被肌肤吸收。

洗澡时，避免用热水刺激乳房，更不要在热水中长时间浸泡，否则会使乳房的软组织松弛，并引起皮肤干燥。洗澡时的水温以略高于体温的37℃左右为宜。

冷水浴是乳房养护的良方，可以刺激血液流通，使乳房的血管和纤维组织保持弹性。出浴前可用稍凉一些的水冲洗乳房，目的是使乳房及胸部肌肤得到锻炼，增强其弹性。

出浴后，涂上优质且富含油脂的护肤液。涂擦护肤液可从乳头开始，呈圆形涂抹、扩张，直至颈部。乳房的皮肤薄如蝉翼，且敏感无比，所以每天用护肤品对胸部进行保养，绝不是什么奢侈的行为。

对待胸部肌肤要温柔

胸部肌肤异常娇嫩，平时注意不要用力擦胸，以免引起乳头酸痛，产生损害。

若在月经前乳头干燥突起，最好使用不含酒精的滋润霜涂抹。每周两次。

胸部皮肤出现湿疹时，不要用热水烫洗，而应及时就医。

皮肤最好不要长时间暴晒于阳光下，如迫不得已，每两小时内至少保证15分钟以上不接触阳光。

另外，要注意乳房的清洁，经常清洗乳房，特别是乳头、乳晕部，这一点对于那些先天性乳头凹陷者来讲，尤为重要。

第024天 经期外阴瘙痒的对策

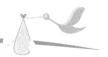

夫妻私房话：老公，怎么了，不开心？要跟我学学哟，每天都有甜蜜的笑容。

经期外阴瘙痒的原因

外阴瘙痒是女性常有的烦恼，常常在经期奇痒难忍，真是烦上加烦。

瘙痒主要是由外部因素和内在因素引起的。经期阴道分泌物较多，下阴湿热，如果选用的卫生巾厚实，又不勤于更换，再加上身体的抵抗力下降，很容易发生局部炎症，引起瘙痒。另外，经期使用了不洁卫生巾或阴道内藏式卫生棉条，也可成为诱因之一。

皮肤病变、擦伤、寻常疣、疱疹、湿疹、肿瘤及虱子、疥疮等，均可引起外阴刺痒。

值得注意的是，如外阴瘙痒是因真菌性阴道炎和滴虫性阴道炎所致的，一定要及时就医诊治。

外阴瘙痒的日常护理

↘ 注意经期卫生，保持外阴清洁干燥。月经期间要选用干净的卫生巾及消毒卫生纸。

↘ 内裤宜松软、肥大，并以丝织、棉织品为主，并要勤洗勤换。

↘ 每天清洗阴部，不要用热水烫洗，忌用肥皂。应用温水清洗局部，换掉污浊的卫生巾，穿上纯棉透气的内衣裤，尽量保持外阴清洁干燥。还可利用经期护理巾系列的止痒湿巾拭擦阴部，一般都能起到很好的止痒效果，大部分的瘙痒即可解除。万一瘙痒还不见减轻，仍伴有其他症状，感觉不正常时，应考虑是由内在疾病引起，这时不要犹豫，应速去妇科就诊。

↘ 加强营养，多食高蛋白、高维生素饮食。饮食要忌辛辣，不吸烟饮酒。

↘ 避免精神紧张、烦躁，控制情绪，避免激动。尽量克制用手搔抓及摩擦患处，频繁搔抓会越搔越痒，还容易继发感染。

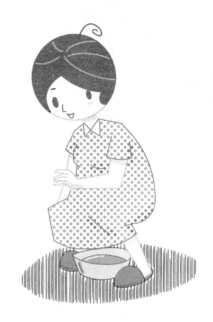

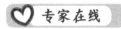 **专家在线**

经期外阴瘙痒时，如果用手抓或用卫生纸等用力擦拭阴部，或以肥皂用力清洗等动作，都可能使症状恶化。

外阴瘙痒的治疗方法

对外阴瘙痒的治疗原则是，首先治疗导致瘙痒的全身性疾病或局部疾病，同时使用抗过敏药物，补充维生素A、维生素C和维生素E等。不得私自滥用止痒药物，应在医生指导下治疗。

也可用中药苦参30克，蛇床子15克，防风10克，野菊花20克，水煎后熏洗外阴，有较好的疗效。

消除引起瘙痒的局部或全身性因素。如有配偶，还需同时治疗，以免交叉感染，反复发病。

第023天 经期身体不适的应对措施

夫妻私房话：老婆，明天买菜时我给你买只乌鸡，炖汤补补身子。

经期关节痛

不少女性在月经期间会出现关节疼痛，以膝关节最为常见，称经期关节痛。经期关节痛一般于经前一周左右开始出现，走路时加重，休息后减轻；伸膝（如下楼梯）时明显，屈膝（如上楼梯）时消失。膝关节局部稍有肿胀，皮肤温度略高，伴有深部压痛。

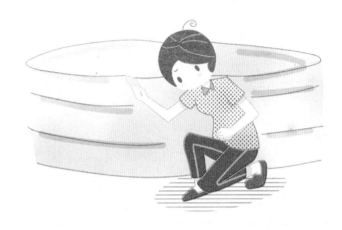

月经结束后，膝关节疼痛可逐渐自行减缓乃至完全消失。大多数患者往往伴有腹胀、腹泻、乳房胀痛、肢体水肿等症状。

这种现象与月经期间水盐代谢紊乱有密切的关系。月经前期，女性体内的激素水平发生了明显的变化，这时雌激素和醛固酮分泌不协调，造成水和盐的潴留，过多的水盐积聚在组织内，出现程度不等的浮肿，以颜面、手、足等部位最明显。由于人体膝关节内充满脂肪组织，水盐潴留使脂肪垫发生肿胀，进而压迫关节周围的神经末梢而引起疼痛。

预防措施

↘ 生活要有规律，劳逸结合，保证充足的睡眠，尽量避免精神紧张与情绪波动。

↘ 经前饮食以清淡少盐、富于营养且容易消化为宜。

↘ 平时适当进行运动，尤其在月经前，多走路、爬山等有利于缓解症状。

↘ 关节疼痛较严重的人，可服用药物如布洛芬、双氯芬酸钠等；或在医生指导下服用活血通络的中成药，如当归丸、木瓜丸或独活寄生丸等。

🍼 经期鼻出血

如果伴随着月经周期，有规律地出现鼻出血或吐血现象，同时伴有月经量少或不行经，中医称之为倒经或逆经，西医称之为代偿性月经、周期性子宫外出血。

月经前后或月经期间为什么会出现鼻出血或吐血呢？现代医学认为，鼻黏膜与子宫内膜构造相似，鼻黏膜对卵巢雌激素的反应较为敏感，因而在月经期间鼻黏膜过度充血、水肿以致出血；也有人认为是子宫内膜随血液跑到了鼻黏膜所致，血液病也是引起倒经的因素之一。

应对措施

目前，对倒经还没有理想的治疗方法，一般治疗原则是纠正局部病变，多采用电灼出血点及子宫内膜异位灶治疗，也可采用甲基睾丸素和合成孕激素治疗。

日常生活中多加注意，也可预防经期鼻出血。首先就是要保持心情舒畅、情绪稳定，避免忧郁或大怒。饮食上宜多食蔬菜、瓜果，尽量少食或不食辛辣、温燥之品。

中医认为倒经是由于血热气逆引起的，临床上可根据患者伴有的症状进行辨证施治，常分为肝经郁热和肺肾阴虚两种类型。

肝经郁热型的患者于每次月经期或月经前有鼻出血，出血量较多，血色鲜红，伴有心烦易怒、两肋胀痛、头晕口苦症状。治疗宜解郁清肝，降逆止血，可选用丹栀逍遥散加川牛膝、白茅根、茜草治疗。

肺肾阴虚型则表现为经期或经后鼻出血，量少，血色暗红，平素多有头晕耳鸣、潮热颧红、口干咳嗽症状。治疗宜滋阴降逆，滋肾润肺，可用顺经汤合二至丸治疗。

第022天 痛经的自我调养与护理

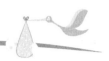

夫妻私房话：**老公，我这几天感觉很不舒服，你帮我拿个热水袋来敷敷。**

孕前积极预防痛经

女性月经期间或月经前后可以有轻微腹痛、下坠等不适，这是正常现象。但若这些不适明显加重，以致影响工作及生活而需要治疗，则称为痛经。

痛经可分为原发性和继发性两种。疼痛多在行经数小时后，或在经前1～2天开始，经期加重。可为腹绞痛、胀痛、坠痛，疼痛剧烈时可有恶心、呕吐、面色苍白、四肢发冷，甚至虚脱等症状。

痛经会给患者带来不适，严重痛经更会影响工作和生活，因此，预防痛经是女性应该重视的。

↘ 患者平时应注意加强营养、加强身体锻炼，以增强体质，注意劳逸结合。

↘ 正确认识有关月经的生理卫生知识，消除对月经的恐惧或紧张情绪。

↘ 注意经期卫生，避免剧烈运动及进食生冷食物，注意腹部保暖，避免寒冷潮湿。

专家在线

生育可消除子宫中的某些前列腺受体点，让令人心烦的痛经不治而愈。

痛经的生活调理

在生活方式方面，痛经患者可以采取下面这些调理方法。

◎ 避寒冷。痛经患者中，大部分与感受寒冷有关，在寒冷的天气里不注意保暖，夏日贪食冷饮，都可以引起痛经。在行经时，尤其不能吃雪糕、饮冰水，不能涉水、洗冷水浴或游泳。

◎ 讲卫生。某些痛经是由于不注意个人卫生所造成的。讲究个人卫生，特别是月经期的卫生，对于痛经的康复有着很大的帮助。一定要禁止经期性交、坐浴等。平时要勤洗外阴部，注意冲洗阴道；要穿纯棉透气的内裤，而且要每天换洗，卫生巾、护垫要清洁，杜绝细菌上行感染。另外，来月经期间经血量多时，要及时去卫生间排解，因为痛经者子宫内膜内的肾上腺素较多，不及时排出经血会使经血中肾上腺素重新吸收回子宫，造成子宫内肾上腺素水平增高，引起强烈宫缩。

◎ 重饮食。一般来讲，痛经者不宜过多食用寒凉性质的食物，如海鲜、鸭肉等。可多食用一些温热、行气通瘀的食物，如牛肉、羊肉、荔枝、生姜、橘子、萝卜、茴香、山楂等，川椒、桂皮、八角等热性作料可在炖肉、煲汤时加入。以上食物性温热，妇科炎症的急性期不宜过多食用。另外，每天摄取适量的维生素及矿物质之后，痛经也可以减轻。要做到这一点，可以多吃坚果，如开心果、腰果、松子、瓜子等。

◎ 多运动。这一点对于那些长期在写字楼、办公室工作的女性极为重要。同时，奉劝那些整日从事繁忙家务的女人，不要以为做家务很辛苦，已经在运动了，其实这与运动锻炼完全是两回事儿，只有运动才能使女人健康。

◎ 调情志。精神上的压力可导致痛经，而长期痛经者每至月经来临时又会加剧精神负担，使自己陷入恶性循环。因此，放松心情，抛弃烦恼，保持身心愉悦，对痛经者来说是非常重要的。对于精神负担过重不能自我排解者，可寻求心理医生的帮助。

第021天 孕前别让自己沉迷于电视、网络

夫妻私房话：老婆，乖，现在是关键时期，把电视关了，明天再看吧。

沉迷电视有损健康

晚餐过后，泡上一杯绿茶，打开电视——这是许多都市人最惬意的一段时光了。电视机已成了我们生活的必需品，丰富了人们的业余生活。但是，孕前女性长期沉湎于电视机前，打乱了日常生活规律，造成自主神经功能紊乱，可引发神经衰弱症候群，表现为头痛、头晕、失眠、多梦、记忆力减退等症状。

↘ 长时间看电视可引起近视、夜盲症、青光眼，甚至造成视网膜萎缩，导致视力明显下降。

↘ 有些人由于看电视姿势不良，躺在床上斜着颈，或半靠床头屈颈弯背，或背靠沙发伸颈仰头等，使颈部经常维持过伸或过屈的姿势，久而久之易引起颈部软组织劳损或颈椎病。

↘ 有人边吃饭边看电视，或为了看电视，吃饭时狼吞虎咽等，这将减少胃液、胆汁或胰液的分泌，增加胃的负担，久而久之则造成了消化不良或胃病。

↘ 有些女性整日看电视，缺少活动，加上边看电视边吃糖果、点心等零食，造成热量过剩而引起肥胖病。

↘ 有的女性情感倾向大，易于随电视节目的情节而过于兴奋、紧张或悲伤；男性在看球赛时，易情绪激动，引起心跳加快、血管收缩，诱发心血管疾病。

看电视时注意卫生保健

为防止久看电视对健康的负面影响，看电视时要注意卫生保健，一般看电视的时间不要太长，每隔1小时就起来活动一下，以减轻疲劳。看电视的距离要适度，以保持在3米左右比较合适。电视机的安放高度要适中，大约应与人的视线相平或略低一些。看电视的姿势要端正，不要躺着看电视，以免引起脊柱弯曲。看电视后，爱美的女性一定要洗脸，因为电视机开启后，荧光屏附近的灰尘比周围环境的灰尘多，灰尘中大量微生物等容易吸附于人体皮肤，导致皮肤病。患有高血压或冠心病的病人，在选择电视节目时，应少看或不看紧张刺激的节目。

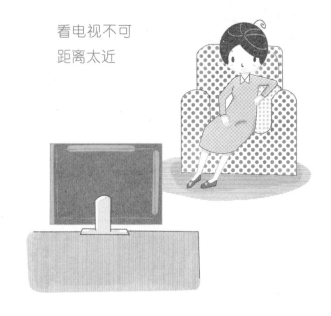

看电视不可距离太近

沉迷上网会影响健康与生活

随着电脑的普及，大多数年轻人都将休息的时间用来上网，要么聊天，要么打游戏，要么逛网上商城，一坐就是好几个小时。长时间以固定的姿势坐在电脑前，将会影响心血管、神经系统功能；另外，室内空气污染、电磁辐射也是对人体健康的一大威胁。

对于孕前特别喜欢玩电脑的女性，计划怀孕后应该适当收敛自己对电脑的热情，不要整天在电脑前工作或娱乐。如果沉迷于电脑，不仅会影响到身体健康，而且会影响心理健康，严重的除了玩电脑，对什么都提不起兴致，更别说有计划地安排生活和工作了。这无疑会对即将到来的妊娠造成不良影响。

第020天 孕前使用空调应注意通风

夫妻私房话：老婆，开空调就是舒服，但不要忘了定时开窗通风哦。

空调房里的空气污染严重

夏季，有很多人认为，躲在有空调的房间里舒服极了。在闷热天气里，人们大都天天使用空调，生活在极度凉爽的小环境里，心情十分舒畅。然而，机器制造的凉爽其实并不干净，环保科研机构的调查表明，室内空气污染平均比室外高20倍以上，而长时间使用空调的房间，其污染程度更严重。

那么，这种室内污染究竟是何种原因造成的呢？有关专家解释说，这主要与人们对室内环境污染认识不足有关，以致出现室内吸烟的污染，以及装潢装饰材料、电炊具使用过程中形成的辐射—放射性污染等。由于室内建筑装饰的极度考究和过于密闭，再加上通风设施差、室内外空气交换能力的减弱，使这些本来对人体健康影响不大的污染因素，变得过于集中。还有那些吸附在地毯、窗帘等物品上的螨虫、真菌之类的微生物，也形成了新的污染源，被牢牢封闭在室内。

使用空调要定时通风换气

房间密闭性能好，空调效果也就好。但是，良好的密闭性往往会导致房间的通风换气不畅，影响人体舒适感。人体需要足够的新鲜空气才会感到舒适，因此要经常换空气，以保持室内空气新鲜。不过这样做能耗较大，难以办到。其折中办法是：早上醒来离家前开一次门窗，晚上回家再开一次门窗，让空气形成对流，进行充分换气。即使是在使用空调调温时，门窗最好也不要密闭，可以开启一点缝隙，让窗外空气源源不断地补充进来。这样做看起来是浪费了一点，但要知道，金钱是买不到健康的。

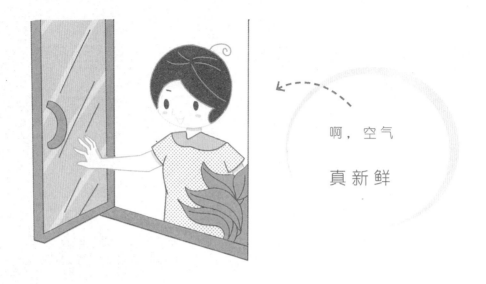

啊，空气

真新鲜

　　空调房内如果有人发生感冒等呼吸道传染病时，除了开窗通风、充分换气外，还可用喷雾消毒液清洁空气。另外，空调环境里应严禁吸烟，防止空气污染损害健康。

🛒 温度要控制得当

　　室温不要设置太低，因为室内温度过低，会使室内外温差过大，使人感觉不适，于健康不利；另外，室温设定高一度，人体几乎感觉不到，但却能省电10%以上。专家建议：一般室温以24～27℃为宜。每当室内人少时，温度可调得高一点；人多时，温度调得低一点，最好室内外温差不要超过7℃。

🛒 避免对着空调送风口

　　空调送风口的空气流速很高，容易令体温骤降，加重人的体温调节中枢的负担。所以，要尽量避免长时间对着空调送风口。但是在实际情况中，很多都市女性，特别是写字楼里办公的女性文员是难以避开空调送风口的。自己的办公桌正好在送风口下方，自己已经冻得全身哆嗦，别人却还在喊热，这种情况很常见。碰到这种情况，最好与男同事或比较怕热的同事调换一下座位。空调是死的，人是活的，想办法改善一下自己的工作环境并不难。

第019天 正确的洗脸和洗发方法

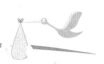

夫妻私房话：亲爱的懒虫，快起床了，我可帮你把洗脸水都打好了哟。

温水和冷水交替洗脸

洗脸的最好方法是用温水和冷水交替洗脸。具体来说，就是用温水洗脸后再用冷水（冬季冷水水温不得低于10℃）浸过的毛巾敷脸。先用温水洗脸，能够有效地去除多余的皮脂和脸部污垢等；而冷水有着激活细胞、补充水分的作用，冷水的刺激既可改善面部的血液循环，又可改善皮肤组织的营养结构，增强皮肤的弹性，消除或减轻面部皱纹。冷水洗脸还可锻炼人的耐寒能力，预防感冒、鼻炎，对神经衰弱的神经性头痛患者也有益处。

当然，冷水温度也是有限制的，以高于10℃为宜。低于10℃的水会使面部血管收缩，毛孔关闭，久之颜面会失去色彩和光泽。水温高于37℃，易洗去皮脂和其他有用物质，不仅有损面部光泽，而且会使皮肤变得粗糙干裂。

勤洗发让头发更飘逸

平时保持头发的清洁很重要。但洗发的次数也不应过多，不能每天都洗。夏季可适当增加洗发次数，冬季应减少洗发次数。

油性皮肤或中性皮肤宜选用普通洗发水，当油脂分泌过多时，可间断使用去油脂成分的洗发水；干性肤质的人宜选用弱酸性的洗发水，如植物香波等纯天然的洗发水。

◎ 洗发。在使用洗发水前，应先用温水（一般20℃左右的温水比较合适）冲洗头发，让头发和头皮充分湿润，有利于污垢或定型剂等被水溶解。

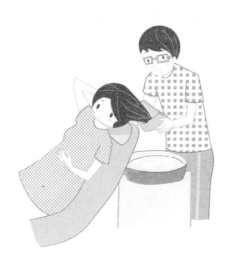

将洗发水倒在掌心，搓出泡沫后涂抹在头发上，加适量温水揉搓，直至产生丰富的泡沫，再用指肚轻轻按摩发根和头皮3～5分钟，然后顺着头发生长的方向用手指轻轻揉搓发丝，最后再用清水冲洗干净。

千万不要将发丝相互搓洗，这样容易损伤头发，造成发丝间细胞的磨损，导致头发粗糙，破坏了头发的美感。

◎ 护发。洗发后一定要护发。将护发素倒在掌心，均匀涂抹在头发上，也可作适当按摩，但按摩后不要立即冲洗，稍微停顿一段时间，效果会更好。但一定要彻底洗掉护发素，否则会引起头皮屑、头皮发痒等问题。冲洗时最好用梳子梳一下，效果会更好。

◎ 干发。将头发擦至半干状态时，应用干毛巾把头发包好，两手压紧毛巾，以吸净头发上多余的水分。切忌用毛巾用力摩擦头发，以免引起头发表面的毛鳞片受损。

如果吹风机使用不当，也会导致头发受损。正确的吹法应是在用手梳理头发的同时，利用吹风机的风使头发与空气充分接触，并且要先从发根开始吹，最后再吹干发梢。

第018天 借人体生物钟为优生助力

夫妻私房话：老公，你知道吗，老天给我的最大恩赐就是让我拥有你，拥有你的爱！

借人体生物钟助好"孕"

生物钟又叫生物节律或生物节奏。它是生物体随时间（昼夜、四季等）做周期性变化的一种生理现象。这种生理现象是由环境作用于生理功能形成的，它受中枢神经的制约。科学家迄今发现的人体生物钟有100多种，但对人的生理、心理影响最大的是人体三节律，即情绪生物钟、体力生物钟和智力生物钟。

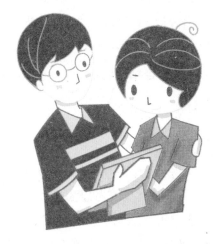

研究发现，人的情绪生物钟周期为28天，体力生物钟周期为23天，智力生物钟周期为33天。三种生物钟密切相关，互相影响。当三者都处于周期高潮线上时，人就会表现为情绪高昂、体力充沛、智力很高，并呈现出最佳状态。如能在夫妻双方的三条周期线均处于高潮且情绪愉快时无忧无虑地同房受孕，会使内分泌系统分泌出大量有益于健康的酶、激素及乙酸胆碱等，使夫妻双方的体力、智能处于最良好状态中。这时，性生活最和谐，非常容易进入性高潮，形成优良的受精卵，将来孩子会在情绪、体力和智力三个方面都发展得很好。

🍼 最好不要在生物钟低潮期受孕

人体处于生理节律低潮期或低潮与高潮期临界日时，身体易疲倦，情绪不稳，做事效率低，注意力难以集中或健忘，判断力下降。同时，身体抵抗力下降，易被病菌侵扰，感染疾病的概率增大。

不孕不育专家指出，夫妻双方或一方身体疲惫或心情欠佳，都会影响精子或卵子的活力，不利于形成优良的受精卵，还会影响受精卵的着床和生长，导致胎萎、流产或影响胎儿脑神经的发育。受孕时，如果夫妻一方处于高潮，另一方处于低潮，易生出健康和智力情况一般的孩子；如果夫妻双方都处于低潮期或低潮与高潮期临界日，易生出体弱、智力有问题的孩子。

🍼 避开生物钟低潮期的方法

找出夫妻双方生理节律高潮时间。一般来讲，体力生理节律周期为23天，情绪为28天，智力为33天。每一种生理节律都有高潮期、临界日及低潮期，三个生理周期的临界日分别为11.5天、14天及16.5天。临界日的前半期为高潮期，后半期为低潮期。

准备受孕的前几天，夫妻双方都要充分注意休息，放松心情。同时，最好停止性生活5~7天，以保证精子的活力。

🍼 计算人体生物钟的方法

首先算出你从出生日到计算日的总天数（注意：要把闰年的天数计算正确，以周岁除以4，所得的整数即是你曾经历过的闰年数），然后用总天数分别除以23、28、33，用所得到的余数分别查生命节律值计算表。余数等于临界日的天数为临界日，余数小于临界日的天数为高潮期，余数大于临界日的天数为低潮期。

表中对应的数值即代表所测定日的生物节律值。其中正数部分代表节律高潮期，100为节律最高峰；0为临界日；负数代表低潮期，-100为节律最低谷。

生命节律计算表

生物节律余数	智力节律值	体力节律值	情绪节律值
0	0	0	0
1	19	27	22
2	37	52	43
3	54	73	62
4	69	89	78
5	81	98	90
6	91	100	97
7	97	94	100
8	100	82	97
9	99	63	90
10	95	40	78
11	87	14	62
12	76	−14	43
13	62	−40	22
14	46	−63	0
15	28	−82	−22

生物节律余数	智力节律值	体力节律值	情绪节律值
16	10	−94	−43
17	−10	−100	−62
18	−28	−98	−78
19	−46	−89	−90
20	−62	−73	−97
21	−76	−52	−100
22	−87	−27	−97
23	−95	—	−90
24	−99	—	−78
25	−100	—	−62
26	−97	—	−43
27	−91	—	−22
28	−81	—	—
29	−69	—	—
30	−54	—	—

第017天 排卵时身心要处于最佳状态

夫妻私房话：老公，今天是什么日子？你送我这么漂亮的花，我好开心哦。

排卵期情绪影响怀孕

女性在怀孕前，应尽量避免各种不良的感官刺激，保持心境上的平和，注意心理卫生，才有利于受孕的成功。中医强调，男女交合时一定要保持精神愉快、心情舒畅，以排除一切干扰和烦恼。

《大生要旨》指出："时和气爽之宵，自己情思清宁，精神闲裕""清心寡欲之人和，则得子定然贤智无病而寿。"这些都说明了受孕时良好的心理状态与优生的密切关系。情绪的激烈变化，会产生极度的疲劳感，势必会导致气血逆乱、经络闭塞、脏腑功能紊乱，使得精气耗散，干扰精子与卵子的结合，影响受孕。

在情绪高涨时受孕

从胎教、遗传这个角度而言，女性在排卵期如能保持乐观开朗、积极进取、豁达幽默等良好的精神状态，会对这期间受孕所怀的孩子产生良好的影响。因此，女性在排卵期调整好自己的精神状态，对优生具有十分重要的意义。

具体实施方法：

↘ 预先测算好排卵时间。

↘ 夫妇双方提前做好准备，如共同操持家务，注意休息，保持体力充沛。

↘ 加强营养，多进食优质蛋白质，如鱼、肉、鸡、蛋、奶等。同时注意不沾烟酒。

↘ 同房时，要尽可能创造温馨浪漫的环境和气氛，加强情感的交流，提高性生活质量。

夫妻双方情绪高涨时受孕，所生的孩子性格会比较活泼开朗，热情大方，聪明伶俐，乐观向上。

把握受孕瞬间的胎教

大凡父母，都希望孩子能继承自己的优点，生一个强壮、聪慧、俊美的宝宝。请注意，受孕瞬间正是关键的时刻。

祖国医学认为，男女交合时必须心情良好，才能为优生打下良好的基础。《景岳全书》指出，男女交合应在"时和气爽，情思清宁，精神闲裕"下进行。这样"得子非唯少疾，且聪慧贤明"。因此，在选择好的最佳受孕日里，下班后应早些回家，夫妻双方共同操持家务，在和谐愉快的气氛中共进晚餐。饭后夫妻最好待在一起，再放上轻音乐，一边听，一边进行感情交流：可以体会对方的情感和需求，可以表达自己的感受，也可以共同回忆恋爱中的趣事，憧憬未来的家庭和孩子……当夫妻双方在情感、思维和行为等方面都达到高度协调时，就可以同房了。在同房的过程中，夫妻双方都应有美好的意念，要把自己的愿望转化为具体的形象，想象大自然中一切美好的东西。

如此，在夫妻俩情投意合之中，为优孕而完成的性生活，就具有较好的胎教作用，让在浓情蜜意中受孕的胚胎发育得更好、更完善。

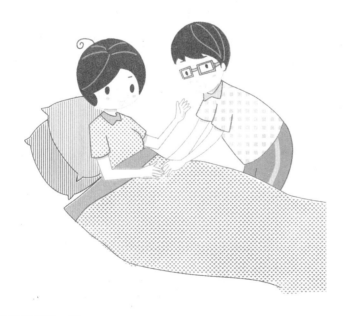

 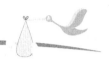

第016天 排卵期同房的性爱要求

夫妻私房话：老公，今夜我要枕着你的胸膛入眠，然后和你一起走进咱们宝宝的梦里，好吗？

🍼 浓情蜜意有助于受孕

受孕需要浓情蜜意，情欲的高低与否，甚至关系到优生的成败。古人认为，受孕必须以情欲高涨为前提。如果女方进入性兴奋，却因其他因素干扰了情欲；或女方情欲旺盛，男方却无法"投桃报李"；或者只是为了"造人"而性交，以致造成精神紧张等，这些都会影响优生。

生活中，愚夫笨妇也有可能生出聪明伶俐的下一代。古人将这种看似超出常理的情况解释为因为他们"交疏而情意狎，思切而情先交，所以阴阳和而生育多也"。也就是说，情欲高涨才能形成"阴阳和"的条件，从而生出健康的后代。

🍼 为受孕进行性生活的心理要求

同房时，夫妻双方的注意力要集中，要完全排除其他无关意念和事情的干扰。

夫妻双方都有同房的要求，并为此感到轻松愉快，而不仅仅是单方面需要，或者将性生活视为负担和痛苦。

夫妻双方要在高度兴奋、愉悦、舒畅、满足中完成性行为。

性交过程中，夫妻双方激动、兴奋、欢快的情绪应趋于浓烈，并互相感染，激励对方。如果有一方的言行，甚至呼吸、表情、姿势、语调等方面显出勉强、不自然或者为难的意味，就会削弱对方兴奋、欢愉的情绪，从而让性生活的质量大打折扣。

第015天 性生活后不要马上洗热水浴

夫妻私房话：老公，你会一直爱我吗？也会像爱我一样爱咱们的孩子吗？

 ## 性生活后马上洗热水浴并不妥

在日常生活中，不少夫妻在性生活后，习惯洗个热水澡。殊不知，性交活动是一种较为剧烈的体力消耗性运动，人在运动时，流向肌肉的血液明显增多，心率加快。当运动停止后，这种血液的流动和心率的加快虽有所缓解，但仍然持续一段时间，如果此时立即洗热水浴，必然会增加皮肤及肌肉的血液供应，从而引起其他重要器官供血量的骤然减少。假如减少了心脏和大脑的供血量，影响其生理功能，易导致浴时或浴后出现头昏眼花、全身无力、大汗淋漓、心慌气短乃至虚脱等情况。

专家在线

浴后不要立即同房，因为热水浴能促进血液循环，引起皮肤血管广泛扩张，使血液大量积存在扩张的皮肤血管内，这时如果同房，机体血液循环就容易发生平衡失调。

孕早期要尽量避免热水浴

以往喜欢或习惯洗热水浴或桑拿浴(指水温超过42℃)的，从现在起都要暂时忍痛割爱。因为，怀孕最初几周里，小胚芽的中枢神经系统正处于分化和发育中，对于温度变化极为敏感，特别易受伤害。

调查显示：凡妊娠早期(2个月内)行热水浴或蒸汽浴者，所生婴儿的神经管缺陷(如无脑儿、脊柱裂)率比未行热水浴或蒸汽浴者大约高3倍。因此，孕妇宜洗温水浴，水温以35～38℃为宜，每次时间15分钟，方式以淋浴为佳。

第014天 受孕前后要注意的生活细节

老婆，以后的家务活我全包了，你就安心地当我的公主吧。

不要过度紧张

有的女性为了孕育出一个高质量的宝宝，早早地开始了孕前准备工作，抱着"一切以怀孕为中心"的原则。其实，孕前准备大可不必如此。精细过头，反而会弄巧成拙。

怀孕前的准备根本没有必要如此谨慎。长期处于高度紧张状态，可能会造成忧虑、郁闷、神经质等不良情绪，从而影响精子和卵子的质量。整天生活在山雨欲来的气氛中，情绪肯定好不到哪儿去。如果因此影响到性生活的和谐，才真的是亏大了。

不要四体不勤

孕前必须预防感冒的发生，应尽量避免出入人流量较多的公共场所，但因此整日待在家里，一动不动，就会"捡了芝麻，丢了西瓜"。医学研究表明，孕前缺乏适量的体育锻炼，不利于女性体内激素的合理调配；而且因缺乏锻炼而导致肥胖的女性，极易出现孕期糖尿病。丈夫如果没有进行适当锻炼，将会影响到精子的质量。

避免接触洗涤剂

洗涤剂作为日用品，对成人的健康影响不大，但对脆弱的孕卵具有致命的杀伤力。

洗涤剂包括各种洗衣粉、洗洁净、洗洁灵等。女性经常接触这类化学洗涤剂，会产生不良影响。洗涤剂中的一些化学物质能使受精卵变性坏死，受孕早期的孕妇如果过多地接触各种洗涤剂，可通过皮肤吸收，使洗涤剂在体内逐渐积蓄，洗涤剂中微量的化学物质就极有可能造成准妈妈流产。

女性从准备受孕这个月开始，就不要再接触洗涤剂。衣服最好用洗衣机洗，晾晒衣物时最好戴上橡皮手套；至于晚饭后的盘碗洗刷工作，最好是交给丈夫。

值得注意的是，对双方都查不出明显不孕症病因的夫妻，女方应在月经周期的后半期尽量少用或不用此类物质，以免受精卵遭破坏而引起不孕。

避免X线照射

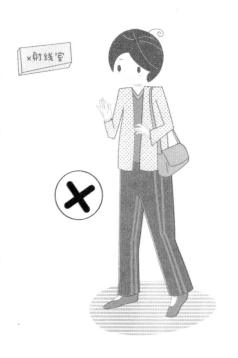

胚胎对放射线最敏感的时期是在受精后6天之内，尤其是最初15～56天，胚胎器官正在高度分化、形成中，接受X线照射极易发生畸形。一般认为，孕妇最初15周内受X线照射都有危险性。胚胎细胞染色体的断裂、基因突变等，可引起流产、死胎、新生儿死亡和小头、小眼、脑积水等先天畸形，以及发育迟缓、智力障碍等。

因此，在孕早期2个月绝对禁止X线照射，头3个月也要尽力避免；孕妇常规的肺部透视也要推迟到妊娠4个月后，X线骨盆测量应尽量不拍，出于产科需要时，也要在妊娠36周以后施行。

孕前男性不要留胡须

从保证受精卵的质量来看，男性留胡须不足取。因为浓密的胡子能吸附许多灰尘和空气中的污染物，特别是胡子在口鼻的周围，特别容易使污染物进入呼吸道和消化道，对受精前精子的内环境不利。如果蓄胡须的丈夫与妻子接吻，可将各种病原微生物直接经口腔传染给妻子，不仅不利于优生，而且对胎儿潜伏着致畸隐患。

因此，为了胎儿的正常发育及健康，丈夫应在要孩子的前半年开始勤刮胡须，更不要留长须。

第013天 孕前丈夫要做好的准备

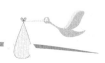

夫妻私房话：老公，想要生一个健康聪明的宝宝，光我一个人准备也无济于事啊，你还是也做一些准备吧。

 ## 孕前男性保健要点

现代科学认识到，婴儿出生质量不仅仅与女性的孕期状况有关，与男性也有着同等重要的关系。男性孕前保健的重点就是保证精子的质量，这一点值得准备做爸爸的男性高度重视。

男性育前保健关键有两点：第一，培养良好的生活习惯；第二，避免接触有毒物质。吸毒者应戒毒，吸烟者应戒烟，嗜酒者应戒酒。工作环境中存在有毒物质时，应积极采取保护措施。

做好当爸爸的心理准备

经深思熟虑后有计划地要宝宝，比意外而至好得多，做丈夫的除了把生活习惯、身体状况调整到最佳状态外，孕前也要做好以下几方面的心理准备。

◎ 适当克制性欲。从夫妻性生活上来说，怀孕势必会影响夫妻性生活，从受孕到妊娠的最初3个月，是胚胎的初始发育阶段，胎盘尚未形成，胚胎附着在母体子宫内并不牢靠，一不小心，往往容易造成流产。所以在此阶段，应尽量控制或禁止性生活。

虽然在怀孕中期可以过性生活，但应该减少次数与强烈程度。怀孕后期，孕妇体态改变较大，要避免撞击膨大的腹部；孕妇外阴、阴道柔软充血，易受伤，动作应轻柔些。预产期前1个月，子宫对外界的刺激较敏感，易导致早产、羊水早破和宫内感染，此时应停止性生活。所以这些都是夫妻间要考虑和计划的，特别是做丈夫的，心理上更要有所准备。

◎ 不再当"甩手掌柜"。妻子怀孕后，在做家务方面，不能以怀孕前的标准来要求了，尤其是到了怀孕中晚期，行动不方便，做一点平日看似很容易的事也有些力不从心，甚至会影响胎儿的生长发育或有流产的危险。因此，家里如果没有其他人帮忙，丈夫就要承担大部分的家务活。即使请了保姆，也不能像以前那样当"甩手掌柜"了。

◎ 承担更多的责任和义务。多一个小宝宝，丈夫将承担更多的责任和义务，对此，同样也要有足够的心理准备。因为宝宝的降临意味着生活方式的转变，在带来喜悦的同时，也会增加很多责任，在宝宝的喂养、教育、健康、安全等方面，都需要付出很多的时间和心血。或许丈夫都会因此而失去很多自由，有时还会影响到事业的发展。

协助妻子落实孕前几大要事

这个时候，准爸妈可以坐下来检查一下孕前需要注意的几件要事有没有落实，如果都做好了，就安心地迎接胎儿的到来吧！

要事1：定下怀孕的大致时间，并据此安排好整个孕产期内的事务，如工作、旅游等。

要事2：做好体检，接受专业的孕前指导再怀孕，确保孕妇在健康的状态下孕育宝宝。

要事3：务必戒掉不利于胎儿生长发育的坏习惯。

要事4：找个合适的时机向公司说明情况，做好工作调整，以免耽误工作，也能获得公司领导的好感。

第012天 怀孕必须知道的一些数字

夫妻私房话：我们出去散散步吧，瞧，公园好美啊，小鸟"叽叽喳喳"地叫着呢！

怀孕必须要知道的时间

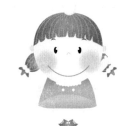

女性最佳怀孕年龄：23～29周岁。

男性最佳生育年龄：25～33周岁。

胎儿在母体内生长的时间：40周，280天。

早孕反应出现的时间：停经40天左右。

早孕反应消失的时间：妊娠第12周左右。

首次产前检查的时间：停经3个月左右。

孕期B超的时间与次数：第一次B超检查最好安排在孕12～14周，第二次在孕28～30周，最后一次在孕37～40周。

唐氏综合征筛查的时间：妊娠第15～20周。

自觉胎动的时间：妊娠第16～20周。

胎动的正常次数：每12小时30～40次，不应低于15次。

胎心音的正常次数：每分钟120～160次。

糖筛与糖耐检测的时间：妊娠第24～28周。

眼底检查的时间：妊娠7个月以后。

胎头入盆的时间：预产期前1～2周入盆。初产妇入盆时间可能稍早，经产妇往往临产后才入盆。

入院待产的时间：当出现规律性子宫收缩、见红或破水后，就要及时入院待产。

自然产产程时间：初产妇12～16小时，经产妇6～8小时。

过期妊娠：超过预产期14天。

🛒 应学会的计算孕周方法

计算孕周时，在妇产科检查中，一般都从末次月经的第一天开始算起。从末次月经的第一天开始，整个孕期是9个月零7天，共280天。每7天为一个孕周，共计40个孕周；每28天为一个孕月，共10个孕月。

有的女性会有疑问，认为不可能是来月经的那天怀孕的。这话很对，通常怀孕要在月经后的14天左右，于是就有一个受精龄的问题。受精龄是从受精那天开始算起，即280减去14，共266天，38个孕周。

由于末次月经的第一天比较好记忆，医生计算孕周时，通常从末次月经第一天开始计算。对月经不准的孕妇，胎龄常常和实际闭经时间不一样，需要结合B超、阴道检查、发现怀孕的时间、早孕反应的时间、胎动的时间等指标来进行科学推断。

子宫随着妊娠的进展而逐渐增大，宫底高度随胎儿生长而增长，同时与羊水量有一定的关系。根据手测子宫底高度及尺测耻骨上子宫长度，可以判断孕周数(见下表)。宫底高度因孕妇的脐耻间距离、胎儿发育情况、羊水量、单胎或多胎等因素的不同而稍有差异。

宫高与孕周的关系

孕 周	手测宫底高度
12周末	耻骨联合上2～3横指
16周末	脐与耻骨之间
20周末	脐下1横指
24周末	脐上1横指
28周末	脐上3横指
32周末	脐与剑突之间
36周末	剑突下2横指
40周末	脐与剑突之间或略高

第011天 预产期，母子相约见面的日子

纳格尔法

一旦确定怀孕，准爸妈一定会急切地想知道小宝宝将在什么时间出生，也就是推算预产期。那么，该如何推算预产期呢？利用末次月经推算法，即纳格尔法，就能知道大概的预产期。

用这种方法推算预产期是最常用、最简便的方法。一般情况下，如果女性月经周期规律，每28～30天行经1次，末次月经又记得准确，就可以用公式计算。推算时按整个妊娠期280天计算，具体的方法是：

> 预产期的月份=末次月经第一天的月份+9或−3
> 预产期的日期=末次月经第一天的日期+7

这样，所得出的时间就是预产期。例如，最后一次月经是2月8号，则月份为2+9=11月，日期为8+7=15日，那么预产期应该是11月15日。如果末次月经是在4月份以后，则采取减3的方法计算。

利用妊娠日历推算预产期

通常，在医院检查是否怀孕时，医生通过询问记录下月经日期及周期后，利用妊娠日历推算圆盘，便可告知预产期。只要将最后一次月经的首日对准刻度线，就可以获得当前的妊娠周数和预产期。

🍼 根据首次胎动日计算预产期

大部分孕妇在怀孕20周之后，才会感到胎儿的活动。能感到胎动的时期处于妊娠期的中间时期，因此第一次胎动日加上20周，就是预产期。记录下首次胎动日，在定期身体检查时告诉医生，就可以结合胎动、子宫底高度、子宫大小、胎儿的成长程度等要素，计算出精确的预产期。

🍼 妊娠期限估算法

预测妊娠期限比较简便的方法，就是通过测量宫高（不是十分准确，对部分孕妇可能没有参考价值）来估算。

一般将耻骨联合与脐之间分成4等份，每段距离表示的时间相当于妊娠2周；将脐与剑突之间的距离分成4等份，每段距离表示的时间相当于妊娠4周。只要用40周减去自己预估的妊娠周数，就可以大致算出预产期。

🍼 超声波断层法

纳格尔法只适合月经周期为28天，即月经开始后14天排卵的人。月经周期不规律的人用此方法推算，会有误差。另外，即使月经周期规律，如果当月排卵期推迟，或者分娩后还没有来月经又怀孕，这些情况都不能使用上述推算法。因此，一般会根据怀孕的具体情况来推算、确定预产期。如果能确定受孕日期，则依此推算得到的预产期最精确。

近年来，医生一般都根据超声波检查得到的胎儿大小等数据来推测预产期。对于最后一次月经开始日不确定的人而言，这是较准确的方法。由于可测出胎囊大小与胎儿头至臀部的长度，以及胎头两侧顶骨间径数值，据此值可推算怀孕周数与预产期。

💗 专家在线

预产期算出来的误差，一般在1~2周。越早用超声波检查，越能准确预测预产期。假如超过5个月以上才检查，丧失了预测的基准点，误差则会较大。

第010天 确定妊娠的几种方法

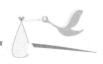

夫妻私房话: 老婆, 你是不是有喜了啊? 要不要买些早孕试纸回来测试一下?

基础体温

排卵后的基础体温要比排卵前高些, 一般上升0.5℃左右, 并且持续12～14天, 直至月经前1～2天或月经第1天才下降。如果连续测试3～4天均上升, 即可判断已经妊娠。

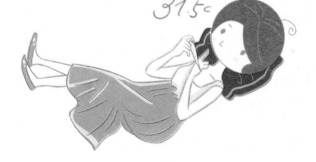

宫颈黏液

女性在妊娠后, 卵巢的黄体不但不会萎缩, 反而进一步发育为妊娠黄体, 分泌大量孕激素。因此, 宫颈黏液涂片有许多排列成行的椭圆体, 医生见到这么多的椭圆体, 就可断定是妊娠现象。

妇科检查

妊娠期间, 生殖系统, 尤其是子宫的变化非常明显。月经刚过几天时进行妇科检查, 如果检查发现阴道壁和子宫颈充血、变软, 呈紫蓝色; 子宫颈和子宫体交界处软化明显, 以致两者好像脱离开来一样, 子宫变软、增大, 前后颈增宽而变为球形, 并且触摸子宫引起收缩, 则可断定已经妊娠。

B型超声显像仪检查

若受孕5周时，用B型超声显像仪检查，显像屏可见妊娠囊，孕7～8周时出现胎心搏动。

妊娠试验

妊娠试验就是检测母体血或尿中有无绒毛膜促性腺激素。如果有，说明体内存在胚胎绒毛滋养层细胞，则可确定妊娠。

早孕试纸

生活中，许多女性习惯于用早孕试纸来检查自己是否怀孕。临床上认为，月经过后的9～14天是进行早孕检测的最佳时间，这个时期检测的准确率会更高一些。那么，如何正确使用和看早孕试纸的检测结果呢？

使用方法：将试纸带有Max标记线的一端插入被检测女性的尿中，取出，平放片刻。20～30秒后，若试纸条上出现一条紫红色带，则为阴性（未怀孕）；若试纸条上出现两条紫红色带，则为阳性（怀孕）。

但需注意，无论尿液呈阳性还是阴性反应，试纸上端均应显示紫红色带。若无此色带，则表示试纸失效。紫红色带的有无及颜色深浅，表示被检测者尿中绒毛膜促性腺激素含量的多少。若色浅，可延长至5分钟再观察，仍可做出结论。

♡ 专家在线

早孕试纸在正规医药商店都可买到，用起来方便、快捷，只要按早孕诊断试纸说明进行自我检测，即可迅速得出结果。

第009天 怀孕后可能会出现的生理变化

夫妻私房话：老婆，别怕！有我在你身边，一切困难都能克服。

基础体温上升

怀孕的话，即使到了月经预算日，基础体温也不会下降，反而继续升高。36.7～37.2℃的低热状态会一直持续到怀孕13～14周，所以，高温状态持续3周以上，基本可以确定为怀孕了。

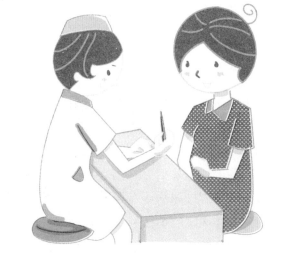

停经

妊娠引起的最大变化就是停经。一个平时月经周期有规律的健康育龄女性，在没有采取有效的避孕措施的情况下，有过性生活，如果这次月经没有按时来，月经过期10日或10日以上，就很有可能是怀孕了。若停经已达8周，妊娠的可能性更大。

值得注意的是，虽然已婚女性，或曾经有过性生活的育龄女性，妊娠的最早、最重要的症状是停经，但停经不一定就是怀孕，有些女性的月经周期不准，或是因为劳累、健康不佳，或是过度紧张，也都能使月经不准时来潮或短时闭经。因此，也不能认为月经不来肯定是怀孕了。

乳房变化

怀孕时，乳房很像月经前期的变化，只是变化更明显了。对于接触、温度的变化也比平时更敏感，乳头变得敏感，触到内衣会疼痛。乳房变得更柔软丰盈，乳晕变暗，乳晕上细小的乳腺变大。乳头、乳晕颜色加深，也有人会产生第二乳晕，这是妊娠黄体增加的缘故。

痣、雀斑明显

妊娠可引起乳房、面部、腹部、外阴部、腋下等部位的色素沉着，这是黑色素增加引起的，有的准妈妈从妊娠初期开始就会出现。痣、雀斑特别明显，眼睛周围肤色变浅。

骨盆腔有不适感

你可能整个下腹部到骨盆腔都感到不适，但是如果你感到一侧有剧烈疼痛，就必须向医生报告。

尿频

排尿增多，排尿后还有尿意，也是怀孕的征兆。这是怀孕后子宫变大，压迫膀胱引起的，在怀孕的第11～15周开始出现。妊娠中期，子宫从盆腔上升到上腹部，不再压迫膀胱，这种症状随之消失。妊娠后期，胎儿逐渐长大的头再次压迫膀胱，症状会再次出现。

白带增多

白带是一种无味、有韧性的乳白色黏液，怀孕时白带开始增多。受精卵在子宫内着床，活动开始活跃起来，导致白带的分泌量增多。但如果白带太多，颜色深如巧克力色，同时有脓，则可能患有阴道真菌性炎症或滴虫性炎症。如果白带颜色深或呈红色出血状，一定要向专家咨询。

第008天 怀孕后可能会出现的身体不适

疲倦嗜睡

在怀孕初期的几周内，由于身体各方面的功能尚未适应怀孕所引起的新状态，所以，孕妇会比较容易疲倦乏力，变得想睡觉。还有，怀孕会促使黄体激素大量分泌，该激素具有麻痹脑部特定部位的作用，孕妇因此变得昏昏欲睡，没有精神。面对这种情况时，建议不要做太多事，尽可能多休息、早睡觉。不过这个时期不会持续太久，很快就会过去。

早孕反应

一半以上的怀孕女性在闭经40天到3个月时会出现食欲缺乏、恶心、呕吐、厌油腻、厌炒菜味、偏食、挑食、发困、乏力、怕冷、流口水、头晕等症状，这些统称为早孕反应。

一般认为，早孕反应的原因与早期胚胎绒毛所产生的绒毛膜促性腺激素密切相关，妊娠一旦终止，反应即可消失；此外，早孕反应与孕妇的精神状态有关，不良刺激、过度紧张等可加重早孕反应的症状。

早孕反应一般对生活、工作和学习影响不大，不需要特殊治疗，多在怀孕3个月以后自然消失。虽然如此，孕妇仍可采取一些适合自己的方法来减轻早孕反应，以避免早孕反应影响到自己的妊娠心境。

胃灼热

有些女性从怀孕第2个月开始直至分娩，经常感到胃部不适，有烧灼感，出现心口窝痛，并在胸骨后向上放射；甚至在两顿饭之间不停打嗝；有时烧灼感加重，变成烧灼样痛，病痛的部位在剑突下方，医学上称妊娠期胃灼热症。

为预防胃灼热症，孕妇在生活中应注意以少食多餐的方式来减轻胃的负荷量。饭后避免平躺，尽量保持上身直立姿势至少半小时。避免食用容易引起胃灼热的食物。避免食用油脂含量高的食物。饭前喝牛奶，吃乳脂或低脂冰激凌。乳制品可以在胃壁上形成一层保护膜，因此可有效减轻胃酸的烧灼。餐前也可服用含钙、低盐的制酸剂。

头痛

就像恶心一样，头痛也是孕妇常见的现象。在怀孕的过程中，孕妇或多或少都会有头痛的现象发生。不过不必担心，因为头痛也是孕期的生理反应，一般无须用药物治疗。但必须注意调理，要合理调配营养，补充优质蛋白质，多吃新鲜蔬菜和水果等。

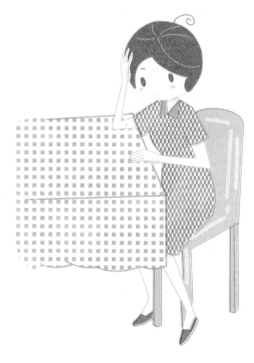

专家表示，孕期疲劳也是诱发头痛的因素，所以，孕妇不要太过劳累，应保证充足的睡眠和适当的休息，尽量减少工作的时间。

孕妇若出现早期轻度头痛，可在宁静、舒适的环境中，喝杯温开水，慢慢地松弛神经，闭目休息，并用双手示指指腹按住双侧太阳穴，轻揉两侧太阳穴，以有酸胀感为度；转动头部，让颈部放松。慢慢按摩头颅，然后耸耸肩膀。

如果头痛真的很严重，自己撑不住的话，应在医生的指导下进行治疗。

第007天 及早发现宫外孕和葡萄胎

在这个感情泛滥的年代，我只想说，我只喜欢你。我想你了，此刻。

宫外孕

宫外孕，也称异位妊娠，是指受精卵在子宫腔以外的部位植入发育。受精卵在游走的过程中，停留在输卵管、卵巢、腹腔等子宫腔以外部位，而不是停留在子宫内，这时候就发生了宫外孕。

导致宫外孕的原因很多。反复人流会导致宫外孕的发生率成倍增长。因为频繁地做人流，会导致子宫内膜有创伤，使得胚胎不易在子宫内着床，从而转移到别的地方"安家落户"。

还有就是输卵管炎症。患急、慢性输卵管炎的人，由于输卵管黏膜充血、水肿，黏膜壁发生粘连，使管腔变窄、管壁平滑肌蠕动减弱，不利于受精卵运行，导致宫外孕。

孕妇有必要了解一下宫外孕的典型特征，以便早发现、早治疗。

◎ 停经。多数有6～8周的停经史，有20%～30%的患者无停经史。宫外孕在输卵管发生破裂之前，与正常妊娠一样有停经现象。

◎ 腹痛。当输卵管破裂或流产后，则导致一侧下腹剧痛，或蔓延到整个下腹部或全腹部。患者突感下腹部撕裂样疼痛，并伴有恶心、呕吐。内出血刺激还可导致肝部疼痛，肛门部坠痛，便意频频。

◎ 阴道出血。常有持续、少量、暗红色的阴道出血，出血量少于月经量，可有蜕膜排出。一般多发生在腹痛后，也有的发生在腹痛同时或腹痛前。

◎ 昏厥、休克。由于腹腔内出血及剧烈疼痛，往往出现头昏、面色苍白、出冷汗等症状，轻者出现昏厥现象，重者甚至出现出血性休克现象。

葡萄胎

葡萄胎又称为水泡状胎，是一种异常的妊娠，处于生育期的女性都有可能怀葡萄胎，常见于20～30岁的孕妇。

怀孕以后，胚胎生出许多绒毛并种植在母体的子宫上，胎儿就是靠这些绒毛同母体进行物质交换，获得氧气、营养和进行新陈代谢的。在病理情况下，绒毛间发生水肿，使每个绒毛变成膨大的水泡状，这些水泡相连成串，像葡萄一样，所以称为葡萄胎。

怀葡萄胎的女性首先会有停经、恶心、呕吐等类早孕反应，但在停经2～4个月后会发生不规则阴道流血。最初出血量少，为暗红色；后逐渐增多或继续出血，如仔细检查，有时可在血中发现水泡状物。并伴有阵发性下腹痛，腹部呈胀痛或钝痛，一般能忍受，常发生于阴道流血前，也可伴有妊娠呕吐。另外，子宫会比正常妊娠的子宫大，但无胎动感，听不到胎心音，通过妇科及B超检查可确诊。

确诊后也不必过分紧张，因为葡萄胎是良性疾病。不过，葡萄胎有10%～25%的可能恶变为侵蚀性葡萄胎，从而危及生命。

快乐驿站——脑筋急转弯

①小吴称赞女朋友的新衣服"十分漂亮"，却被女友打了一顿，为什么？

②什么东西要藏起来暗地里用，用完之后再暗地里交给别人？

③如果你生出来的儿子只有一只右手，你会怎么办？

第006天 了解滋养胎儿的胎盘

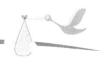

夫妻私房话：老婆，如果我的人生是拼图，你就是最重要的那一块。没有你，我的世界注定残缺。

胎盘的主要功能

胎盘是由胚胎的绒毛和子宫的蜕膜所构成，是母体与胎儿间进行物质交换的重要器官。胎盘是胎儿在母体内最为忠实且和胎儿生死相关的重要器官，胎儿的气体交换、消化、吸收、排泄都离不开它，一直到胎儿产出后，胎盘才结束自己的一生，可谓劳苦功高。

◎ 气体交换。氧气是维持胎儿生命最重要的物质。母体和胎儿之间的氧气和二氧化碳通过胎盘进行交换，替代胎儿呼吸系统的功能。胎儿血红蛋白对氧气的亲和力强，能从母体血中获得充足的氧气；胎儿新陈代谢产生的二氧化碳，通过绒毛间隙直接向母体迅速扩散。

◎ 营养物质供应。胎盘替代胎儿消化系统的功能，胎儿需要的各种营养物质，如糖类、蛋白质、脂肪、水分、维生素和无机盐，都是通过胎盘从母体获得的。胎盘中还含有多种酶，如氧化酶、水解酶、还原酶等，能把来自母体的复杂化合物分解后，为胎儿所用；能把葡萄糖合成糖原，把氨基酸合成蛋白质后，再提供给胎儿。

◎ 代谢功能。胎儿新陈代谢的废物，如尿素、尿酸等，经胎盘进入母体血液，再通过母亲的代谢活动排出体外，因此，胎盘能替代胎儿的泌尿系统功能。

◎ 保护作用。胎盘作为一道屏障，可以阻止母体的细菌、原虫、大分子药物等进入胎儿体内。母体血液中的抗体能通过胎盘传给胎儿，胎儿从母体获得抗体，在出生后的短期内（半年）有被动免疫力。但是，这种屏障作用较有限，各种病毒、分子量较小的药物、弓形虫、衣原体和螺旋体均可通过胎盘感染胎儿。

◎ 合成功能。胎盘能分泌大量的激素和酶，如绒毛膜促性腺激素、胎盘生乳素、雌激素、孕激素和催产素酶等，维持妊娠，并促进胎儿生长。

警惕胎盘功能不全

胎盘是胎儿和母体的极其重要的器官，胎盘功能正常与否，关系到胎儿发育甚至胎儿的安危。如胎盘的气体交换、营养供给、代谢、防御和合成功能出现障碍，胎儿与母体之间发生了血液交换障碍，就会影响到胎儿发育，甚至危及胎儿生命，这些异常情况称作胎盘功能不全。

❤ 专家在线

胎盘在怀孕6～7周时开始形成，怀孕3个月末完全形成。一直到胎儿出生，胎盘都是胎儿的"贴身卫士"。

导致胎盘功能不全的因素

母体、胎儿或胎盘异常，均可能引起胎盘功能不全。如果孕妇患有高血压、妊娠高血压综合征、糖尿病、肾脏疾病、心肺疾患、贫血、营养不良、子宫肌瘤等疾病，或吸烟、饮酒、长时间仰卧等，都可能导致胎盘血管痉挛、变形而阻碍胎盘血液循环，或造成胎盘血流量减少，从而引起胎盘功能不全。

另外，过期妊娠时胎盘老化、绒毛发生出血性栓塞或纤维素沉积、钙化等，也可导致胎盘功能不全。

第005天 了解保护胎儿的羊水

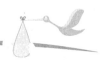

夫妻私房话：老公，只有你知道我的情绪，也只有你能带给我快乐和幸福感。

羊水的主要功能

在胎儿周围有一个囊腔，即羊膜腔。腔内充满淡黄色的液体，称为羊水。胎儿浸浴于羊水之中，羊水有着保护胎儿的作用。

羊水能维持胎儿和邻近环境一定的温度；缓和腹部外来压力，使之不会直接影响胎儿，保护胎盘和脐带，缓和母体对于胎动的感觉；使胎儿能够在子宫内自如活动，当胎儿发育时，肢体不会互相粘连而成畸形。

羊水形成水囊，在孕妇分娩、子宫收缩时，可以缓和压力，使压力不致直接作用于胎儿，尤其在预先露头时，可以缓和子宫对胎儿头颅部的压力，还可以使羊膜腔保持一定的张力，从而支持胎盘附着在子宫壁上，防止胎盘过早剥离。胎膜破后，羊水可以润滑产道，喷出的羊水将阴道由内向外冲洗得干干净净，有利于胎儿娩出。

羊水里包含的物质

怀孕早期，羊水的来源是母体血浆通过胎膜进入羊膜腔的漏出液，这时水分也能透过胎儿的皮肤，因此，羊水也来自胎儿血浆。到了妊娠后期，羊水主要来源于胎儿的尿液和母体血液，这是一种无色透明的碱性液体，密度约为1 006克／立方厘米，其中90％以上是水分，其他还有无机盐、尿素、尿酸、肌酐、皮脂和上皮细胞等物质。

羊水的数量不是一成不变的。怀孕早期，胎儿较小，羊水相对比较多，所以胎儿可以任意活动。怀孕4个月后，胎儿不断长大，羊水数量逐渐减少。到足月分娩时，初产妇羊水量约为1 000毫升，经产妇约为1 200毫升。此外，羊水并非停滞不动，每过2.5～3小时，便可更换1次。

羊水穿刺检查的优生意义

羊水穿刺是产前诊断最常用的一种方法。由于羊水中含有胎儿躯体细胞脱落的组织细胞，所以，通过抽取羊水，经过分析和监测，可以预测胎儿的某些先天缺陷或遗传性疾病。如果发现异常情况，可以立即终止妊娠，避免有缺陷的新生儿出生。

羊水穿刺一般在妊娠16～20周进行，太早或太晚均不利于疾病的诊断。因为此时羊膜内趋于快速增长阶段，加上胎儿较小，穿刺一般不会伤及胎儿，必要时可在B超的监护下穿刺。

另外，羊膜腔穿刺只抽取15～20毫升羊水，与羊水总量相比很少，因而也不会影响胎儿发育。

需要做羊水穿刺的情况，一般包括：

35岁以上的高龄妊娠者；

以前曾有过生育缺陷儿史者；

家族中有出生缺陷儿分娩史者；

孕妇本人或其丈夫有先天性缺陷者。

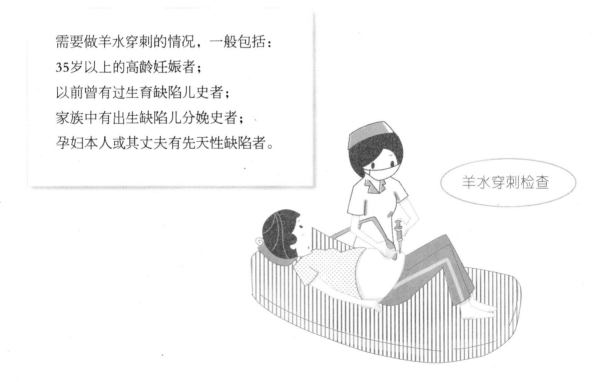

羊水穿刺检查

第004天 了解输送养分的脐带

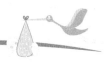

夫妻私房话：老婆，这辈子我最疯狂的事，就是爱上你！最大的希望，就是有你陪我疯一辈子。

脐带的主要功能

脐带是从胚胎的体蒂发育而来的，胚胎通过它悬浮于羊水中。脐带的一端连接于胎儿腹壁，另一端附着于胎盘的中央或偏于一侧。脐带的表面被羊膜所遮盖，呈灰白色和螺旋状扭曲。

脐带是母体及胎儿气体交换、营养物质供应和代谢产物排出的重要通道。如果把胎盘比作提供物质的仓库，脐带就是一条运输线。足月胎儿脐带平均长约50厘米，直径1～2.5厘米。脐带内有一条管腔较大、管壁较薄的脐静脉和两条管腔较小、管壁较厚的脐动脉，血管外面有含水量丰富的胶样组织包裹，有保护脐血管的作用。脐带如受压、扭曲或打结，可造成血流受阻，甚至危及胎儿生命。

脐带扭转

脐带扭转较少见。胎儿在子宫内活动时，可使正常的脐带呈螺旋状扭转，生理性扭转可达6～11周。过分扭转时，脐带多在近胎儿脐轮部变细坏死，管腔狭窄与缩窄可引起血管闭塞，胎儿会因血液运输中断而致死亡。

♡专家在线

脐带扭转或过短都会引起胎头浮动，在孕晚期容易造成胎儿难产。

🚼 脐带打结

脐带打结可分为两种，一种为假结，一种为真结。脐带假结可以是脐静脉比脐动脉长，脐静脉形成迂曲样结构，外形像结；或因脐血管的长度较脐带长，血管卷曲形似结。这种假结无实际危害，很少因血管破裂而出血。脐带真结较少见，多发生于脐带相对过长者。开始时脐带缠绕在胎体上，以后胎儿可穿过脐带套环而形成真结。多在妊娠3～4个月时形成。脐带真结形成后，若没有拉紧，并无症状；只有当脐带拉紧、脐血管阻塞时，才可造成胎死宫内。

🚼 脐带绕颈

脐带可以缠绕胎儿颈部、四肢或躯干，以绕颈多见，称为脐带绕颈，通常会缠绕1～2圈。如果孕妇腹壁太松、子宫本身弹性不良，或由于某些原因导致羊水过多时，使胎儿浮游在羊水中转动过于频繁，可造成脐带扭转、打结，甚至缠绕于胎儿颈部或肢体。

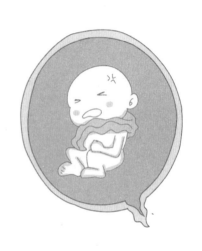

脐带缠绕松紧、缠绕周数与脐带长短有关。缠绕松弛者，对胎儿影响较小；缠绕过紧者，脐带血液运输受影响，会造成胎儿缺血、缺氧。

脐带绕颈对胎儿的主要危险表现在分娩过程中，可致胎儿缺氧、胎心改变，严重时还可引起胎盘早期剥离，危及母亲和胎儿生命。

🚼 意外摔跤不会引起脐带绕颈

脐带绕颈的原因还不太清楚，但脐带过长是形成绕颈的先决条件；胎动过频、胎儿在子宫内多次翻身等，也是其原因之一。孕妇偶然摔跤，不会使脐带过长，只要不造成胎儿过多活动，就不会造成脐带绕颈。

第003天 孕期自我监护胎儿的方法

夫妻私房话：老公，你如阳光般洒进了我的世界，我的生命因你而精彩！亲爱的你，请陪我走到天之涯、海之角，好吗？

测体重

孕妇的体重包括自身体重、胎儿、胎盘和羊水的重量。一般情况下，怀孕1～12周，体重增加2～3千克；怀孕13～28周，体重增加4～5千克；怀孕29～40周，体重增加5～5.5千克。整个孕期孕妇平均体重增加11～13千克。怀孕中后期，每周体重增加450克。超过这个增长速度时，就应去看医生。

听胎心音

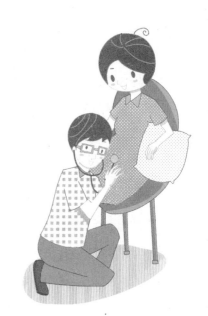

孕16周后，在孕妇腹部的适当位置使用听诊器可直接听到胎心音，孕晚期则可直接用耳朵听。妊娠24周之前，胎心音大多在母体脐下正中或稍偏左或右听到；妊娠24周后，胎心音在胎背所在侧听得最清楚。胎心音最清楚的位置一般不会改变。一般胎心每分钟跳动120～160次。每日可数1次或数次，每次数1～2分钟。若胎心音超过160次/分钟或低于100次/分钟，应及时看医生。

数胎动

到怀孕20周左右，胎儿四肢活动明显增加，这时大多数孕妇可感到胎动，夜间更为明显。胎动次数，个体差异较大，故只要胎动有规律、有节奏、变化不大，都说明胎儿发育正常。每个孕妇最好掌握自己胎动的规律。

从妊娠28周开始至临产前，孕妇每天上午8～9点、下午1～2点、晚上8～9点，各计数胎动1次，每次数1个小时。3次数字相加乘以4，就是12小时的胎动次数。也可安排早、中、晚3次计数，但每次时间应固定。如果每日3次计数有困难，可于每日临睡前1小时计数1次。将每日的数字记录下来，画成曲线更好。

胎动次数的多少、快慢、强弱等，常表示胎儿的安危。胎动正常，表示胎盘功能良好，输送给胎儿的氧气充足，胎儿发育健全，小生命在子宫内愉快地生活着。

测量腹围

怀孕20～24周时，腹围增长最快；怀孕34周后，腹围增长速度减慢。一般自孕16周开始，用软尺（以厘米为单位）围绕脐部水平一圈进行测量，每周测量一次。测量腹围时，注意不要勒得太紧。测量腹围的时间与测量宫高的时间相同，要将测量结果及时记录下来，与孕周标准相对照。如发

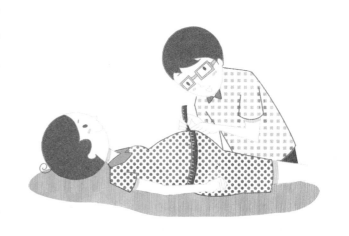

现增长过快或过缓，则应考虑是否是羊水过多、双胎或胎儿发育迟缓。当然，腹围的大小，要受孕妇怀孕前腹围的大小和体形的影响，应综合分析。

测量宫高

让孕妇排尿后，平卧于床上，用软尺测量耻骨联合上缘中点至宫底的距离。一般从怀孕20周开始，每4周测量1次；怀孕28～35周，每2周测量一次；怀孕36周后，每周测量一次。将测量结果画在妊娠图上，以观察胎儿发育情况与孕周是否相符。如果发现宫高间隔2周没有变化，要去医院进行进一步检查。

第002天 没必要对分娩心存恐惧

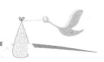

夫妻私房话：老婆，不管以后发生什么事，都要相信我。还有一点，不管听到什么话，没我的允许，都不许伤心。

准备怀孕就要正视分娩恐惧

有的女性还没有怀孕，就担心生孩子会痛，从而对怀孕和分娩存有一种恐惧心理。其实，分娩时所产生的疼痛也只是短暂的一阵，只要能够按照要求去做，同医生密切配合，就能减轻痛苦，平安分娩。

人的恐惧大多是因缺乏科学知识胡思乱想而造成的。如果在孕前看一些关于分娩的书，了解了整个分娩过程后，就会以科学的头脑取代恐惧的心理。这种方法不但效果好，而且还可增长知识。

分娩疼痛是一种可以忍受的痛

一些女性之所以对分娩感到恐惧，大多是因为听了一些关于分娩很痛、很危险之类的言论。其实，分娩并没有那么可怕，相反，对女性来说，它还是一次难得的体验。

分娩疼痛是一种很主观的感受，分娩的疼痛也有很大一部分是来自于产妇的恐惧心理。其实，除了难产导致产程进展不良外，真正的剧痛时间并不会太长。而且，当疼痛达到一定程度，孕妇的身体会分泌出一种能减少痛感的激素，这也是为什么有的产妇后来觉得疼得不那么厉害的原因。

此外，现在很多医院都推广无痛分娩法，这样可以使孕妇对分娩的恐惧降至最低。实施无痛分娩的整个过程中，产妇可以比较舒适、轻松地感受到生命到来的喜悦，从而淡化了对分娩疼痛的感受。

减轻分娩疼痛的方法

要生孩子，分娩痛是避免不了的，但通过一些方法是可以减轻分娩痛的。

要战胜分娩的疼痛，女性首先要对分娩疼痛有一个正确的认识，充分了解分娩知识，克服对分娩的恐惧心理，帮自己树立顺产的信心，做好分娩的准备。并牢牢记住，这种疼痛是在帮助你分娩！

分娩过程中，当宫缩开始时，可做腹式深呼吸或腹部按摩。感到腰部胀痛时，做做腰部按摩也能减轻疼痛。

◎ 腹式深呼吸。腹式深呼吸具有稳定情绪的效果(镇静效果)。反复地做，可减轻子宫收缩引起的强烈刺激。此外，腹式深呼吸还可防止胎儿氧气补给功能的低落，借此项运动，可松弛产道周围的肌肉，促进子宫口扩张。

◎ 按摩。子宫收缩增强时，也就是第一产程过半之后，可用此法缓和收缩的感觉。腹式深呼吸的同时，可以一面用双手在下腹部做回转运动，一面轻轻地按摩；也可采用直线运动的按摩方式。侧卧时，则以单手做同样的回转或直线按摩。另外还有按摩腰部的方法，但孕妇自己无法做，必须借助他人。

◎ 压迫法。这也是在第一产程过半之后，当子宫收缩逐渐增强，无法充分腹式深呼吸时而采用的一种辅助动作。做腹式深呼吸的吐气时，以拇指或其余四指压迫腰内侧。此外，还可将拳头放在腰下，以缓解腰部的沉重感，但时间不可太长。

第001天 自然产PK剖宫产

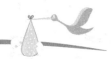

夫妻私房话：爱是一种感受，即使痛苦也会觉得幸福。如果这一生都拥有你，即使再辛苦，我也心甘情愿。

自然产

如果孕妇体质好，产道、胎位正常，胎儿大小适中，经产道分娩不会出现问题。与剖宫产术相比，经产道分娩，顺乎自然，对胎儿和孕妇都有好处。阴道分娩时，子宫收缩所引起的种种改变，对胎儿脱离母体，走上独立生活之路十分有益。

自然分娩对新生儿的好处	自然分娩对产妇的好处
★ 子宫收缩使胎儿胸廓有节律地压缩和扩张，使其出生后肺泡有弹性，易于扩张，促进肺部发育成熟。 ★ 胸廓的节律性压缩可将胎儿肺内的羊水和黏液挤出，大大降低新生儿的并发症和肺炎的发生率。 ★ 分娩过程中，胎头受压而充血，可以刺激胎儿的呼吸中枢，有助于激发出生后的呼吸和啼哭。 ★ 自然娩出的婴儿不需要立即剪断脐带。 ★ 免疫球蛋白在自然分娩过程中可由母体传给胎儿，有助于新生儿获得更强的免疫力。	★ 分娩时腹部产生的疼痛可使产妇大脑中产生内啡肽，可给产妇带来强烈的快感，从而减轻疼痛感。 ★ 分娩时产妇的垂体分泌一种叫催产素的激素，不仅能促进产程的进展，还能促进母体产后乳汁的分泌。 ★ 自然分娩避免了手术产给孕妇带来的精神上、肉体上的创伤，而且自然分娩的产妇产后恢复比较自然、容易，不会发生手术后可能发生的并发症和肠粘连现象。 ★ 再生产时，分娩方式的选择也比较自由，不像手术产后再分娩时有子宫破裂的危险等。

剖宫产

剖宫产是经腹部切开子宫取出胎儿的手术，是处理自然分娩异常、胎儿异常或不能经阴道分娩的一种替代分娩方式，是被迫实施的手术产方式。虽然剖宫产时注射的麻醉剂有减轻疼痛感的效果，但在麻醉药代谢完之后，疼痛感反而更强烈，且疼痛持续的时间也会更长。因此，孕妇千万不要因为害怕分娩疼痛而选择剖宫产。

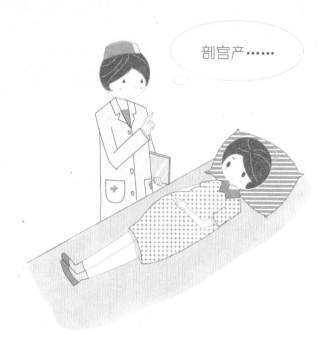

剖宫产……

剖宫产的好处	剖宫产的弊端
★ 胎儿不能从阴道分娩时，可行手术，挽救母婴生命。 ★ 如果麻醉和手术顺利，则手术安全，可免除孕妇宫缩前的阵痛之苦。 ★ 子宫严重感染、不全子宫破裂、多发性子宫肌瘤等不宜保留子宫的情况，可同时做子宫切除术。做结扎手术也很方便。	★ 剖宫产给产妇带来精神和肉体上的创伤。手术麻醉可能发生意外。 ★ 术中可能出现大出血，或损伤腹内器官。 ★ 剖宫产的宝宝，由于一下子来到大压力的外界环境中，颅内出血的可能性增加；由于脐带被迅速剪断，容易出现贫血或体重下降。 ★ 术后可能发生泌尿、心血管、呼吸等系统的并发症，或发生子宫切口愈合不良。 ★ 术后子宫及全身的恢复都较慢。

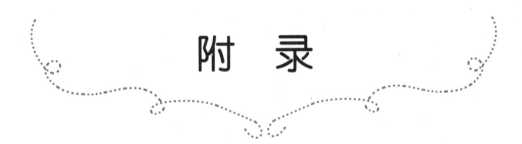

附 录

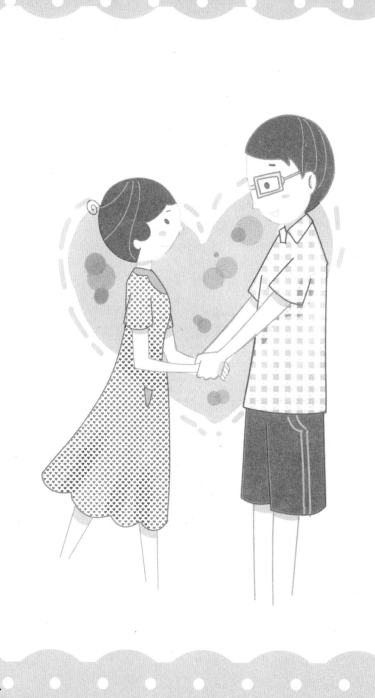

减轻晨吐的14种方法

一半以上的孕妇在闭经40天到3个月期间，会出现食欲缺乏、恶心、呕吐、厌油腻、厌炒菜味、偏食、挑食、发困、乏力、怕冷、流口水、头晕等症状，这些统称为早孕反应，也就是我们通常所说的晨吐现象。虽然晨吐会令你感觉不舒服，但有些方法可以帮助孕妇减轻这种不愉快的感觉。

一般认为，早孕反应的原因与早期胚胎绒毛所产生的绒毛膜促性腺激素密切相关；此外，还与孕妇的精神状况有关，不良刺激、过度紧张等都可加重早孕反应的症状。

消除精神紧张

孕妇应正确对待妊娠和分娩，保持心情舒畅、精神愉快，消除不必要的顾虑，不要将生儿育女看成沉重的负担，只要有坚定的信心，完全可以顺利度过妊娠和分娩时期。

晨吐源自身体的不适，而非心理。但身心是相关的，当你心情不安时，胃也同样不舒服。很多孕妇常陷于一种"紧张—恶心"的循环里不能自拔。当她们感觉越不舒服时就越紧张，然后感觉就会越来越不舒服。

现在的研究表明，胎儿在子宫中，孕妇最好不要长期过度紧张。如果你的工作让你感到压力很大，你就需要与老板协商调整工作时间或工作内容，或是做一些让你觉得身心舒适的工作。另外，排除家中不必要的紧张来源。

让每一天有个美好的开始

当你早晨突然醒来，饥饿的胃中充满胃酸时，绝对就是晨吐最易发作的时候。同时，如许多孕妇所言，如果你一起床就恶心，那么一整天也别想好过了。应对方法是每天临睡前，适量吃点东西，这样第二天早晨起床时，胃就不会觉得难受了。或者在床边放一盘易消化又可口的点心，当半夜醒来时，吃点东西也是不错的主意。

有什么比得上一阵冷酷的闹钟铃声让你突然从梦中惊醒更令人不舒服的呢？让日子过得轻松点，让轻柔的音乐唤醒你。尽量以一种轻松愉快的活动，像步行、冥想或阅读，开启一天的序幕，同时也让你的身体能度过你期望的美好的一天。

🛒 尽量少吃多餐

低血糖很容易引发恶心。在你刚起床或几小时没吃东西时，可发生低血糖。对一般的恶心、呕吐等早孕反应，应该注意休息，饮食上多吃些清淡可口、易消化的饭菜，不要吃油腻的食物。每次不要吃得太饱，可少吃多餐。一日三餐的传统进食习惯对孕妇来说并不合适。比较好的进食方式是一天6次的少食多餐。特别是当你的胃无法接受任何食物时，就应该尝试这样的进食方式。一整天不断地吃些易于消化的营养食物，可以让你的胃舒服些，同时也可以维持体内血糖的稳定。

♥ 专家在线

柠檬和其他柑橘类水果对缓解恶心症状非常有效。把柠檬皮或橘子皮（经过处理去除农药）磨碎后放到一杯水里，或拌上沙拉，会很快缓解恶心症状。如果沙拉对你没有吸引力，可尝试把柠檬切开后闻它的味道，或者喝一些柠檬茶。

🛒 注意补充营养

多吃蔬菜、水果，以补充维生素和矿物质。像菜豆、奶酪、鱼、果酱、全谷类意大利面、糙米、豆腐和火鸡等，这些食物营养成分很高，应多补充。如果你不喜欢花生酱，可以选择味道较淡的酱类食物，如杏仁酱或腰果酱。

口服维生素B_6也有止吐作用，但应遵医嘱服药。如果服用孕妇专用维生素会让你感觉恶心，你可以试着在饭后服用，这样可减轻不适感觉。

吃容易消化的食物

某些食物对胃来说特别难以消化，例如高脂肪、辛辣及高纤维的食物等。可试着遵循下列易于让胃消化的进食建议：

◎ 吃些能够快速通过肠胃的食物。有营养的食物通常也比较容易消化，通过胃肠的速度也较快，像饮料、浓汤、酸酪乳和低脂但高碳水化合物的食物。尽量避免吃难以消化的高脂肪或油炸类食物，如高热量的冰激凌、薯条等。

◎ 为了避免出现能加重恶心症状的脱水，最好吃一些会让你感觉口渴的食物，你可以吃泡菜、薯条和苏打饼干。

◎ 含水分多的食物，不仅能帮助你减轻胃肠的负担，更能预防脱水与便秘。可以试试瓜类、葡萄、莴苣、苹果、梨子、芹菜等。

预先做准备

如果你知道什么东西会让你恶心，应尽量避免接触这些东西。如果煮东西的味道让你不舒服，可以考虑在你感觉舒适时预先煮好，然后放到冰箱里。或者暂时降低你对食物的标准，买些速食食品。

当你工作或外出办事时，别忘了随身携带一些能让你有食欲的食物。当饥饿感来临时，如果你没有准备一些随时可吃的食物，恶心症状马上就会出现了。

避免将唾液吞到空空的胃里

空胃对唾液非常敏感，一碰到就容易引发恶心。大部分孕妇在怀孕期间都会产生过多的唾液，即使只是想想食物，都会刺激唾液的分泌。在你吃能刺激唾液分泌的食物（咸的或干的食物，如饼干）之前，应该先喝些牛奶、酸酪乳，将胃黏膜保护起来，才不会引发恶心。许多孕妇说薄荷糖有助于抑制恶心，但最好不要在空腹时吃，因为它会增加唾液分泌。

保持乐观的心情

找些能帮你分忧解愁的人聊聊。当过妈妈的人会比没有当过的人更能理解你现在的状况。如果有一天，你无法将许多事同时安排妥当，这时要提醒自己，最珍贵的礼物就是肚子里的宝贝。

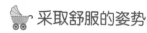 穿着舒服一点

请穿宽松一点的衣服。很多孕妇发现，只要有东西压迫到腹部、腰部或者脖子，都容易引起恶心。

采取舒服的姿势

好像恶心和呕吐还不够似的，许多孕妇还伴有胃灼热的症状。这种灼热感是由于胃酸反流至食管下部引起的，怀孕时比其他时候更容易发生。在这里建议孕妇饱餐后，尽量坐直或是靠右侧卧（仰睡更容易引发胃灼热）。

使用精油

可以选择能镇静情绪的熏衣草精油和薄荷精油，或具有增进胃功能的柠檬精油。孕妇容易陷入忧郁情绪中，用清爽淡雅的香气驱散心中的阴霾，着实是一种不错的选择。

消除恶心的芳香精油

准备：柑橘系精油1～2滴。

方法：将精油滴在手帕上，慢慢地吸入香气。这是外出时缓解恶心症状的好方法。在家中，也可以将洗手池蓄满温水，然后滴入精油，再慢慢吸入香气。

尽量多休息

如果睡眠需求的增加与晨吐同时发生的话，对孕妇来说，是件很幸运的事。至少你可以依赖睡眠来缓解症状。为了避免起床后恶心，可在前一日晚上休息之前，吃一些清淡的食物，首选水果或作用持久的糖类（如谷类或面食等）。这类食物能在整个夜晚慢慢地将能量释放到血液中，但又不会让你睡不着。

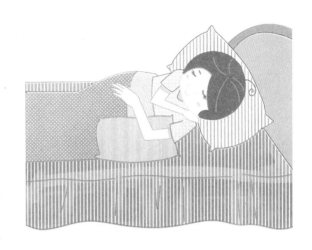

如果上床时心情抑郁，就很可能起床时也心情抑郁。失眠的夜晚通常能引发第二天的恶心与呕吐。

出门走走

就像你必须在完全没有胃口时强迫自己吃东西一样，你也必须在完全不想从沙发上起来时强迫自己起来。新鲜的空气、不同的景色，拜访朋友或看场电影，都可以让你分散注意力而感觉舒服些。如果你想要活动，那就活动吧！如果你想要休息，那就好好地休息。但切记，不要总是在同一个地方休息。如果你在上班，别在你的办公桌上吃午饭，出去吃，即使几分钟也好。

指压内关穴

内关穴在手腕内侧腕横纹上5厘米处（手腕上三横指正中线），刺激这个穴位点，可以减轻因怀孕或其他疾病（如晕船）引起的恶心与呕吐。不需要医生处方，在药房就可以买到指压绷带，用在两个或一个手腕上皆可。绷带上有一个纽扣，可以直接压迫在该穴位。

有关本书的游戏答案

脑筋急转弯答案

P48页答案：①多多保重；②心眼儿；③儿童用品制造商。

P148页答案：①闭着眼睛睡觉呗；②因为他看到护士阿姨太漂亮，自己又太小；③因为不孝有三。

P184页答案：①因为狗只会生小狗；②因为他是中医；③因为站着看脚会酸。

P350页答案：①因为满分是一百分；②胶片；③怕什么，他不是还有一只左手嘛。

小谜语答案

P60页答案：①袜子；②鼠标；③螃蟹。

P166页答案：①电动车；②牙刷；③剃须刀。

P260页答案：①文件夹；②胶带；③卷纸。

P268页答案：①燕子；②公鸡；③青蛙。